上級医を目指すキミへ

消化器内視鏡基本手技のすべて

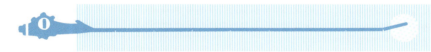

 編集 花田 敬士
Hanada Keiji

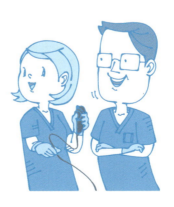

南江堂

■ 編　集

| 花田　敬士 | はなだ　けいじ | JA尾道総合病院内視鏡センター センター長 |

■ 執筆（執筆順）

花田　敬士	はなだ　けいじ	JA尾道総合病院内視鏡センター センター長
日山　亨	ひやま　とおる	広島大学保健管理センター 准教授
楠見　朗子	くすみ　あきこ	JA尾道総合病院内視鏡センター / 看護科長補佐
小野川靖二	おのがわ　せいじ	JA尾道総合病院IBDセンター センター長
佐野村洋次	さのむら　ようじ	広島大学病院内視鏡診療科
岡　志郎	おか　しろう	広島大学病院消化器・代謝内科 講師
國弘　真己	くにひろ　まさき	広島市立広島市民病院内科 部長
吉田　成人	よしだ　しげと	JR広島病院消化器内科 医長
岡信　秀治	おかのぶ　ひではる	広島赤十字・原爆病院第一消化器内科 部長
北村　正輔	きたむら　しょうすけ	中国労災病院消化器内科 医長
金尾　浩幸	かなお　ひろゆき	広島赤十字・原爆病院第一消化器内科 副部長
永田　信二	ながた　しんじ	広島市立安佐市民病院消化器内科 / 内視鏡内科 主任部長
片村　嘉男	かたむら　よしお	JA尾道総合病院消化器内科 部長
桑井　寿雄	くわい　としお	国立病院機構呉医療センター・中国がんセンター消化器内科 医長
中土井鋼一	なかどい　こういち	JA尾道総合病院内視鏡センター 副センター長
佐野村　誠	さのむら　まこと	北摂総合病院消化器内科 部長
平賀　裕子	ひらが　ゆうこ	県立広島病院内視鏡内科 部長
兼光　梢	かねみつ　こずえ	市立宇和島病院消化器内科
芹川　正浩	せりかわ　まさひろ	広島大学病院消化器・代謝内科 診療講師
平野　巨通	ひらの　なおみち	JA尾道総合病院消化器内科
南　智之	みなみ　ともゆき	JA尾道総合病院消化器内科 部長
山口　厚	やまぐち　あつし	国立病院機構呉医療センター・中国がんセンター消化器内科 医長
岡崎　彰仁	おかざき　あきひと	JA尾道総合病院消化器内科 部長
桑原　健一	くわはら　けんいち	広島市立安佐市民病院消化器内科 部長
佐々木民人	ささき　たみと	県立広島病院消化器内科 部長
池本　珠莉	いけもと　じゅり	JA尾道総合病院消化器内科
石井　康隆	いしい　やすたか	広島大学病院消化器・代謝内科
藤本　佳史	ふじもと　よしふみ	JA広島総合病院消化器内科
毛利　輝生	もうり　てるお	中国労災病院消化器内科 医長
泉　良寛	いずみ　よしひろ	熊本総合病院消化器内科 医長
福本　晃	ふくもと　あきら	広島市立安佐市民病院内視鏡内科 部長
宍戸　孝好	ししど　たかよし	JA尾道総合病院消化器内科 部長
今川　宏樹	いまがわ　ひろき	国立病院機構呉医療センター・中国がんセンター消化器内科

発刊に寄せて

　この度南江堂からJA尾道総合病院 花田敬士内視鏡センター長の編集の下に，内視鏡の手引き書が発刊されることになった．消化器の内視鏡診療は，上部・下部消化管，胆膵系と広い分野で応用され，多くの医師が携わるところになっている．特に上部消化管検査は，日本消化器癌検診学会が，胃がん検診にかかる新たな知見に基づき，厚生労働省の「がん検診のあり方に関する検討会」で議論した結果，同検討会の中間報告書において，胃がん検診の検査項目として胃内視鏡検査を加えるとの提言がなされたのを踏まえ，厚生労働省では，市町村のがん検診事業を推進するために発出している「がん予防重点健康教育及び検診実施のための指針」において，胃部X線検査と共に，新たに胃内視鏡検査を胃がん検診の検診項目として位置づけるとしたことから，今後ますます検査件数などが増加することが予想される．このため日本消化器癌検診学会では，対策型検診としての胃内視鏡検診を実施するためのマニュアルを作成し，胃内視鏡検診を実施するために必要な事項を整理し，スクリーニング検査としての胃内視鏡検査の手順，検査画像の読影やデータ管理などの精度管理体制，偶発症対策などの安全管理体制などについて公表している．下部内視鏡検査も，大腸癌，結腸癌の罹患数が著明に増加していることから，その重要性は増している．また，これら上下部内視鏡を用いた早期癌の治療も盛んに行われており，内視鏡診療の需要は顕著に増加している．胆膵系の内視鏡も，胆管結石，胆道癌，膵癌の症例数の増加により，実施件数は増加傾向にある．

　このような状況の中，内視鏡のなじみやすい手引き書が花田センター長の下で刊行されることはきわめてタイムリーであるといえる．本書の執筆の多くは広島大学消化器・代謝内科で内視鏡診療に携わっている医師によってなされている．広島大学消化器・代謝内科とその関連病院では，伝統的に内視鏡の技術に優れ，早期癌の内視鏡治療の成績でも全国でも際だった実施数と治療成績を誇っている．加えて，編集の花田センター長は，膵癌の早期発見で顕著な業績を上げていることをご存じの方も多いと思う．本書はそのような実績に基づき，実際に内視鏡診療に携わっている医師の生の意見が良く反映されており，また編集の目も良く行き届いた大変優れたものになっている．内視鏡を始める，あるいは始めたばかりの医師には良きガイドとなり，また指導する医師が参照するのにも非常に重宝な内容となっている．本書が内視鏡診療の改善・発展に，多くの内視鏡診療に携わる人たちに愛用されることを願ってやまない．

2017年2月

広島大学大学院 医歯薬保健学研究院
応用生命科学部門 消化器・代謝内科学
広島大学病院 消化器・代謝内科
教授　茶山　一彰

発刊に寄せて

　近年の内視鏡医学の進歩はめざましく，新しい内視鏡診療機器が続々と開発され，さらに新しい処置具の開発，診断治療手技・方法の改良，内視鏡治療の適応や根治判定基準の拡大も積極的に模索されている．内視鏡治療は外科的治療と比較して，簡便性・侵襲の低さから，高齢化社会の到来もあいまって，その臨床的・社会的需要は年々高まっている．さらに，実際の内視鏡診療内容も年々高度になってきており，実際の手技のみならず，チーム医療やリスクマネジメントがきわめて重要である．このように，これから勉強する先生の習得すべき内容はきわめて多岐にわたっている．

　今回，花田敬士先生が，南江堂から『上級医を目指すキミへ　消化器内視鏡基本手技のすべて』を編集発刊された．ごく一部を除いてほとんどが広島大学第一内科教室の医局員と医局出身の同門会員による執筆であり，この本は，広島大学第一内科教室の若手の集大成である．広島大学第一内科教室は，肝胆膵・消化管すべてに力を入れているが，消化器内視鏡分野にも全力で取り組んでいる．この本は初期研修医〜後期研修医を対象として作成されたものであるが，その内容は濃厚でしっかりしており，花田敬士先生の指導と広島大学第一内科教室の医局員と医局出身の同門会員の大変な努力がうかがわれる．

　内視鏡診断学は内視鏡治療と内視鏡診断の両輪を形成しており，薬物治療・内視鏡治療・外科的治療などの治療方針を決定するうえで診断学は必要不可欠であり，正確な診断なくして正しい治療はありえない．本書は，上部消化管内視鏡，下部消化管内視鏡，ERCP，EUS，小腸内視鏡（バルーン内視鏡，カプセル内視鏡）と，すべての内視鏡診療を対象に，チーム医療やリスクマネジメントも含めて，研修医に必須の事項からコツ，ピットフォールまで「目標」，「機器」，「観察」，「治療」という構成で大変バランスよく編集されている．また，コンパクトでこれだけの充実した内容にもかかわらず5,200円という求めやすい価格であることも研修医にとっては大変有り難いであろう．

　最近，消化器内視鏡に関する成書が数多く出版されており，どの本を購入しようかと迷うことであろう．このような中で，本書は消化器内視鏡診療のマスターを目指す初学者から中級の先生が手に取ってすぐに診療現場で役に立つ実践的な内容となっているお薦め本である．本書が，消化器内視鏡研修に日夜研鑽を積まれている若い先生の座右の書となれば望外の喜びである．

　最後に，花田敬士先生の素晴らしい企画と指導，そして，広島大学第一内科教室の医局員と医局出身の同門会員によるこの素晴らしいテキスト完成を心から祝福するとともに，教室の後輩たちにこのような企画を組む機会を与えて下さった南江堂諸氏に感謝したい．

2017年2月

広島大学大学院 医歯薬学総合研究科 内視鏡医学
広島大学病院 内視鏡診療科
教授　田中　信治

序文

　今般，南江堂から若手医師向けを対象とした「内視鏡の手引き書」の企画を頂いた．近年，内視鏡診療に関するスコープや周辺機器，技術の進歩はめざましく，日進月歩というより，"秒進分歩"の様相である．

　内視鏡診療の魅力は，日本独特の"細やかな"感覚を活かした腫瘍の早期診断，早期がんに対する内視鏡的な切除，いまや外科的，経皮的なアプローチと同等の成績となった胆道，囊胞ドレナージ，侵襲の少なさを活かした緩和的内視鏡的治療など，枚挙にいとまがない．私が内視鏡医を志した約30年前とは，内視鏡診療をめぐる環境は大きく変化している．この魅力にひきつけられるように，内視鏡医を志す多くの医学生，研修医，若手医師が今日もわれわれから叱咤激励を受け，スキルアップを目指して修練に励んでいる．

　内視鏡診療は，ともすれば患者および同僚の医療関係者から，全身麻酔を用いた外科的な治療と比較して，"技術的にも易しく，侵襲負担の少ない，患者に優しい偶発症の少ないもの"と思われがちであるが，決してそうではない．特に治療に関しては，偶発症を避けて安全に施行する技術，デバイスの理解，解剖病態の理解など，外科的治療技術の習得と同等の厳しい修練，知識の習得が必要である．私は胆膵内視鏡が専門であるが，特に外科的介入が不可能な症例において，自らの知識，経験，技術，高度な機器の機能を駆使した内視鏡治療で患者の全身状態が劇的に改善していく場面に立ち会うたびに，深い達成感と感謝を感じている．

　内視鏡診療に王道はなく，すべて基礎からの積み重ねである．私の母教室である広島大学消化器・代謝内科は，現在まで消化管，肝胆膵のさまざまな内視鏡診療の領域において多数の傑出した内視鏡医を輩出しているが，"基本を重視"する教育姿勢が貫かれており，教室の上級医から後輩たちには，技術の習得，患者の立場を十分考慮した内視鏡診療のノウハウが受け継がれている．

　今回，茶山一彰教授（広島大学消化器・代謝内科），田中信治教授（広島大学病院内視鏡診療科）のお許しを頂き，後期研修医を含めこれから内視鏡の修練を始める，あるいは始めて間もない若手医師の先生に向けて，"基本を重視"した内視鏡診療のマニュアルを企画させて頂いた．執筆陣は，まさに若手医師と毎日対峙して，彼らの教育修練にあたっている教室の精鋭たちである．若手医師のみならず，指導医の先生方にも是非手にとって頂きたい．

　最後に，本書の企画製作に献身的な御努力を頂いた，当院IBDセンター長 小野川靖二先生，および南江堂 達紙優司氏，毛利 聡氏に深甚なる感謝の意を表する．

2017年2月

JA尾道総合病院内視鏡センター

センター長　花田　敬士

目 次

【総論】

1. 後期研修終了までに習得すべき内視鏡検査とは ── 花田　敬士　3
2. 内視鏡におけるインフォームド・コンセント ── 日山　亨　4
3. 抗血栓薬の取り扱い ── 日山　亨　6
4. 鎮静薬の取り扱い ── 日山　亨　8
5. 内視鏡を施行するうえでのチーム医療 ── 楠見　朗子　10

【各論】

第Ⅰ章　上部消化管内視鏡

目　標
　　後期研修終了までに習得すべき上部消化管内視鏡 ── 小野川靖二　15

機　器
　　上部消化管で用いる内視鏡機器 ── 小野川靖二　17

観　察
1. 上部消化管観察・挿入法（概説） ── 小野川靖二　20
2. 前処置薬・鎮静薬の使い方 ── 小野川靖二　24
3. 咽頭部の挿入・観察上の注意点 ── 佐野村洋次，岡　志郎　27
4. 通常光・画像強調拡大内視鏡 ── 佐野村洋次，岡　志郎　30
5. 色素散布のポイント ── 佐野村洋次，岡　志郎　36
6. 生検のポイント ── 國弘　真己　39
7. 所見の記入方法 ── 國弘　真己　43
8. 病理医との連携 ── 國弘　真己　45
9. 胃切除後症例の観察 ── 小野川靖二　48
10. EUS のポイント ── 吉田　成人　52

治　療
1. 異物除去 ── 岡信　秀治　55
2. *Helicobacter pylori* 感染症の検査 ── 北村　正輔　57
3. ESD・EMR の適応 ── 金尾　浩幸　61
4. ESD・EMR の手技を向上するコツ ── 永田　信二　63
5. ESD の偶発症 ── 永田　信二　65
6. 治療後の経過観察 ── 金尾　浩幸　67
7. 上部消化管出血の止血法 ── 小野川靖二　69
8. 食道・胃静脈瘤の治療 ── 片村　嘉男　72

第Ⅱ章　下部消化管内視鏡

目　標
　　後期研修終了までに習得すべき下部消化管内視鏡 ── 永田　信二　75

機　器
　　下部消化管で用いる内視鏡機器 ── 永田　信二　76

観　察
1. 下部消化管観察・挿入法（概説） ── 桑井　寿雄　79
2. 前処置の実際 ── 中土井鋼一　83

	3. 用手圧迫・挿入困難例の対策	中土井鋼一	85
	4. 通常光・NBI・拡大内視鏡	佐野村 誠	88
	5. 所見の記入方法	佐野村 誠	92
	6. 大腸部位別の観察のコツ	佐野村 誠	95
	7. 上級医に交代するタイミング	佐野村 誠	98
治　療	1. ポリペクトミー・EMR の適応	桑井 寿雄	100
	2. Cold polypectomy（CP）とは	桑井 寿雄	104
	3. ESD の適応	中土井鋼一	107
	4. 大腸切除後症例の検査	平賀 裕子	110
	5. 下部消化管出血の止血法〜血便への対応	平賀 裕子	112
	6. 治療後の経過観察	平賀 裕子	116

第Ⅲ章　ERCP（内視鏡的逆行性膵胆管造影）

目　標	後期研修終了までに習得すべき ERCP	花田 敬士	121
機　器	ERCP で用いる内視鏡機器	芹川 正浩	123
観　察	1. ERCP の適応	芹川 正浩	126
	2. ERCP のインフォームド・コンセントを得る際の注意点	平野 巨通	130
	3. モニター設置・放射線防護	花田 敬士	134
	4. スコープ挿入の実際	南　 智之	136
	5. 十二指腸乳頭の正面視のコツ	南　 智之	140
	6. 造影法と wire-guided cannulation（WGC）の違い	山口 　厚	143
	7. 挿管困難例の対策	花田 敬士	147
	8. 上級医に交代するタイミング	岡崎 彰仁	149
	9. 合併症を防ぐには	桑原 健一	150
治　療	1. EST の実際とコツ	佐々木民人	153
	2. EPBD・EPLBD の実際とコツ	佐々木民人	156
	3. EMS の実際とコツ	佐々木民人	159
	4. ENBD の実際とコツ	山口 　厚	163
	5. ENPD の実際とコツ	花田 敬士	167

第Ⅳ章　EUS（超音波内視鏡）

目　標	後期研修終了までに習得すべき胆膵 EUS	花田 敬士	171
機　器	EUS で用いる内視鏡機器	岡崎 彰仁	173
観　察	1. EUS で何が分かるか（適応）	芹川 正浩	175
	2. ラジアル型とコンベックス型の違い	石井 康隆	179
	3. ラジアル型の描出法	石井 康隆	181
	4. コンベックス型の描出法	藤本 佳史	185
	5. 胆管・乳頭をうまく描出するコツ	花田 敬士	188
	6. 胆嚢を描出する際の注意点	藤本 佳史	192
	7. 造影 EUS・エラストグラフィの位置づけ	芹川 正浩	195
検　査	1. EUS-FNA に用いる穿刺針	毛利 輝生	198
	2. EUS-FNA を安全に行うには	毛利 輝生	201
	3. ERCP と EUS-FNA の使い分け	花田 敬士	203
	4. 組織・細胞を採取するコツ	花田 敬士	207

	5. 病理・細胞診断士との連携	花田　敬士	210

第Ⅴ章　カプセル内視鏡・小腸内視鏡

目　標	後期研修終了までに習得すべきカプセル内視鏡・小腸内視鏡	福本　晃	213
機　器	カプセル内視鏡・小腸内視鏡で用いる機器	福本　晃	215
観　察	1. カプセル内視鏡・小腸内視鏡の適応と使い分け	宍戸　孝好	218
	2. カプセル内視鏡の前処置	宍戸　孝好	221
	3. カプセル内視鏡の読影のポイント	宍戸　孝好	223
	4. カプセル内視鏡の偶発症と対策	宍戸　孝好	225
	5. 小腸内視鏡の手技向上のポイント	今川　宏樹	227
治　療	1. 小腸病変に対する治療	今川　宏樹	230
	2. 術後再建腸管症例におけるERCP	今川　宏樹	232

索　引 ……237

コラム	1. 下部消化管内視鏡を研修するうえで悩んだこと	兼光　梢	119
	2. ERCPを研修するうえで悩んだこと	池本　珠莉	170
	3. EUSを研修するうえで悩んだこと	泉　良寛	212

総　論

1. 後期研修終了までに習得すべき内視鏡検査とは

> **ここがポイント！**
> - 日本消化器内視鏡学会専門医研修カリキュラムの達成が1つの目標となる
> - 内視鏡検査のほかに，消化器疾患の一般的知識，診断，治療法，手技を幅広く習得する必要がある

　筆者の経験上，後期研修期間中に飛躍的に知識を吸収し，技量の向上がみられる若手医師はとても多い．このため，初期研修を修了し，本格的な消化器内視鏡医を目指す若手医師における効率的な教育システムが構築されていることはきわめて重要である．
　日本消化器内視鏡学会では専門医研修カリキュラム[1]を提示している．その内容は，①一般事項，②診断・治療法，手技，③疾患で構成され，このカリキュラムを達成することが将来の消化器内視鏡専門医を目指し，研修に励むことにつながると考えられる．

内視鏡検査・治療に関するカリキュラム

　カリキュラムには，「知識」，「手技・治療」，「判断」，「症例経験」ごとに以下に示す到達レベルが提示されている．

レベル	知識	手技・治療	判断	症例経験
3	高度な相談に応じることができる	独力で実施できる	総合的臨床判断に反映できる	多数例（10例前後以上）の診療経験がある
2	個々の事例について，的確な内容を具体的に説明できる	基本は実施できるが，時に指導介助を要する	臨床的意義あるいは適応禁忌を判断できる	1〜数例の診療経験がある
1	概念と意義を説明できる	手技・治療の概要を説明できる	異常あるいは適応を指摘できる	見学などによる間接的経験がある
0	適用外	適用外	適用外	適用外

a 消化管領域における達成目標

　食道・胃・十二指腸・大腸領域の検査は，生検，色素法，超音波内視鏡（EUS）を含め，十分な知識のもとに独力で施行し，総合的臨床判断への反映が求められる．小腸領域は手技・治療に関して基本的手技までの到達が求められる．カプセル内視鏡は相談に応じるレベルが求められる．一方，治療は食道拡張術，頻度の高い *Helicobacter pylori* 除菌療法，救急救命診療に必要不可欠な食道静脈瘤治療，止血術は独力での施行が，また内視鏡的粘膜切除術（EMR），内視鏡的粘膜下剝離術（ESD），およびポリープ切除術は基本的手技までの到達が求められる．

b 肝胆膵領域における達成目標

　肝胆膵領域で高頻度に施行されている細胞診，生検，EUS，管腔内超音波（IDUS）を含めて，ERCPに関する基本的手技への到達が求められる．治療は，胆管炎，閉塞性黄疸などに対する内視鏡的治療に必要な，内視鏡的十二指腸乳頭切開術（EST），内視鏡的経鼻胆道ドレナージ（ENBD），内視鏡的ステント挿入術に関する基本的手技への到達が求められる．

> **Comment**：指導医，若手医師は両者ともこのカリキュラムを十分理解し，また研修施設の状況に応じて，必要かつ十分な研修計画を立案してその達成状況を細かく確認し，自施設のみで達成できない場合は，必要に応じて連携施設での研修も考慮しよう．

文献
1) 日本消化器内視鏡学会専門医研修カリキュラム　http://www.jges.net/index.php/member_submenu/archives/117

［花田　敬士］

総論

2. 内視鏡におけるインフォームド・コンセント

> **ここがポイント！**
> - 内視鏡は十分なインフォームド・コンセントの下，患者の意思を尊重して行うことが前提である
> - インフォームド・コンセントは，患者側とのよりよい関係（信頼関係）を築き，よりよい医療を行うために，重要なものである

1 インフォームド・コンセントとは

　インフォームド・コンセントは，従来の医師の権威（パターナリズム）に基づいた医療を改め，患者の選択権・自由意志を最大限尊重するという理念に基づいている．患者が，検査や治療といった医療行為についてよく説明を受け，十分に理解したうえで，患者が自らの自由意思に基づいて，方針において合意することを指す．内視鏡検査・治療も，医療行為の1つである以上，インフォームド・コンセントが欠かせないのは当然である．一般に，同意書に患者が署名し，病院に提出するという方法が行われている．

　インフォームド・コンセントは，医療従事者と患者とのよりよい関係（信頼関係）を築き，そして，よりよい医療を行うために重要なものである．十分なインフォームド・コンセントは，結果として，患者側とのトラブルを減らすことにつながるであろう[1]．

2 内視鏡におけるインフォームド・コンセントの内容

　内視鏡におけるインフォームド・コンセントの内容としては，以下のことが含まれる必要がある[2]．
①患者の病態
②実施しようとする内視鏡検査・治療の具体的内容
③内視鏡検査・治療を推奨する理由
④内視鏡検査・治療によって期待される効果
⑤内視鏡検査・治療で予想される危険性（偶発症）
⑥内視鏡検査・治療の代替となる他の方法
⑦内視鏡検査・治療を受けなかった場合の予後
　である．
　⑤の偶発症に関しては，種類，頻度について，日本消化器内視鏡学会による全国調査の結果など，具体的な数字を示して説明することが望ましい．万一，偶発症が発生した場合，全力を挙げてその治療に当たることを伝えておくと，患者の不安は軽減するであろう．
　また，後の［総論3］，［総論4］でも述べるが，内服している抗血栓薬を変更・中止する場合や，鎮静薬を使用する場合は，そのことに関してもインフォームド・コンセントを取得する必要がある．
　カルテには，患者の現症や既往歴，薬剤のアレルギー歴，抗血栓薬の使用の有無，鎮静薬使用の有無，インフォームド・コンセントの内容，患者が署名した同意書などを，記録として残しておく．

3 インフォームド・コンセント取得の際の医師の態度など

　繰り返すが，インフォームド・コンセントとは，患者に対して検査・治療の必要性や危険性を十分に理解してもらい，あくまでも自己の意思によって，方針において合意するステップである．患者との信頼関係を構築し，よりよい医療を目指すものであって，決して，検査・治療

の偶発症の発生に対して「予防線を張る」ことが目的ではない．
　インフォームド・コンセント取得の際には，以下のことに気をつけたい[3]．
①患者が理解しやすいように平易な言葉を使用し，必要に応じて図示して説明する．
②患者に対して高圧的な態度や言葉は慎む．
③患者に不必要な不安を与えないように，危険性ばかりを強調しすぎない．
④危険性の高い医療行為を行う場合は，第三者を同席させる．
⑤患者が迷う場合は，考える時間を十分に与える．セカンドオピニオンとして他の医師や医療機関への紹介をいとわない．
⑥認知症患者など自己判断が困難な患者では，代理として家族などから，インフォームド・コンセントを取得する．

　④の第三者とは，家族（キーパーソンが望ましい）や担当看護師である．担当看護師にはメモを取ってもらい，カルテに記録を残してもらう．

　また，⑥の自己判断が困難な患者には，認知症患者のほか，意識障害を伴う患者，精神発達遅滞者，未成年者などが当てはまる．

　当然のことながら，患者の状態が重篤にもかかわらず，患者本人・家族などからインフォームド・コンセントの取得ができない場合は，人命最優先の対応を取る．つまり，インフォームド・コンセントがなくとも，最善と思われる治療を行う必要がある．事後に，本人・家族などに説明を行うこととなる．

Comment：筆者は，トラブルが医療訴訟に至った事例において，患者側の主な訴えの内容を検討したことがある[4]．不十分なインフォームド・コンセントを主な訴えとした事例が約10％を占めていた［ちなみに，最も多かったのは診断の遅れ（主に癌）であった］．真摯かつ思いやりのある態度で，正しく，そして，分かりやすい説明をするよう心がけたい．

文献

1) 日山　亨ほか：インフォームドコンセント．消化管内視鏡診療リスクマネージメント，五十嵐正広（編著），中外医学社，東京，p12-16，2009
2) 小越和栄ほか：消化器内視鏡リスクマネージメント．Gastroenterol Endosc **46**：2600-2609, 2004
3) 赤松泰次ほか：内視鏡検査・治療の適応と禁忌，インフォームド・コンセント．消化器内視鏡ハンドブック，日本消化器内視鏡学会（監）：日本メディカルセンター，東京，p33-38，2012
4) Hiyama T et al：Change in malpractice claims in Japanese gastroenterological practice. Am J Gastroenterol **107**：143-144, 2012

［日山　亨］

総論

3. 抗血栓薬の取り扱い

> **ここがポイント！**
> - 抗血栓薬は原則，日本消化器内視鏡学会が公表している『抗血栓薬服用者に対する消化器内視鏡診療ガイドライン』に沿って，取り扱う必要がある
> - 観血的処置を行わない通常消化器内視鏡では，抗血栓薬の休薬による血栓塞栓症発症のリスクを回避するために，休薬しないことが原則である

　わが国では高齢者が増え，抗血栓薬を内服している患者に対して内視鏡を施行する機会がかなり増えてきた．それに伴い，抗血栓薬を内服している患者の内視鏡下生検や治療後の出血や梗塞などの問題も増加した．そのため，日本消化器内視鏡学会は，2012年に『抗血栓薬服用者に対する消化器内視鏡診療ガイドライン』[1]を公表した．抗血栓薬を持続することによる消化管出血だけでなく，抗血栓薬の休薬による血栓塞栓症の誘発にも配慮して作成されたものである．

1 診療ガイドラインの位置づけ

　このガイドラインは，EBMやコンセンサスに基づいており，現時点での医療水準を示しているものといえる．原則，抗血栓薬の取り扱いはこのガイドラインに沿う必要がある．各医療機関でこのガイドラインに沿った院内マニュアルが作成されていることと思われる．
　本項では，この2012年版ガイドラインについて概説する．

2 出血危険度による消化器内視鏡の分類

　ガイドラインでは，出血危険度から，表1のように分類されている．

表1　出血危険度による消化器内視鏡の分類

通常消化器内視鏡	上部消化器内視鏡，下部消化器内視鏡，超音波内視鏡（EUS），カプセル内視鏡，内視鏡的逆行性膵胆管造影（ERCP）
内視鏡的粘膜生検	
出血低危険度の消化器内視鏡	バルーン内視鏡，マーキング，ステント留置法，内視鏡的乳頭バルーン拡張術（EPBD）
出血高危険度の消化器内視鏡	ポリペクトミー，内視鏡的粘膜切除術（EMR），内視鏡的粘膜下層剥離術（ESD），内視鏡的乳頭括約筋切開術（EST），内視鏡的十二指腸乳頭切除術，EUS下穿刺吸引術，PEG造設術，内視鏡的食道・胃静脈瘤治療（EIS），内視鏡的消化管拡張術，内視鏡的粘膜焼灼術など

（藤本一眞ほか：抗血栓薬服用者に対する消化器内視鏡診療ガイドライン．Gastroenterol Endosc 54：2075-2102, 2012を一部改変）

3 ステートメント

　重要な内容は，ステートメントという形で示されている．全部で12のステートメントにまとめられている．代表的なものだけをここに示す．

ステートメント1

消化器内視鏡検査・治療において，アスピリン，アスピリン以外の抗血小板薬，抗凝固薬のいずれかを休薬する可能性がある場合には，事前に処方医と相談し休薬の可否を検討する．原則として患者本人に検査・治療を行うことの必要性・利益と出血などの不利益を説明し，明確な同意の下に消化器内視鏡を行うことを徹底する．

ステートメント2

通常の消化器内視鏡は，アスピリン，アスピリン以外の抗血小板薬，抗凝固薬のいずれも休薬なく施行可能である．

この2つのステートメントは，診療ガイドラインの中核を成すものである．抗血小板薬・抗凝固薬（単独投与）の休薬について，表2，3に示す．

表2 抗血小板薬・抗凝固薬の休薬：単独投与の場合
投薬の変更は内視鏡に伴う一時的なものに留める．

単独投与＼内視鏡検査	観察	生検	出血低危険度	出血高危険度
アスピリン	◎	○	○	○/3〜5日休薬
チエノピリジン	◎	○	○	ASA, CLZ置換/5〜7日休薬
チエノピリジン以外の抗血小板薬	◎	○	○	1日休薬
ワルファリン	◎	○ 治療域	○ 治療域	ヘパリン置換
ダビガトラン	◎	○	○	ヘパリン置換

◎：休薬不要　○：休薬不要で可能　/：または　ASA：アスピリン　CLZ：シロスタゾール
（藤本一眞ほか：抗血栓薬服用者に対する消化器内視鏡診療ガイドライン．Gastroenterol Endosc 54：2075-2102, 2012）

表3 抗血小板薬・抗凝固薬の休薬：多剤併用の場合
生検・低危険度の内視鏡：症例に応じて慎重に対応する．
出血高危険度の内視鏡：休薬が可能となるまでは延期が好ましい．投薬の変更は内視鏡に伴う一時的なものにとどめる．

	アスピリン	チエノピリジン	チエノピリジン以外の抗血小板薬	ワルファリン ダビガトラン
2剤併用	○/CLZ置換	5〜7日休薬		
	○/CLZ置換		1日休薬	
	○/CLZ置換			ヘパリン置換
		ASA置換/CLZ置換	1日休薬	
		ASA置換/CLZ置換		ヘパリン置換
			CLZ継続/1日休薬	ヘパリン置換
3剤併用	○/CLZ置換	5〜7日休薬		ヘパリン置換
	○/CLZ置換		1日休薬	ヘパリン置換
		ASA置換/CLZ置換	1日休薬	ヘパリン置換

○：休薬不要　/：または　ASA：アスピリン　CLZ：シロスタゾール
（藤本一眞ほか：抗血栓薬服用者に対する消化器内視鏡診療ガイドライン．Gastroenterol Endosc 54：2075-2102, 2012）

4 内視鏡診療に従事する者

紙面の都合でガイドラインについての詳細は省略するが，内視鏡診療に従事する者はすべて，ガイドライン，また，勤務する医療機関のマニュアルを熟知しておく必要がある．

Comment：患者に不利益なことが生じても，ガイドラインに沿っていれば，その医療行為は医療水準を満たしていたものとして，病院側の責任は問われないであろう．もちろん，合理的な理由があれば，ガイドラインに沿わなくてもよい．
エビデンスが蓄積されることにより，今後もガイドラインは順次，改訂されるものであり，それに伴って，院内マニュアルも改訂される必要がある．

文献
1) 藤本一眞ほか：抗血栓薬服用者に対する消化器内視鏡診療ガイドライン．Gastroenterol Endosc 54：2075-2102, 2012

［日山　享］

| 総論

4. 鎮静薬の取り扱い

> **ここがポイント！**
> - 鎮静は十分なインフォームド・コンセントの下，患者の意思を尊重して行うことが前提である
> - 鎮静は原則，日本消化器内視鏡学会が公表している『内視鏡診療における鎮静に関するガイドライン』に沿って，行う必要がある

鎮静には，検査に対する看過の不安や不快感を取り除き，内視鏡の受容性や満足度を高めるというメリットがある．一方，呼吸抑制や循環抑制といった生命に関わる副作用もまれながらあるため，その使用を躊躇する内視鏡医もいる．鎮静希望の患者も増え，鎮静を行う頻度が高くなってきたため，日本消化器内視鏡学会は，2013年に，『内視鏡診療における鎮静に関するガイドライン』[1]を公表した．前項でも述べた通り，診療上，ガイドラインは非常に重視されるものである．鎮静は原則，このガイドラインに沿って行う必要がある．本項では，そのガイドラインについて概説する．

1 ガイドラインの概要

『内視鏡診療における鎮静に関するガイドライン』は，鎮静が必要な状況下で適切な使用法を推奨したものであり，14のステートメントからなる．内視鏡診療時の鎮静を強く勧めるものではなく，鎮静は十分なインフォームド・コンセントの下，患者の意思を尊重して行うことが前提と述べられている．

2 ステートメント

ここでは，重要なステートメントを紹介する．また，現在，鎮静に用いられている薬剤を表1に示す．

表1 鎮静に用いられる薬剤の種類と作用機序

催眠鎮静薬	ベンゾジアゼピン系薬物：ジアゼパム，ミダゾラム，フルニトラゼパム，デクストメデトミジン塩酸塩 抗ヒスタミン薬：ヒドロキシジン
麻薬性鎮痛薬	塩酸ペチジン，フェンタニル
拮抗性鎮痛薬	ペンタゾシン
静脈麻酔薬	プロポフォール
拮抗薬	フルマゼニル，塩酸ナロキソン

(小原勝敏ほか：内視鏡診療における鎮静に関するガイドライン．Gastroenterol Endosc 55：3822-3847, 2013 を一部改変)

ステートメント6

> 通常内視鏡検査における妥当な鎮静レベルは中等度鎮静（意識下鎮静），すなわち「問いかけまたは触覚刺激に対して意図して反応でき，呼吸循環機能と気道防御反射は維持されている状態」である．

通常の内視鏡検査の鎮静に求められる要件としては，
①内視鏡検査の苦痛が軽減し，患者の満足度が向上すること
②内視鏡の診療精度を高め，内視鏡医の満足度が向上すること
③呼吸循環器系の強い抑制を起こさず，偶発症が少ないこと
④鎮静からの覚醒が速く，回復時間が短時間であること
が挙げられる．これらのことから，中等度鎮静（意識下鎮静）が至適な鎮静度とされ，この鎮静度が妥当であるというエビデンスも報告されている．

3 偶発症予防

> **ステートメント4b**
>
> 鎮静の実施にあたっては，特に呼吸循環器系への影響に十分注意し，人員や機器設備の確保，モニタリングが重要である．

　日本消化器内視鏡学会による偶発症の全国調査[3]によると，前処置に関連する偶発症のうち，鎮静に関連するものは46％（鎮痛薬も含む）を占めており，最も多い．麻酔薬／鎮静薬の呼吸循環系への影響は低酸素血症や低血圧症の原因となり，きわめてまれではあるが致死的となることがある．そのため，米国のガイドラインでは，事前の患者評価，内視鏡医の麻酔薬／鎮静薬や救急救命処置に関する知識，術中および術後のモニタリング，酸素吸入器や救急カートなどの配備などが求められている．これはわが国においても同様である．

4 内視鏡診療に従事する者

　内視鏡診療に従事する者は『内視鏡診療における鎮静に関するガイドライン』や，勤務する医療機関のマニュアルを熟知しておく必要がある．

　また，呼吸抑制や循環抑制といった偶発症はいつ，どの患者に生じるかはわからない．偶発症発生時に，拮抗薬の使用も含め，常に適切に対応できるようにしておかなければならない．

> **Comment**：ガイドラインにもあるように，高齢者の鎮静は投与量に配慮し，慎重なモニタリングが必要である（ステートメント11）．筆者らは，同じ高齢者でも，男性のほうに偶発症が多いという報告をしている[2]．高齢，特に男性患者には，極力，鎮静を避けるべきであろう．

文　献

1) 小原勝敏ほか：内視鏡診療における鎮静に関するガイドライン．Gastroenterol Endosc **55**：3822-3847, 2013
2) 日山　亨ほか：大腸内視鏡事故が関係する訴訟事例および新聞記事からみた大腸内視鏡検診．Gastroenterol Endosc **54**（Suppl 1）：1361, 2012
3) 古田隆久ほか：消化器内視鏡関連の偶発症に関する第6回全国調査報告2008〜2012年までの5年間．Gastroenterol Endosc **58**：1466-1491, 2016

〔日山　　亨〕

総論

5. 内視鏡を施行するうえでのチーム医療

> ここがポイント！
> - チーム医療は「協働志向」が大切
> - コミュニケーションをしっかりとる

1 チーム医療の重要性

　　内視鏡分野の進歩は目覚ましく，通常観察から内視鏡的逆行性胆管膵管造影法（ERCP）関連処置や粘膜下層剝離術（ESD），カプセル内視鏡，小腸内視鏡といった高い知識と技術を要する手技が急増している．これらを安全にかつ効率的に完遂するためには，チーム医療の実践が不可欠である．しかし，内視鏡技術の習得と異なり確立された技法がなく，手探り状態が現状といえる．

2 チーム医療とは

　　チーム医療は，患者を中心として複数の職種が関わり，各職種が専門性を発揮し，互いに協力して業務を遂行することとされている．これを「専門性志向」，「患者志向」，「職種構成志向」，「協働志向」の4つの要素と表現している書籍もある[1]（図1）．なかでも「協働志向」は最も重要であるが実践が困難であるため，多くの施設がチーム医療の実現に難航していると筆者は考えている．当内視鏡センターにおける「協働志向」の実践について紹介する．

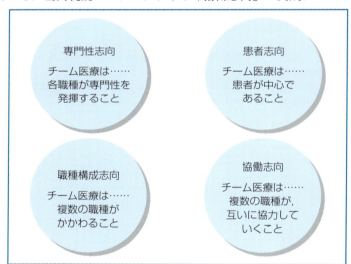

図1 「チーム医療」の4つの要素
（細田満和子：「チーム医療」とは何か─医療とケアに生かす社会学からのアプローチ，p35，2012）

3 協働志向とは

　　各職種がそれぞれの専門性を活かして職務を果たすだけでも，ある程度スムーズに業務の遂行は可能である．しかし，これは単なる分業であり協働とはいえない．
　　協働のためには，チームを構成する各職種が互いに対等であることが重要である．内視鏡分野では医師・看護師・消化器内視鏡技師・看護助手・事務・放射線技師・臨床工学技士などが構成員として挙げられる．しかし，一足飛びにすべての職種がチームとして機能するわけでは

5. 内視鏡を施行するうえでのチーム医療　　**総　論**

ない．まず医師と看護師が協働できることが足がかりとなる．

4 協働に必要な活動

a スタッフ教育

　内視鏡時に医師の一番身近にいるのは看護師である．その看護師に自分たちの専門分野について少しでも興味を持ってもらうことが重要である．自分たちが，患者の治療に参戦している実感を得られるように導くことができるとよい動機付けとなる．検査の介助を行った患者をテーマにして振り返ることや，治療のストラテジーを共有することで内視鏡をより身近に感じることができる．積極的な反応や質問が増えてきたら，やる気のある仲間を集めて勉強会を開くことで学習意欲が増す．消化器内視鏡技師（以下技師）の資格取得を勧めることで内視鏡知識や技術習得の向上に効果的である．

　当センターでもこのようにして仲間を増やし，現在では技師資格を有するスタッフが院内に30名以上在籍している．

　コアとなるスタッフが育つと，その後に配属されたスタッフは自然と後を追う環境となる．

b 決定権の委譲

　内視鏡に精通したスタッフを育成すると，医師はスコープ挿入以外の業務を任せられるようになる．

　当センターでは，筆者らが技師資格を取得し，専任として内視鏡業務に配属された時点から内視鏡検査や治療の采配を看護師が行っている．

　この時のスローガンは"内視鏡センターのなかでは誰もが平等"であった．これを掲げたのはセンター長である．当時は，チーム医療という概念すらなく，看護師などのメディカルスタッフは医師の指示のもとに動くのが当たり前であった．センター長以下の医師を巻き込んでこの体制を確立するためにはトップダウンの指示が不可欠であった．さらに，体制維持のために，代替わりする医師たちへの継続的な啓発も重要であった．看護師もこの期待に応えるために自己研鑽を積み，理想的な体制が構築された．

c 共に学ぶ

　自施設で最新の技術を導入する場合，メディカルスタッフの理解は特に重要である．関連学会の参加が情報収集には最適であるが，高額な参加費に交通費が必要となり，メディカルスタッフには負担が大きい．施設内の勉強会開催で学会参加の医師からの情報提供や講演の録画の鑑賞などの努力が大切となる．一方，地方会や研究会は多少のタイムラグが生じるが，参加費や交通費などのコスト削減が可能であり，経験者の講演を視聴できる点では収穫がある．また，同時に情報を共有することで，業務中の意見交換も活発となりよい刺激となる．

d 意見交換の場を持つ

　スローガンを掲げていても日々の業務においては多少の衝突や行き違いが生じる．人間関係のトラブルはチーム医療の妨げとなるため，この状況をそのままにするのは危険である．早い時期に職場ミーティングを開き，意見交換を通じて思い違いを解消することは，人間関係の維持に役立つ．

　ときには食事会を開くなど，業務以外でのコミュニケーションを図ることも効果的である．

Commnet：多職種のスタッフとコミュニケーションを図り，"内視鏡センターのなかでは誰もが平等"という考え方で業務を行うことがチーム医療につながるカギである．

文 献

1) 細田満和子:「チーム医療」の4つの要素.「チーム医療」とは何か―医療とケアに生かす社会学からのアプローチ,日本看護協会出版会,東京,p32-60,2012

[楠見 朗子]

各 論

第Ⅰ章　上部消化管内視鏡　　各　論

後期研修終了までに習得すべき上部消化管内視鏡

- 上部消化管内視鏡検査は，下部消化管内視鏡検査や内視鏡的逆行性膵胆管造影検査（ERCP），超音波内視鏡検査（EUS）の手技を習得していくうえで不可欠な検査手技である．
- カリキュラムの達成を目標に多数例の診療経験を積み，通常検査から治療・処置まで独力で施行できるようになる必要がある．

1 検査に必要な局所解剖を理解する　　[難易度：★，習得時期：初期]

- 内視鏡の無理な挿入は穿孔する危険がある．咽頭や十二指腸下行脚に内視鏡を挿入する際に起こりやすいので注意が必要である．
- また，咽頭～食道入口部や胃体部後壁，体部大弯のひだの間，十二指腸球部後壁などの見落としの起きやすい部位は注意深く観察する．

2 通常光観察・画像強調観察（image-enhanced endoscopy：IEE）・拡大観察・色素内視鏡検査を理解する　　[難易度：★～★★★，習得時期：初期～中期]

- 通常光観察は内視鏡観察の基本となるものである．よほど特殊な病変でない限り，通常光で指摘できない病変は存在しない．わずかな色調の変化や硬さ・引き連れなどに注意しながら，見落としのないようにくまなく観察していくことを心がける．
- 画像強調観察には narrow band imaging（NBI）や flexible spectral imaging color enhancement（FICE），blue laser imaging（BLI）などが臨床現場で使用されている．これらにより病変の境界や血管構造がより詳細に観察できるようになった．これらに加え，拡大観察することで表面構造・血管構造から，腫瘍性病変の質的診断，範囲診断にきわめて有用である．
- また，青色色素であるインジゴカルミン散布によるコントラスト法や食道におけるルゴール染色法などの色素内視鏡も病変の範囲診断・深達度診断に重要な検査法である．
- これらは上部消化管内視鏡検査に不可欠な手技であり，必ずマスターしておく必要がある．

3 生検のポイントを理解し習得する　　[難易度：★～★★★，習得時期：初期～中期]

- 正確な生検診断を行うためには，適切な部位を狙って正確に検体を採取しなければならない．病変のどの辺りを採取すればよいのかを考え，安易に生検診断に頼ることなく生検前にしっかりと内視鏡的に診断してから検体を採取するように心がけることは上達の第一歩である．
- また，正確に検体を採取するには，鉗子を出しすぎることなくスコープを近接させて採取する必要がある．
- これらの内視鏡操作に精通するように心がける．

4 内視鏡的粘膜下層剝離術（ESD）・内視鏡的粘膜切除術（EMR）の手技を習得する　　[難易度：★★★★★，習得時期：後期]

- 早期の食道癌や胃癌に対しては，内視鏡的切除が標準治療術式となっている．内視鏡治療を完遂するには上記の正確な診断に加えて，正確な内視鏡操作による病変の切開・剝離や，出血に対する止血処置ができなければならない．
- 現在，ESD デバイスにはさまざまなものが市販されている．そのすべてに精通する必要はないが，いずれも基本は「消化管を穿孔させることなくいかに安全に病変部分を切除する

各論　第Ⅰ章　上部消化管内視鏡

か」にある．確実に扱えるデバイスを1つ身につけるようにしたい．
- また，確実に止血処置ができなければ内視鏡治療を行うことはできない．止血鉗子による高周波凝固法やアルゴンプラズマレーザーによる焼灼止血，クリップによる直接止血など状況に応じた止血処置ができるように研鑽を積む必要がある．

> **先輩ドクターのアドバイス**
> テキストで一通りの知識を習得したら，先輩ドクターについて数多くの症例を見学すること．正常と判断される症例であっても，患者1人1人に違いがある．数多くの症例を見て，正常を見極めることで，はじめて微細な異常を捉え，理解することができるようになる．

[小野川靖二]

各 論

機器

上部消化管で用いる内視鏡機器

- 内視鏡を扱うには、内視鏡システムの構成や構造、特徴に精通しておく必要がある。セッティングから洗浄・メンテナンスまで一通りのことは自らできるようにならなければならない。ここでは内視鏡システムの構成や構造について記述する。

1 内視鏡システムの構成

- 内視鏡システムは図1のように内視鏡スコープ・プロセッサ・光源装置・画像記録装置・モニター・送水装置などで構成されている。
- 内視鏡スコープは、画像を描出するためのCCD、照明を供給するライトガイド、送気・送水チャンネル、鉗子チャンネル、先端部分を弯曲させるためのアングルワイヤなどからなる。

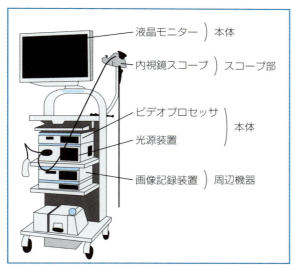

図1　ビデオスコープシステム

2 画面構成法

- 画像構成法には、キセノンランプから赤・緑・青のフィルターを通した光を対象物に照射して単色CCDで検出した画像情報を合成してモニターに映し出す面順次方式と、キセノンランプの白色光をそのまま対象物に照射してカラーCCDで検出した画像情報をモニターに映し出す同時方式とがある。

3 送気・送水機構（図2）

- 送気チャンネルと送水チャンネルは挿入部で併せられ、1本のノズルとなって先端に開孔する。
- 光源装置の送気ポンプから送られてきた空気は、送気ボタンに触れていない場合にはボタンの穴からそのまま外に逃げていく。送気ボタンの穴を指でふさぐと送気チャンネルから空気が出る。
- 送気ボタンを指で押し込むと送気ラインが閉塞され、送気ポンプの圧が送水タンクに流れ、送水タンクの水を押し出すこととなり、送気・送水ノズルの先端から水が出る。
- 炭酸ガス（CO_2）送気装置を使用する場合には、送気ボタンを半押しした状態で送気チャン

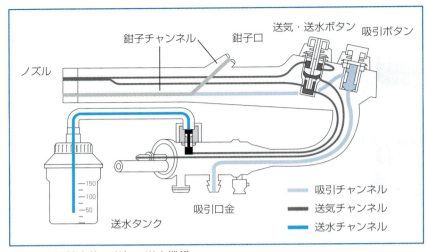

図2　内視鏡本体の送気・送水機構

ネルから CO_2 が送気され，全押しすると送水タンクの水が押し出される．

4 吸引機構（図2）

- 吸引チャンネルは鉗子口と併されている．鉗子栓の逆流防止弁が壊れている場合には吸引時に漏れが生じる．
- 吸引ボタンを押していない状態では，ボタンの穴から空気を吸い込んでいる．吸引ボタンを押し込むことで，吸引チャンネルとつながり吸引される．

5 内視鏡スコープ

- 消化管検査に使用されている内視鏡は，汎用されている正面を観察する直視型内視鏡，CCDが前方45°方向を向いた斜視型内視鏡，側面観察に優れた側視型内視鏡がある．
- 直視型は挿入方向に視野があるため，挿入・操作性に優れており，観察・生検・治療の全般にわたって広く使用される．
- 鉗子径2.8 mmの生検鉗子やクリップ装置，局注針，スネア，ESDデバイスなどほとんどの内視鏡処置具が使用可能である（図3）．

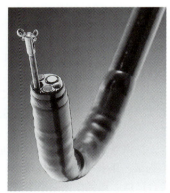

図3　直視型スコープ

- 鉗子チャンネルを2つ持ち，操作弯曲部を2つ有する太径のマルチベンド型処置用内視鏡もある（図4）．

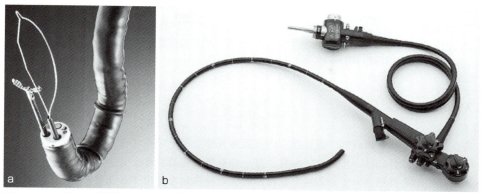

図4　マルチベンド型処置用内視鏡

- 経鼻的に挿入・観察できる外径5～6 mmの経鼻内視鏡もあり広く使われている．経鼻ルートは嘔吐反射を引き起こす舌根部分に当たらずに内視鏡を挿入できる（図5）．

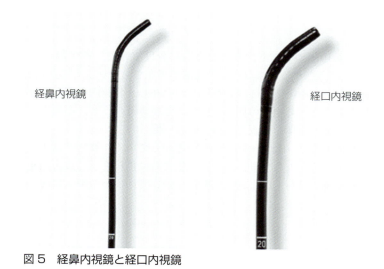

図5　経鼻内視鏡と経口内視鏡

- 側視型は観察レンズがスコープの側面にあり，胃や十二指腸の病変を正面から見ることができる．
- 斜視型は観察レンズが前方斜視45°方向についており，直視型と側視型の両方の特徴を備えている．胃や食道の病変を正面に捉えやすく，使用されることが多い．

［小野川靖二］

各論 第Ⅰ章 上部消化管内視鏡

観察

1. 上部消化管観察・挿入法（概説）

> **ここがポイント！**
> - 上部内視鏡検査の基本は，一定の手順に従って見落としのない観察・撮影をすることである
> - また，自分だけでなく他の医師が見ても，撮影部位・病変の位置が分かるような写真を撮影できるようにならなければならない

1 挿入前の準備

a 問診
- 現在の症状や検査の目的，既往歴，内視鏡検査歴などを確認する．
- 鎮静を行う場合には，来院方法や付き添いの有無を確認する必要がある．
- 過去に狭窄を指摘されている場合には，細径の内視鏡を使用するなどの工夫を行う．

b 体位
- 患者をリラックスさせるため，左側臥位で軽く背中を丸めて膝を曲げさせる．軽く顎を前に突き出させ，肩・首の力を抜かせる．

c 麻酔・鎮静
- バイタルサインを確認し，問題ないなら次項にある前処置薬・鎮静薬を投与する．

2 鼻腔

- 鼻腔の内側には鼻中隔が存在し，鼻腔を左右に分けている．鼻中隔の前方は血管の豊富なKiesselbach部位が存在する．スコープの先端で出血させないように注意を払う．
- 鼻腔内の外側には上・中・下の3つの鼻甲介が存在し，鼻腔内の空間を分けている．内視鏡は中鼻甲介や下鼻甲介と鼻中隔の間の空間である総鼻道のうち，中鼻甲介の下端か下鼻甲介の下端のどちらか広い空間を選択して挿入する（図1）．
- 鼻腔の後方は咽頭となり，食道・気管へとつながっていく．移行部は角度が急峻になりやすく，擦れて痛みの原因となったり，スコープ抜去時に抵抗を感じ抜去困難となったりすることがある．無理な挿入は行わず，挿入困難時は経口での内視鏡挿入に切り替える．

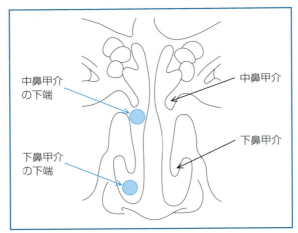

図1 鼻甲介周囲の解剖

1. 上部消化管観察・挿入法（概説）　各　論

3 咽頭・喉頭

- 内視鏡抜去時には粘液や唾液が多くなり観察が困難になることがあるので，この領域は挿入時に観察を行うことが望ましい．
- 軟口蓋・舌根部・左右の中咽頭の観察を行った後，喉頭蓋・声門・左右の梨状陥凹を観察する．発声してもらうと，声門が閉じ披裂喉頭蓋襞が挙上して，梨状陥凹が観察しやすくなる．

4 食　道

- 食道は直線的な臓器だが，大動脈弓や左気管枝，左心房や椎体などの周辺臓器から圧排を受けている部分がある．これらのランドマークを含めて撮影を心がけると部位の把握がしやすくなる．
- 病変を発見したときには，切歯からの距離を記録に残すようにする．
- 食道胃粘膜接合部は通常は閉じている．深吸気時には縦隔内が陰圧となり粘膜移行部が胸腔内に移動するため観察が容易となる．同部位は Barrett 食道腺癌の好発部位でもあるので，必ず撮影しておく必要がある．

5 胃・十二指腸

- 胃の観察にはさまざまな方法があるが，ここでは筆者が行っている手順を示す．

a 前庭部の観察（図 2a）

- 胃体部にはひだが多く，ひだとひだの間を観察するためには十分な送気が必要となる．そのため，送気が少なくても観察可能な胃前庭部から観察する．
- 前庭部大弯・前壁・後壁・小弯と撮影し，十二指腸に挿入する．このとき，幽門輪をランドマークとして撮影すると撮影部分の位置関係が把握しやすい．

b 十二指腸の観察（図 2b）

- 十二指腸球部に挿入する際には，胃内の空気が少ないほうが患者の苦痛が少ない．胃前庭部観察時に送気が多くなった場合には，適宜吸引して十二指腸に挿入する．
- 十二指腸球部前壁を上十二指腸角が写り込むようにして撮影する．その後，後壁側に先端を向けながら少し引き，後壁を撮影する．
- 内視鏡を右にひねりながらアップアングルと右アングルを操作して十二指腸下行脚に挿入する．十二指腸乳頭を確認し撮影した後，内視鏡を左にひねりながら粘膜面を確認しつつ胃内に戻す．

c 胃体下部から胃体上部への観察（反転操作）（図 2c）

- 胃体部に付着した粘液を洗浄し，いったん洗浄水を除去する．十分に送気してひだを伸ばしながら，胃体下部から胃体上部へ前壁・小弯に主眼を置き，徐々に内視鏡を引き抜きながら観察を進める．
- 反転観察時には内視鏡が画面内に写り込んで視野を妨げるので，最大限にアップアングルをかけず少しゆとりのある角度まで緩め，視野の端に内視鏡がくるようにする．場合によっては左右アングルを使用して，視野の端に内視鏡がくるように操作する．
- 胃体下部から胃体上部へ前壁・小弯を中心に観察した後，内視鏡を右回転させて穹窿部から噴門部を全周性に観察する．噴門部小弯は，内視鏡による視野の妨げが広範囲で見落としが発生しやすい部位である．左右アングルを使用して内視鏡が重ならないように撮影する．

d 胃体上部から胃体下部への観察（反転操作）（図 2d）

- 胃体上部から胃体下部へ後壁・大弯を中心に，徐々に胃体下部から胃体上部への観察で行った逆の操作で内視鏡を挿入しながら観察を進める．

各論　第Ⅰ章　上部消化管内視鏡

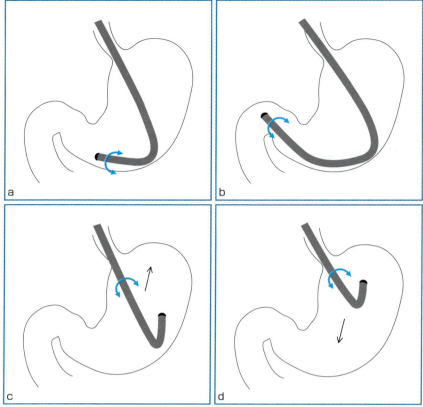

図2　胃・十二指腸の観察
a：胃前庭部まで挿入し，全周を観察．
b：十二指腸球部に挿入し，全周を観察．
c：胃体下部から胃体上部にかけて前壁〜小弯中心に観察．
d：胃体上部から胃体下部にかけて後壁〜大弯中心に観察．

- 後壁側は見下ろし操作では見落としやすい部位であり，反転操作で十分に観察するようにする．
- 胃角部まで内視鏡を挿入したら，胃角部前壁から小弯，後壁と撮影し，アップアングル操作を解除して見下ろし操作へ移行する．

e 胃体下部から胃体上部への観察（見下ろし操作）

- 十分にひだを進展させた状態で，大弯側を中心に全周性に内視鏡を旋回させながら，漏れのないように観察・撮影しながら胃体上部まで内視鏡を引き抜いてくる．
- 送気量が多すぎて過進展になると，後壁側が接線方向となり観察しにくくなるので注意する．
- 大弯ひだが縦方向になるように，内視鏡をひねって撮影する．一定の方向を決めて撮影するほうが，位置関係を理解しやすい．また，胃体下部は胃角部がランドマークとなるので，写り込むように撮影するとよい．

f 穹隆部の観察

- 胃体上部まで引き抜いた後に，内視鏡を左にひねって穹隆部を前壁側から後壁側へと見下ろし観察し，噴門部直下を見下ろし観察する．

6 食道入口部（頸部食道）

- 胃内の空気を抜いた後，内視鏡を食道内から徐々に引き抜き，食道を観察しながら戻る．挿入時には嚥下によって食道内に挿入するため，頸部食道は十分見えない．ゆっくり観察しながら抜去する．
- 吸気時に食道内腔が広がるので，呼吸のタイミングを合わせて観察するとよい．十分に見えない場合は少量の送気を行ってもよい．過送気は内視鏡後の腹満につながり，慎まなければならないが，頸部食道を観察するための少量の送気は許容されるものと考える．

先輩ドクターのアドバイス

以下の部位は見落としやすいことを念頭に，注意して観察するようにすること．
- 咽頭・喉頭（挿入時に観察）
- 食道入口部（抜去時に観察）
- 噴門直下（見下ろし観察で油断しない）
- 胃体部後壁（見下ろし観察では接線方向になるので，送気を少なめにするとよい）
- 十二指腸後壁（内視鏡を必ず左右に振って見る）

［小野川靖二］

| 各論　第Ⅰ章　上部消化管内視鏡

観察

2. 前処置薬・鎮静薬の使い方

> **ここがポイント！**
> - 内視鏡検査をスムースに苦痛なく行うために，前処置薬・鎮静薬が使用される．薬剤の特性や禁忌事項を理解し，安全な内視鏡検査を行う必要がある
> - 鎮静に関しては内視鏡学会から『内視鏡診療における鎮静に関するガイドライン』[1]が出されているので，必ず目を通しておかねばならない（「総論 4．鎮静薬の取り扱い」参照）

1 前処置薬

a 消化管運動抑制薬

- 消化管運動抑制や唾液・胃液の分泌抑制を目的にブチルスコポラミン臭化物の筋注や静注を行う．副交感神経抑制作用により眼圧上昇や心拍亢進，排尿障害が起こるため，緑内障や虚血性心疾患，前立腺肥大などでは禁忌であり，使用しない．
- ブチルスコポラミン臭化物が禁忌により使用できない場合はグルカゴンを使用する．グルカゴンは血糖変動（投与直後の高血糖やその後二次的に引き起こされる低血糖）をきたすことがある．グルカゴンは褐色細胞腫には投与禁忌であり，ブチルスコポラミン臭化物もグルカゴンも使用できない場合は咽頭麻酔のみで検査を行う．
- 内視鏡検査途中の消化管運動抑制目的で l-メントール製剤（ミンクリア）が使用されることがある．l-メントール製剤には特別な禁忌がなく，副作用発現も少なく安全性が高い．

b 消泡・粘液除去

- 胃内の消泡・粘液除去を目的として，消泡剤ジメチコン（ガスコンドロップ）と粘液溶解除去剤プロナーゼ（プロナーゼMS）＋重曹を水に溶解し内服させる．プロナーゼの至適 pH は 7〜10 と弱アルカリであるため，重曹を併用すると効果が高まる．

c 鼻腔麻酔薬

- 経鼻的に内視鏡を挿入する場合には鼻腔麻酔を行う．
- 鼻出血予防のためナファゾリン硝酸塩（プリビナ）を両鼻腔に点鼻し，血管を収縮させ鼻腔を開大させておく．
- 検査 5 分前に 2％塩酸リドカインビスカスを鼻腔内に注入した後，経鼻内視鏡用前処置スティックに 2％塩酸リドカインゼリーを塗布し，鼻腔内に挿入する．

d 咽頭麻酔薬

- 経口的に内視鏡を挿入する場合には咽頭麻酔を行う．
- 2％塩酸リドカインビスカスを咽頭の奥に 5 分程度貯めておく方法や，8％リドカインスプレーを咽頭部に散布する方法，4％リドカイン液を咽頭部にスプレーする方法がある．
- 鼻腔麻酔・咽頭麻酔時の塩酸リドカインの使用制限量は 200 mg であり，これ以上の投与は局所麻酔薬中毒の危険があるため投与量に注意する．

2 鎮静薬

- 内視鏡検査中の患者の不安や不快感，嘔吐反射などを取り除き，検査の円滑な施行を目的として鎮静薬が使用されることがある（**「総論 4」** を参照）．
- 鎮静薬は意識レベルとともに呼吸循環器系を抑制するため，過量投与は慎まなければならない．鎮静レベルは「Ramsay スコア」[2]で 3〜4 の意識下鎮静（conscious sedation）を目標として投与する（**表 1**）．
- パルスオキシメーターで血液酸素飽和度と心拍数をモニタリングし，自動血圧計で血圧を測

表1 Ramsay スコア

スコア	反応
1	不安そう　いらいらしている　落ち着かない
2	協力的　静穏　見当識がある
3	命令にのみ反応する
4	傾眠　眉間への軽い叩打または強い聴覚刺激にすぐ反応
5	傾眠　眉間への軽い叩打または強い聴覚刺激に緩慢に反応
6	刺激に反応せず

(Ramsay MA et al: Controlled sedation with alphaxalone-alphadolone. Br Med J 2: 656-659, 1974)

定しながら内視鏡施行を行い，基礎疾患によっては3点誘導心電図モニターを併用して安全な検査を行っていく必要がある．
- また，鎮静薬を使用する際には，拮抗薬（フルマゼニル，ナロキソン）を常備しておく．血液酸素飽和度が下がる時にはすぐにでも酸素投与が開始できるように準備しておく．
- 検査終了後はリカバリースペースで十分に休憩してもらい，覚醒状態を確認する．バイタルサインを確認し，しっかり歩行できることを確認してから帰宅させる．車・バイク・自転車などの運転は，当日は行わないように注意する．

a ベンゾジアゼピン系鎮静薬

1）ジアゼパム（セルシン・ホリゾン）
- 静注5〜10 mgが一般的に使用されているが，半減期は35時間と長いため，眠気の持ち越し効果がみられることがある．
- 水に難溶性で希釈投与できないため，そのまま静注投与されるが，血管痛が強い．

2）フルニトラゼパム（ロヒプノール・サイレース）
- ジアゼパムの約10倍の力価を持っており，0.004〜0.003 mg/kgを静注投与する．半減期は7時間である．希釈投与が可能で血管痛が少ない．

3）ミダゾラム（ドルミカム）
- 速効性，作用持続時間2〜6時間と短く，半減期はジアゼパムの1/10である．
- 0.02〜0.03 mg/kgをできるだけ緩徐に注入する．
- 順行性健忘作用があり検査中の苦痛を覚えていないことがあるため受容性はよいが，検査後の説明事項なども忘れてしまうことがある．

b 麻薬性鎮静薬

1）塩酸ペチジン
- 中枢神経系のオピオイドμ受容体に結合し，モルヒネ様鎮痛・鎮静作用に加え，抗コリン作用による鎮痙作用を持っており，内視鏡検査・治療に用いられることがある．
- 呼吸抑制は軽度であり，半減期は4時間である．1回35〜50 mgを皮下または筋注する．あるいは緩徐に静脈注射する．

c 拮抗薬

1）フルマゼニル（アネキセート）
- 中枢性ベンゾジアゼピン受容体に競合的に結合し，ベンゾジアゼピン系薬物に対して拮抗作用を示す．
- 半減期は約50分であり，時間とともにベンゾジアゼピン受容体占拠率が低下するため，アゴニストの作用が再び出現する「再鎮静」が起こることがあるため注意が必要である．

2）塩酸ナロキソン
- オピオイド受容体に競合的に拮抗することによりオピオイドの作用を抑制する．
- オピオイドによる抑制作用が塩酸ナロキソンによって急激に拮抗されると，血圧上昇や頻脈などを起こすことがある．

文　献
1) 小原勝敏ほか：内視鏡診療における鎮静に関するガイドライン．Gastroenterol Endosc 55：3822-3847, 2013
2) Ramsay MA et al：Controlled sedation with alphaxalone-alphadolone. Br Med J **2**：656-659, 1974

［小野川靖二］

3. 咽頭部の挿入・観察上の注意点

> **ここがポイント！**
> - 咽喉頭部の構造を理解し，ハイリスク患者に対しては特に注意して観察する
> - 頸部食道の病変見落としに注意する

1 咽喉頭部の構造

- 咽頭は上咽頭，中咽頭，下咽頭に分けられ，上咽頭は後鼻孔および咽頭円蓋から口蓋垂根部まで，中咽頭は硬口蓋，軟口蓋移行部から舌骨上縁（または喉頭蓋谷底部）まで，下咽頭は舌骨上縁（または喉頭蓋谷底部）から輪状軟骨下縁の高さまでとなる（図1）[1]．
- さらに，上咽頭は次の3亜部位に細分され，後上壁：硬口蓋と軟口蓋の接合部の高さから頭蓋底まで，側壁：Rosenmüller窩を含む，下壁：軟口蓋上面とされる．
- 中咽頭は，(1) 前壁（舌喉頭蓋部）：①舌根（有郭乳頭より後方の舌または舌後方1/3）②喉頭蓋谷，(2) 側壁：①口蓋扁桃 ②扁桃窩および口蓋弓 ③舌扁桃溝（口蓋弓），(3) 後壁，(4) 上壁：①軟口蓋下面 ②口蓋垂と細分される．
- 下咽頭は，(1) 咽頭食道接合部（輪状後部）：下咽頭の前壁を形成，(2) 梨状陥凹，(3) 咽頭後壁に細分される．
- 組織学的に咽頭では粘膜筋板を有さない点が食道と異なり，表層から，上皮層，上皮下層，筋層の順に並ぶ．

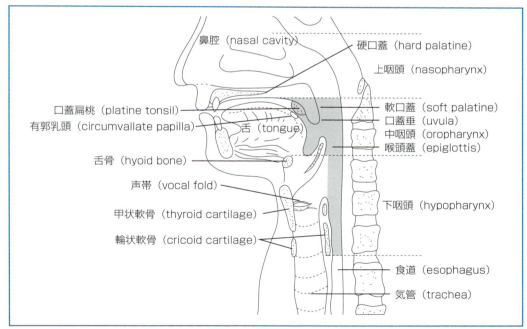

図1 咽頭の分類
（林 智誠：NBI内視鏡アトラス．武藤 学ほか（編），p29, 南江堂，2011）

2 咽喉頭部の観察

- 近年の拡大観察併用画像強調内視鏡の診断学や内視鏡機器の進歩に伴い，多くの咽喉頭癌が

発見されるようになっている．特に，食道癌の既往がある患者では，頭頸部癌のハイリスクであり，咽喉頭部を注意して観察する必要がある．
- 口蓋垂から中咽頭，下咽頭，喉頭蓋，喉頭と順を追って系統的に観察するが，発赤の領域性や異型血管の増生を意識することで，病変の拾い上げが可能となる．また，梨状陥凹の観察では，息止め（Valsalva法）や「イー」と発声してもらうと声門が前方へ移動し，観察が容易となるので，適宜併用するとよい[3]（図2）．

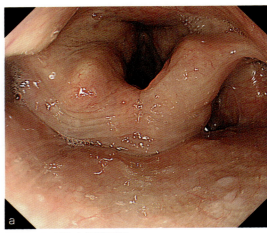 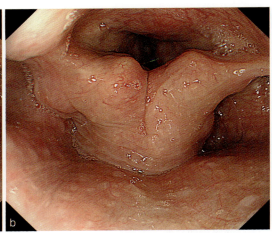

図2　下咽頭内視鏡画像
a：発声前
b：発声時

- narrow band imaging（NBI）や blue laser imaging（BLI）などの画像強調内視鏡を用いて brownish area を認識することにより，微小病変を指摘でき，拡大観察を併用することで腫瘍血管の詳細な観察が可能となる．

3 食道への内視鏡挿入時に注意すべき点

- 経口にて内視鏡を挿入すると，画面の上方に舌，下方に口蓋が観察され，カーブに沿って進めると喉頭蓋，その後に喉頭が見えてくる．
- 左梨状陥凹から正中方向にスコープを向けながら，前右方向にスコープを押し進めると食道入口部を通過することができる．
- 食道入口部への挿入の際，抵抗がある場合は，嚥下を促すと自然と開き，挿入しやすくなるため，適宜声かけを行う．

> **先輩ドクターのアドバイス**　ここで無理に挿入すると穿孔をきたすことがあるため，右手で抵抗の強さを感じながら慎重に操作する．ERCPなどで後方斜視鏡を使用する場合は，ほぼブラインドで挿入することとなり，右手で抵抗の強さを感じ取ることが重要である．

4 頸部食道の観察

- 頸部食道は食道入口部から胸骨上縁までと定義され，食道挿入時にも頸部食道の大まかな観察は可能であるが，抜去時に主に観察する．
- 比較的大きな腫瘍が存在していても通り過ぎてしまい，見落とすことがあるため注意を要する．特に，進行した状態で発見されると，喉頭全摘などが必要となることもあり，患者への侵襲が非常に大きい．

- しかしながら，非鎮静下での観察では，咽頭反射や唾液などにより詳細な観察が困難な場合も多いため，頭頸部癌既往などのハイリスク患者については，鎮静薬の使用を考慮する．

先輩ドクターのアドバイス NBIやBLIなどの画像強調内視鏡を用いることや，先端フードを装着して管腔を広げて観察することも見落としを防ぐ一助となる．

文献

1) 日本頭頸部癌学会（編）：頭頸部癌取扱い規約（第5版），金原出版，東京，2012
2) 林 智誠：NBI内視鏡アトラス，武藤 学ほか（編），南江堂，東京，p29，2011
3) 小山恒男：咽頭・頸部食道の観察法．胃と腸 47：317-324, 2012

[佐野村洋次, 岡 志郎]

各論　第Ⅰ章　上部消化管内視鏡

観察

4. 通常光・画像強調拡大内視鏡

> **ここがポイント！**
> - NBI，BLI，LCI それぞれの特徴を理解し，使用する
> - 「食道学会分類」を理解し，典型例を頭に入れておく
> - 粘液が付着している場合は，必ず丁寧に洗い流して観察する
> - 早期胃癌の内視鏡所見を理解する

1 NBI，FICE，BLI，LCI 各々の特徴

a NBI（narrow band imaging）
- 血液中のヘモグロビンに吸収されやすい狭帯域化された2種類の波長（青色：390〜445 nm，緑色：530〜550 nm）の光を照射することによって，粘膜表層の毛細血管や粘膜微細模様の強調表示を可能にしたシステムである（図1a）．

b FICE（flexible spectral imaging color enhancement）
- R（赤）G（緑）B（青）に感度を持つ CCD カメラから得られる内視鏡画像を任意の3波長の分光画像による再構成を行うことにより，診断に有用な内視鏡画像を得ることを可能にしたシステムである．

c BLI（blue laser imaging）
- 2種類の波長のレーザー（白色光用レーザー，BLI 用レーザー）を用いて，血管や表面構造の観察に適した画像を得ることができる．その2種類のレーザーの発光強度比を変えることにより，表層微小血管強調に適した BLI モード，BLI モードと比較して遠景でも明るい画像を得ることが可能な BLI-bright モードの2種類のモード選択が可能である（図1b）．

d LCI（linked color imaging）
- 色彩強調機能であり，赤色領域の色分離を向上させ，粘膜色の違いを識別しやすくなる効果がある．
- LCI モードでは，白色光と同等の明るさが確保されており，早期胃癌における視認性の向上や *Helicobacter pylori* 感染胃炎診断の評価に有用とする報告がある（図1c）．

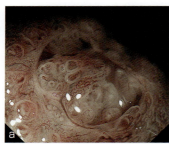 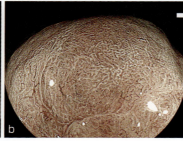 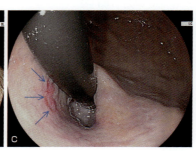

図1　画像強調内視鏡観察画像
a：早期胃癌に対する NBI 拡大観察
b：早期胃癌に対する BLI 拡大観察
c：早期胃癌に対する LCI 観察．LCI 観察により癌部（矢印）の視認性が向上している．

2 食道表在癌に対する拡大内視鏡所見（食道学会分類）
- 日本食道学会より，血管構造（intra-epithelial papillary capillary loop：IPCL）に着目した食道学会分類が提唱されている[1]．血管異常の程度により分類され，深達度診断に応用され

4. 通常光・画像強調拡大内視鏡　各　論

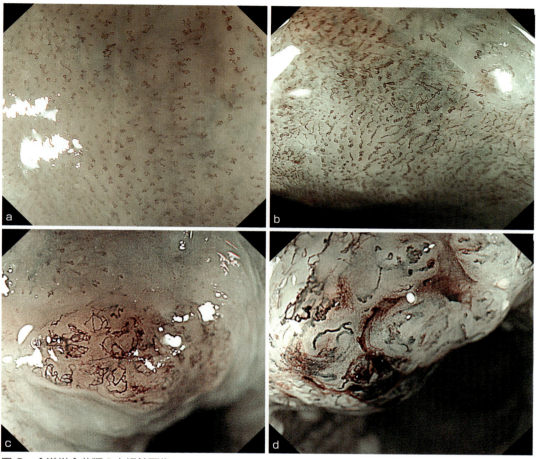

図2　食道学会分類の内視鏡画像
a：Type A　b：Type B1　c：Type B2　d：Type B3

ている（図2）．

> Type A：血管形態の変化がないか軽度なもの
> Type B：血管形態の変化が高度なもの
> 　B1：拡張・蛇行・口径不同・形状不均一のすべてを示すループ様の異常血管
> 　B2：ループ形成に乏しい異常血管
> 　B3：高度に拡張した不整な血管（B2血管の約3倍以上で，血管径が約60μmを超える不整な血管
> ＊AVA（avascular area）：Type B血管で囲まれた無血管もしくは血管が粗な領域をAVAとし，その大きさから0.5mm未満をAVA-small（T1a-EP〜LPM相当），0.5mm以上3mm未満をAVA-middle（T1a-MM〜T1b-SM1相当），3mm以上をAVA-large（T1b-SM2相当）と表記する．ただし，B1血管のみで構成されるAVAは大きさにかかわらず，T1a-EP〜LPMに相当する．
> 付記1：不規則で細かい網状（reticular；R）血管を認めることがあり，低分化，INFc，特殊な組織型を示す食道癌のことが多いので，Rと付記する．
> 付記2：brownish area（415，540nmを中心とした狭帯域光観察にて茶色域を呈する領域）を構成する血管と血管の間の色調をinter-vascular background coloration（血管間背景粘膜色調）という．

3 早期胃癌に対する拡大内視鏡観察所見

- NBI併用拡大内視鏡の開発に伴い，早期胃癌診断における微小血管構築像［microvascular（MV）pattern］と表面微細構造［microsurface（MS）pattern］の臨床的有用性が明らかとなり，術前範囲診断に欠くことのできないモダリティとなっている．

- 病変の境界に明瞭な demarcation line（DL）を認め，DL の内側に irregular MV pattern または irregular MS pattern を同定できる場合に癌と診断可能である[2]．その際，MV pattern が網目状（fine network pattern）の場合は分化型癌（図 3a），縮緬状（corkscrew pattern）の場合は未分化型癌の指標となる[3]（図 3b）．

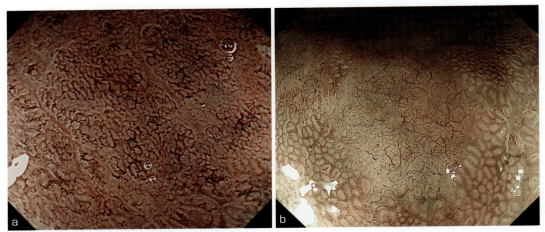

図 3　組織型別にみた早期胃癌に対する NBI 拡大観察所見
a：fine network pattern（分化型癌）
b：corkscrew pattern（未分化型癌）

- 拡大観察を行う際，最大倍率で安定した画像を撮影するためには，拡大内視鏡の先端に黒色の軟らかいフード装着が有用である．その際，いきなり強拡大で観察を行うのではなく，まず弱拡大で周囲背景粘膜を含めて観察し，徐々に拡大率を上げて撮影部のオリエンテーションがつくように心がける．
- 浸水法を用いることで，ハレーションが抑えられ，最大倍率でも焦点を合わせやすくなり，きれいな写真撮影が可能となる．

先輩ドクターのアドバイス　構造強調機能に関しては，筆者らは，白色光観察では mode A，level 7，NBI 観察では，mode B，level 8 に設定している．

4 胃内視鏡観察時のコツとポイント

- 胃内視鏡観察のコツとポイントについて解説するが，これらを十分に理解し内視鏡検査に望むこと．
① 胃癌の 10〜20％ は多発するため，主病変だけに捉われず，胃内すべてをくまなく観察する必要がある（同時性多発病変に注意する）．特に，角裏小弯〜後壁や噴門直下小弯〜後壁では，病変を見落としやすいため，観察することが重要である．また，幽門輪周囲も，視線が幽門輪そのものに集中し，その周囲粘膜の観察が不十分となることがあるので注意を要する．
② 胃癌の範囲診断を行う際は，一見して認識される範囲よりも，もう少し広いのではないかと疑ってみる必要がある．その際，分化型・未分化型癌の浸潤様式を理解し，病変外側の非腫瘍粘膜から病変内側へ絞り込むように観察する．

先輩ドクターのアドバイス　内視鏡医は内視鏡像を見て，病理像を類推する能力が必要であり，そのためには採取した生検標本や ESD 標本を自分で検鏡し，普段から内視鏡像と病理組織所見の 1 対 1 対応を学習しておく必要がある．

③付着している粘液を洗い流すことが重要であるが，病変に直接勢いよく水を当てると出血することがあるため，病変周囲から優しく丁寧に水洗する．

④病変の撮影時は，画像の連続性を意識して，後で撮影部位のオリエンテーションがつくように，全体像が把握できる画像を撮影する．病変の辺縁（範囲）が読影可能で，ハレーションのない画像撮影を意識し，病変の空気変形を見るために十分に送気した画像から，段階的に空気量の少ない画像を撮影する．

⑤陥凹型病変では，過送気時には粘膜の凹凸が消失するため，診断が困難となることがある．若干空気を抜くと陥凹面が明瞭化し，病変の範囲診断が行いやすくなる場合があるので，空気量を意識する．一方，体部大弯の観察時には，ひだとひだの間に病変が存在することがあるので十分量の送気が必要である．

⑥通常は前後壁左右対称に萎縮境界が存在するため，左右差を比較することで，萎縮境界領域の病変の診断に役立つことが多い．

⑦未分化型癌の範囲診断時には，病変周囲から陰性生検（step biopsy）を行う必要がある．未分化型癌の場合，正常の腺窩上皮下（粘膜固有層など）を癌細胞が這って進展することが多く，内視鏡観察のみでは範囲診断が困難なためである．

5 肉眼型別にみた早期胃癌の特徴と深達度診断

a 隆起型，表面隆起型（O-Ⅰ型，O-Ⅱa型）（図4）

1）特　徴
- 腺腫では周囲の非腫瘍胃小区とほぼ同一で辺縁も平滑であるが，癌では多くは粗大顆粒状を呈し，大小不同のものが多い．隆起型の未分化型癌では，表面が無構造所見を呈しやすい．

2）深達度診断
- 0-Ⅰ型では，腫瘍径の大きなものや隆起頂上の深い陥凹，周囲粘膜ひだの引き込み，粘膜下腫瘍（submucosal tumor：SMT）様の立ち上がりなどが粘膜下層（SM）深部浸潤癌の指標とされる．

- 一方，0-Ⅱa型では，表面性状が深達度診断に有用であるとされ，表面が平滑な場合は粘膜内（M）癌とするが，分葉化し大小不同で配列の不規則性が強く，びらんや病変の厚みを伴

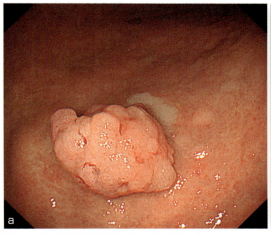 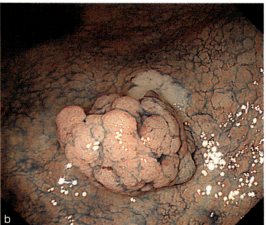

図4　O-Ⅰ型早期胃癌（tub1, pT1a）
a：白色光観察
b：インジゴカルミン観察

う場合にはSM癌を考える必要がある．

b 表面陥凹型（0-Ⅱc型）

1）特　徴

- 分化型癌では，周囲粘膜と比較して発赤調（特に中分化管状腺癌）で，陥凹辺縁の境界は不明瞭（棘状）であり，周囲に反応性隆起を伴うことが多い．炎症性変化との鑑別診断には，色素散布像にて陥凹辺縁の性状（蚕食像）を観察することが重要である．癌か非癌で迷う場合には，生検による組織診断を行うが，内視鏡診断と病理診断との間に乖離がある場合には，積極的に病理側へコンサルトする．
- 未分化型癌は萎縮や腸上皮化生に乏しい胃固有腺の腺頸部で発生し，腺頸部を破壊しながら粘膜固有層内で発育する．褪色調であることが多く，陥凹の境界は比較的明瞭である（図5）．ただし，病変中央部に再生上皮からなる大小の島状隆起（インゼル）を伴う場合には，発赤を呈することに留意する．

2）深達度診断

- 非癌粘膜に覆われたSMT様の辺縁隆起や陥凹内隆起がSM深部浸潤癌の指標とされるが，前庭部では陥凹周囲の反応性隆起が目立つことも多く，空気変形の有無を確認する．
- また，病変周囲から集中する粘膜ひだ先端の棍棒状肥大や融合，病変の台状挙上や硬化像もSM深部浸潤癌の指標とされる．固有筋層（MP）以深に浸潤すると，明らかな胃壁の変形や硬化像を呈する．
- 早期癌と進行癌の鑑別には，十分量の送気を行い，胃壁の伸展性を評価することが重要である．

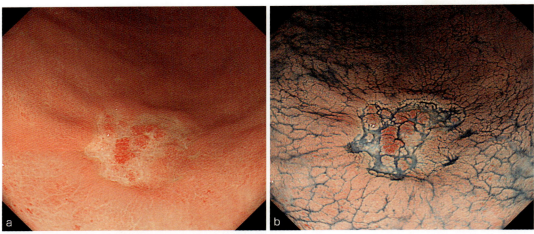

図5　O-Ⅱc型早期胃癌（sig, pT1a）
a：白色光観察
b：インジゴカルミン観察

c 表面平坦型（0-Ⅱb型）

- 病変の高さが周囲粘膜と変わらないO-Ⅱb型胃癌は，発赤や褪色などの色調変化としてのみ観察される．
- 分化型癌では，背景が萎縮粘膜の領域において，血管透見が不良な領域として認識されることが多い．
- 未分化型癌では，萎縮がない領域において，褪色調の色調変化と胃小区（アレア）の消失が特徴である．

- 0-Ⅱa型病変や0-Ⅱc型病変に随伴して0-Ⅱb型病変が広がっていることがあるため，癌周囲の粘膜性状にも十分に注意を払い，NBIやBLI拡大観察を併用して精査する必要がある．表面平坦型は基本的にM癌である．

d 複合型（0-Ⅱc＋Ⅲ型，0-Ⅱa＋Ⅱc型など）

- 0-Ⅱc型の陥凹部にびらん性変化が強くなると中心に潰瘍を伴い（0-Ⅱc＋Ⅲ型），潰瘍の瘢痕治癒と再発を繰り返すこと（悪性サイクル）がある．活動期では潰瘍周囲に発赤や浮腫が存在するため良性潰瘍と鑑別が難しい場合があるが，潰瘍の治癒過程において周囲の0-Ⅱc部が明瞭となることが多い．一方，0-Ⅱa＋Ⅱc型は，癌の発育過程により0-Ⅱaの中心部が陥凹したものと（図6），0-Ⅱc部の周囲粘膜が隆起したものに分類される．
- 周辺部に癌が存在するか否かが大きな違いであるが，内視鏡的には，前者では病変の辺縁部にも顆粒状の凹凸と色調変化を認めること，後者では陥凹部は浅く周囲粘膜は表面が平滑なことが両者の鑑別に有用である．

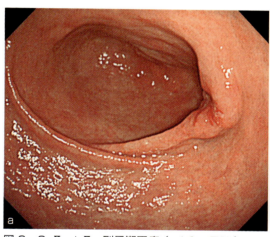
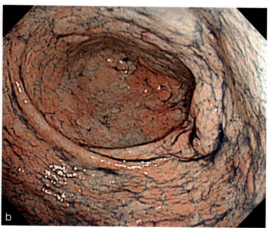

図6 0-Ⅱa＋Ⅱc型早期胃癌（tub1，pT1b）
a：白色光観察
b：インジゴカルミン観察

先輩ドクターのアドバイス 0-Ⅱc＋Ⅲ型では，潰瘍に伴う炎症により胃壁の肥厚が認められることから，M癌であってもSM深部浸潤癌のように観察されることがあるため，注意を要する[4]．

文 献

1) 小山恒男：日本食道学会拡大内視鏡分類．胃と腸 49：148-152, 2014
2) Yao K et al：Magnifying endoscopy for diagnosing and delineating early gastric cancer. Endoscopy 41：462-467, 2009
3) Nakayoshi T et al：Magnifying endoscopy combined with narrow band imaging system for early gastric cancer：correlation of vascular pattern with histopathology（including video）. Endoscopy 36：1080-1084, 2004
4) 岡 志郎ほか：通常内視鏡検査．日臨 70：1742-1747, 2012

［佐野村洋次，岡　志郎］

各論　第Ⅰ章　上部消化管内視鏡

観察

5. 色素散布のポイント

> **ここがポイント！**
> - ヨード使用時は散布チューブを使用し，食道全体を均一に染色する
> - インジゴカルミン散布前には必ず粘液を水で洗い流す
> - 酢酸＋インジゴカルミン観察時は，鉗子口から直接シリンジで散布する

1 色素内視鏡検査の種類と特徴

- 大別すると，コントラスト法（インジゴカルミンなど），染色法（メチレンブルー，トルイジンブルーなど），反応法（ヨード，コンゴーレッドなど），その他（蛍光法など），併用法（ヨード・トルイジンブルーなど）に分類される．これらのうち，代表的な方法について以下に述べる．

2 ヨード（ルゴール）散布

- ヨード散布によって，通常観察では一見分かりにくい食道扁平上皮癌の拾い上げや範囲診断が可能となる（図1）．これは，正常の扁平上皮ではヨードとグリコーゲンとの間にヨード・デンプン反応を生じ，褐色〜黒褐色へ濃染するが，扁平上皮癌の部分ではグリコーゲン量が乏しいため，不染帯となるためである．染色には散布チューブを用いる．これにより，食道全体を均一染色することが可能である．染色が薄い場合には，適宜ヨードを追加散布するとよい．
- 深達度診断の際には，ヨード散布後のほうが畳目模様や縦ひだの有無が判定しやすい．ただし，ヨード刺激が強く出現する場合があるので，散布前には患者へ胸焼けを生じる可能性があることをあらかじめ伝えておくことや，観察後にはヨード中和剤であるデトキソールを散布したうえで，胃内のヨードとともに吸引除去して検査を終了することが必要である．
- 逆流性食道炎が強い場合やヨード染色後の再検査などの場合は，炎症の影響により，ヨード染色を行っても病変の範囲診断が困難な場合がある．その際には，制酸薬投与後1ヵ月程度

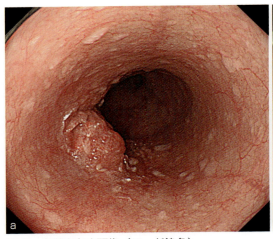 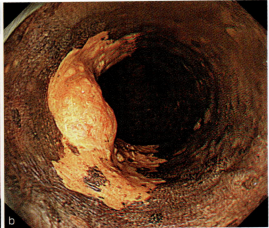

図1　食道表在癌画像（ヨード染色）
a：白色光観察
b：ヨード染色観察

時間を置いてから再検査を行うなどの工夫が必要である．

3 インジゴカルミン散布

- 通常観察で胃に腫瘍性病変を疑った場合には，インジゴカルミンによる色素散布を追加する（前項の図4～6参照）．こうすることで，表面の細かな凹凸が明瞭となり，腫瘍性病変と周囲の色素付着の違いから，認識が容易となるからである．ただし，褪色調の小さな未分化型胃癌など色調のみで認識される病変では，インジゴカルミンを散布すると分かりにくくなることがあるため注意が必要である．

- 白色光通常内視鏡観察と同様に，粘膜表面に粘液が付着した状態で色素散布を行うとかえって病変が不明瞭となるため，粘液を水洗する手間を惜しんではならない．なお，勢いよく直接病変を水洗すると出血をきたすことがあるため，周囲から優しく水洗する．強固な粘液が付着し，なかなか除去できない場合は，プロナーゼ含有の微温湯を用いてしばらく浸けておいたり，水浸下で愛護的に水洗するなどの工夫が必要である．また，白色光とインジゴカルミン散布像で病変との距離および角度を合わせた画像を撮影し，後で対比しやすいように注意を払うことも重要である．

> **先輩ドクターのアドバイス**　インジゴカルミン濃度に関しては，筆者らは，胃では市販されている0.4%溶液5 mLを消泡剤入りの水で0.2%程度に倍希釈し使用している．一方，十二指腸，小腸，大腸では腸液が存在しているため，インジゴカルミンは希釈せず原液のまま使用している．

4 酢酸＋インジゴカルミン散布

- 早期胃癌の範囲診断に関しては，酢酸＋インジゴカルミン散布観察も有用である[1,2]（図2）．Kawaharaら[1]は，早期胃癌の範囲診断において，正診率が白色光観察50.0%，インジゴカルミン散布観察75.9%，酢酸＋インジゴカルミン観察90.7%であり，酢酸＋インジゴカルミン観察が有用であったと報告している．

- メカニズムとしては，酸に対する癌部と周囲の非癌粘膜の粘液分泌の違いから，癌部が相対的に発赤粘膜として認識しやすくなるためとされる（図2）．

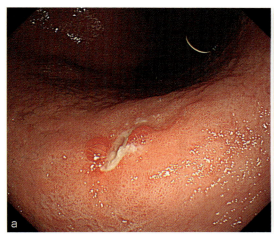 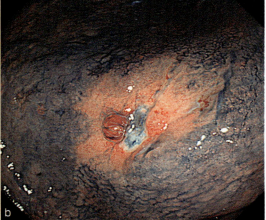

図2　早期胃癌画像
a：白色光観察
b：酢酸＋インジゴカルミン観察

| 各 論 | 第Ⅰ章　上部消化管内視鏡 |

先輩ドクターの　アドバイス　筆者らは，散布チューブを用いると，細かい泡が粘膜表面を覆い，効果が不十分となることが多いため，1％程度の酢酸 10 mL を病変部とその周囲粘膜に散布後，0.2％程度に希釈したインジゴカルミンを鉗子口から直接シリンジで散布している．酢酸散布の際，再度水洗して粘液を洗い流し，散布後にスコープを病変に接触させないなどの注意も必要である．

文　献

1) Kawahara Y et al : Novel chromoendoscopic method using an acetic acid-indigocarmine mixture for diagnostic accuracy in delineating the margin of early gastric cencers. Dig Endosc **21** : 14-19, 2009
2) Tanaka K et al : Features of gastric cancer and gastric adenoma by enhanced-magnification endoscopy. J Gastroenterol **41** : 332-338, 2006

［佐野村洋次，岡　志郎］

各論

観察
6. 生検のポイント

> **ここがポイント！**
> - 狙った部位に正確に生検鉗子を当てて，適切なサイズの検体を採取できる技術を習得する
> - 生検を行う前に，内視鏡診断を行ったうえで病変の性状に応じてどこが生検部位として適切かを考えておく
> - 内視鏡診断所見と生検診断結果とを比較し，自らの内視鏡診断と病理組織診断が頭の中で一致するようにトレーニングする

1 狙った部位から正確に生検を採取する

- 自由自在に生検鉗子を適切な部位に適切な角度で当てるには，内視鏡構造の理解とスコープ操作のコツが必要である．通常観察で正面に見える位置は比較的容易であるが，消化管は管腔臓器であるため，病変が接線方向に見えたり，噴門部など反転操作が必要となる場合も多い．
- 適切な生検検体を採取するためには，病変に対し垂直方向に近い方向から鉗子を当てる必要がある．接線方向から採取すると目的の部位に正確に当たらず，組織の挫滅や検体が小さくなる原因となる．
- 生検の際は，病変が画面上で鉗子口の方向に位置するように操作すると操作が容易となる．例えば，オリンパス社製内視鏡では鉗子は画面の左下方向から出るため，病変が画面の左下方向に位置するように操作する．病変が画面の上方向に位置する場合は近接するにつれ，病変が視野から外れてしまうため，小弯側の病変はスコープを反転させたり，正面視したり，空気量を減らして病変を近接させるなどの応用操作が必要となる．
- 操作のコツとしては，スコープ先端から鉗子をカップ部分のみが見える程度出しておき，スコープ全体で病変に近づきアングル操作を使い，鉗子を病変へ押し付ける感じで採取する．慣れないうちは鉗子を病変方向へ長く出してしまうケースを多くみかけるが，逆に操作が難しくなってしまう．生検鉗子のみならず止血クリップ，各種ESDデバイスなどを含め，デバイスを長く出せば出すほどアングル操作を使ったデバイス先端の細かいコントロールが困難となってしまう．
- また，噴門部ではアップアングルに加えて左右アングルの併用が有用である．図1は内視鏡先端部の写真であるが，アップアングルと左右アングルを同時に回すことにより先端部の屈曲角度がより大きくなることが分かる．この手技は，大腸内視鏡検査における盲腸や直腸での反転操作時にも応用できる操作である．

> **先輩ドクターのアドバイス**　生検鉗子の正確な操作は，内視鏡止血手技および各種治療手技における止血クリップ，局注，スネア，各種ESD用デバイスのコントロールなどにつながる基本技術である．胃のあらゆる場所から早く正確に生検ができる技術を習得することが，各種内視鏡手技上達への第一歩である．

2 生検は何処からとるか

- 正しい生検組織診断を得るためには，病変の性状により，何処が適切な生検部位であるかを理解しておくことが大切である．

a 潰瘍性病変（図2）の場合

- 潰瘍辺縁からの生検が望ましい．潰瘍底からの生検では壊死組織しか採取されないことが多い．

各論　第Ⅰ章　上部消化管内視鏡

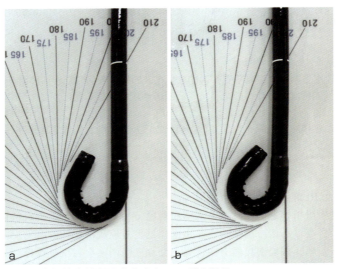

図1　内視鏡先端部屈曲角度とアングル操作
アップアングルのみでの屈曲角度（a）よりアップアングル＋左右アングル併用操作時（b）のほうが，より最大屈曲角度が得られる．

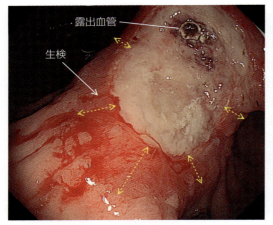

図2　潰瘍性病変（進行胃癌）
吐血で救急搬送された症例である．大きな潰瘍底内の露出血管に目を奪われがちであるが，潰瘍辺縁に発赤調不整陥凹面（黄色点線）を伴っていることから，癌と診断できる．このように潰瘍辺縁に癌が露出することが多く，生検部位として望ましい（矢印）．

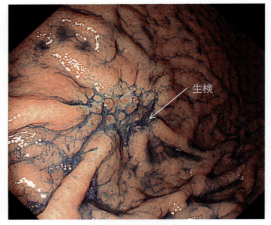

図3　平坦陥凹性病変（胃癌Ⅱc）
ひだ集中を伴う不整陥凹性病変である．陥凹内に発赤調隆起を伴うが，陥凹内隆起は再生上皮や，未分化型癌の場合は非癌部粘膜の島状粘膜残存である場合があり，生検部位としては好ましくない．したがって不整陥凹底（矢印）より生検を行う．

b 隆起性病変の場合
- 隆起の頂上から生検することが望ましい．例えば，胃過形成性ポリープでは癌化は頭頂部に多いため，必ず頭頂部からの生検が必要である．また，必要に応じて基部周辺からの生検を追加する．

c 平坦陥凹性病変（図3）の場合
- 陥凹辺縁が望ましい．陥凹内の隆起は再生上皮からなることがあり，生検部位としては望ましくない．また，ひだ集中を伴う場合は陥凹面側の粘膜ひだから生検する．

6. 生検のポイント　各論

d 粘膜下腫瘍性病変の場合

- 通常は生検での腫瘍組織の採取が難しいが，病変の粘膜欠損部位から生検することで腫瘍組織の採取が可能となる場合がある．カルチノイドや悪性リンパ腫も粘膜下腫瘍様形態を呈するが，粘膜内に腫瘍組織が存在することが多いため，通常の生検鉗子でも組織採取が可能である．一方，GIST（gastrointestinal stromal tumor）などの筋層を主体とする粘膜下腫瘍ではボーリング生検[1]を考慮する必要があるが，途中で動脈性出血をきたすリスクもあるため，事前に十分な説明と止血術の準備が必要である．

3 生検の順番

- 複数箇所の生検を行う場合は，生検部位からの出血により病変の観察が不良となることがある．したがって，重力により血液の流れる方向を考慮し，生検による血液が次の生検部位にかからない順番で生検を行って行く．つまり，重力方向に対して低い位置から生検を行う．
- 通常，左側臥位で検査を行うため，胃体上部大弯側が最も低い位置となっている．日頃から胃粘膜の水洗や色素散布の際にも重力の方向を意識して手技を行うことにより検査時間を短縮できる．

4 抗血栓薬服用者における生検と生検出血後の対応

- 生検後のほとんどの出血は自然止血することが多く，止血を確認後にスコープを抜去する．自然止血しない場合は，トロンビン液散布やスコープ先端部での圧迫も有効である．
- また，以前は抗血栓薬服用者については服薬中止後に生検を施行していたが，2012年に改訂されたガイドライン『抗血栓薬服用者に対する消化器内視鏡診療ガイドライン』[2]では，出血のリスクよりも血栓塞栓症のリスクを重視する形で改訂され，抗血栓薬の服用継続のままで内視鏡的粘膜生検を行うことが許容されるようになった．ただし，各症例ごとに生検の必要性を十分吟味し，必要な場合は，最小限の個数を細径鉗子で施行することが望ましいと考えられる[3]．万一，出血が持続する場合は，クリップ，アルゴンプラズマ凝固（APC）や止血鉗子などによる止血治療術を行う準備も必要である．

5 内視鏡治療前生検の是非について

- 生検は診断を確定するうえで重要な役割を持つが，EMR/ESD などの内視鏡治療の観点からは生検後の粘膜下層における線維化が治療の妨げとなる場合がある．そのため内視鏡治療適応と考えられる病変に対しては，治療前の生検施行について各臓器別に配慮が必要である[4]．

a 食道

- 粘膜が薄く複数個の生検を行うと粘膜下層に線維化を生じ治療の妨げとなる場合がある．特に食道の扁平上皮性腫瘍については，狭帯域光併用拡大観察により高精度に内視鏡治療適応の判断が可能となってきたため，必要最小限の生検個数にとどめる．

b 胃

- 他の消化管に比べ粘膜下層が厚く治療の妨げとなり難い．また，病変の組織型や大きさで治療方針が変わるため，治療前に生検を含めた十分な評価をしておくことが望ましい．

c 十二指腸

- 生検による粘膜下層の線維化を生じ易く，内視鏡治療による偶発症のリスクが高い部位でもある．上皮性腫瘍に関する内視鏡診断学が十分に確立していないため，内視鏡治療の必要性が考慮される病変については，必要最小限の生検採取にとどめ（あるいは生検せず），治療経験の豊富な施設への紹介が望ましいと思われる．

d 大腸

- 内視鏡診断学が確立しており，病変の組織型，悪性の有無，深達度の類推まで可能となっている．したがって，内視鏡治療適応と判断できる病変では，線維化により治療に支障をきたす可能性があるため，治療前の生検は不要である．特に，平坦な病変については，治療時の局注による病変挙上が困難となるため，生検は控えるべきである．

文献

1) 赤松泰次：ボーリング生検．胃と腸 47：665, 2012
2) 藤本一眞ほか：抗血栓薬服用者に対する消化器内視鏡診療ガイドライン．Gastroenterol Endosc 54：2075-2102, 2012
3) 齋藤 格ほか：抗血栓薬服用者における組織生検時の対応．消内視鏡 27：949-954, 2015
4) 飽本哲平ほか：生検しない選択．消内視鏡 27：910-911, 2015

［國弘　真己］

7. 所見の記入方法

観察

各論

ここがポイント！
- 『消化器内視鏡用語集』『取り扱い規約』などに準拠した用語を用いて，所見・診断を正確に記載する．記載所見を読んでいるだけでも内視鏡画像が頭に思い浮かぶように
- 内視鏡検査中に，頭の中で所見，診断，必要な生検部位などをまとめてゆき，所見報告書が書ける状態で検査を終了する

1 内視鏡検査所見報告書の書き方

- 内視鏡検査報告書は，各施設によって異なるが，基本的には「診断名」「内視鏡検査所見」「内視鏡画像」などから構成される．最近は電子カルテの普及に伴い，内視鏡検査においてもファイリングシステムが用いられるようになってきている．
- 基本的な記入項目としては，「観察範囲・臓器」「検査所見」「内視鏡診断」「内視鏡処置」などがある．ファイリングシステムでは，これらの各項目で用語を選択できるようになっているが，手書き報告書の場合も含め，基本的には『消化器内視鏡用語集』[1]，各種『取り扱い規約』などに準拠した用語を用いて，所見・診断を正確に記載していく．理想的には，記載された所見を読んでいるだけでも内視鏡画像が頭に思い浮かぶような表現が望ましい．
- 内視鏡所見記載の基本事項（表1）として，病変の局在，病変のおおまかな性状，病変の範囲，病変の具体的な性状，背景粘膜の性状，また，インジゴカルミン散布やヨード染色での所見，NBI拡大観察可能な場合は拡大観察所見を記載する．色素散布および拡大内視鏡については，別項を参照いただきたい．

表1　内視鏡所見記載の基本事項

・病変の局在
・病変のおおまかな性状（隆起か陥凹か）
・病変の範囲（境界は明瞭か不明瞭か）
・病変の具体的な性状 　隆起性病変：立ち上がり，表面性状，びらん・潰瘍の有無，色調など 　陥凹性病変：領域性の有無，色調，陥凹辺縁の性状，陥凹底の性状，辺縁隆起の有無，ひだ集中の有無と性状，ひだの性状，潰瘍合併の有無など
・背景粘膜の性状
・インジゴカルミン撒布所見（胃・十二指腸，「各論Ⅰ．観察4．通常光・画像強調拡大内視鏡」参照）
・ヨード染色所見（食道，「各論Ⅰ．観察5．色素散布のポイント」参照）
・NBI拡大観察所見（「各論Ⅰ．観察4．通常光・画像強調拡大内視鏡」参照）

- これらの所見を根拠に最終診断について述べる．さらに，悪性病変が考えられる場合にはその内視鏡所見から組織型および深達度を診断する．

先輩ドクターのアドバイス　　内視鏡検査をしながら，すぐに報告書への記載ができるように，所見，診断，必要な生検部位などを頭の中でまとめていく．検査終了後に不十分な内視鏡写真を見ながらいろいろ考えても，必要な所見や情報が得られない場合が多い．

2 内視鏡検査医が知っておくべき代表的疾患群

- 内視鏡検査医師として，まず心得ておくべき疾患としては，表2の疾患などが挙げられる．これらについてはあらかじめ知識を持っておく必要がある．また，食道癌，胃癌，大腸癌などそれぞれで病変の範囲・深達度を診断する所見（通常白色光観察，各種画像強調観察所見

表2 内視鏡検査医が知っておくべき代表的疾患群

食道	腫瘍	異型上皮，食道癌，Barrett 腺癌，乳頭腫，粘膜下腫瘍
	非腫瘍	食道ヘルニア，逆流性食道炎（ロサンゼルス分類），食道静脈瘤，Barrett 食道，異所性胃粘膜，Mallory-Weiss 症候群，食道カンジダ症，憩室症，glycogenic acanthosis，アカラシアなど
胃	腫瘍	ポリープ（山田分類，過形成性，胃底腺），腺腫，胃癌，粘膜下腫瘍，カルチノイド，悪性リンパ腫
	非腫瘍	胃炎（粘膜萎縮の有無，木村・竹本分類），腸上皮化生，胃潰瘍（stage，Dieulafoy 潰瘍），黄色腫，胃静脈瘤，毛細血管拡張症，GAVE，DAVE，憩室，アニサキスなど
十二指腸	腫瘍	腺腫，腺癌，Brunner 腺腫・腺癌，神経内分泌腫瘍，悪性リンパ腫，粘膜下腫瘍
	非腫瘍	異所性胃粘膜，Brunner 腺過形成，ポリープ，アミロイドーシスなど

GAVE：胃前庭部毛細血管拡張症．DAVE：びまん性胃前庭部毛細血管拡張症

など）が異なるため，それぞれ熟知しておく必要性がある．
- また，内視鏡治療が必要と考えられる病変については，治療適応の判断に必要となる所見をもれなく記載しておく．経過観察が必要な病変については次回の経過観察のタイミングについても依頼者への記載報告が必要である．

先輩ドクターのアドバイス
内視鏡技術の進歩に伴い，従来からの白色光観察所見に加え，各種画像強調観察所見の有用性が報告されている．
食道癌については日本食道学会分類などが，胃癌については NBI 拡大観察所見などが，大腸癌については pit pattern 分類や JNET 分類などが報告されている．癌の精査を行うためには各自学習しておく必要性がある．

文献
1) 消化器内視鏡学会用語委員会（編）：消化器内視鏡用語集（第3版），医学書院，東京，2011

[國弘 真己]

観察

8. 病理医との連携

> **ここがポイント！**
> - 正確な病理診断を行える適切な検体採取を行うこと
> - 内視鏡検査所見から考えられる臨床診断と病理検査の目的を，できるだけ具体的に病理診断医へ伝えること
> - 癌の治療後など過去の病理検査結果との比較が必要な場合は，該当する過去の検査日・所見も含め病理診断医へ伝えること
> - 内視鏡診断と病理診断とが大きく乖離する結果となった場合は，他の内視鏡専門医および病理診断医と一緒に再検討が必要である

- 内視鏡生検の目的としては，主に病名の確定・鑑別，悪性の除外，特異的炎症所見の有無などが挙げられる．生検検体で正確な病理診断を行うためには，適切な部位から適切な状態で検体を採取し，病理医へ目的を正確に伝えることが重要となる．
- 適切な生検標本の採取手技については「各論Ⅰ．観察 6．生検のポイント」を参照いただきたいが，ここでは適切な病理依頼書作成上の注意点と，生検診断の"pitfall"への対応策について述べる．

1 病理依頼書の書き方

- 病理依頼書については各施設で定型の仕様があると思われるが，主な記入項目としては，「検体採取臓器（部位）」，「採取方法（生検，EMR，ESD，ボーリング生検，EUS-FNA など）」，「検査目的」，「臨床経過」，「臨床診断」，「内視鏡所見」などがある．依頼書を通じて，病変の内視鏡所見，生検組織の採取部位，患者の背景疾患，病理診断医に何を求めているかを明確に伝える必要性がある[1]．
- 各項目における記入上の注意点を表1に列記する．

表1 病理依頼書記入のポイント

検体採取臓器	生検採取臓器（部位），その検体番号と個数
採取方法	検体の採取方法（生検，EMR，ESD，ボーリング生検，EUS-FNA など）
検査目的	生検であれば，組織型を含めた診断確定，悪性除外，治療効果判定（遺残・再発の有無），特異的炎症所見の有無（肉芽腫，好酸球など），H. pylori 感染の有無などの目的を明記．鑑別が必要な疾患があれば疾患名も記載 内視鏡治療であれば，組織型，深達度，切除断端の判定，脈管侵襲の有無など 癌化学療法前であれば，必要に応じて各種遺伝子検索など →病理医に目的が明確に伝わるように！
臨床経過	癌疑い精査目的，癌術前検査，内視鏡治療後，癌化学療法後，消化器症状原因精査中など 過去の病理検査結果との比較が必要な場合は，該当する過去の検査日，所見も含め連絡する
臨床診断	内視鏡所見から最も考えられる病名を記載．診断の補助となる基礎疾患がある場合は併記しておく
内視鏡所見	病変の写真（簡単なスケッチ），癌であれば取り扱い規約に沿った所見（大きさ，肉眼型，予想される深達度など）と生検部位を図示する

2 生検診断の"pitfall"と対応策

- 内視鏡検査における生検の役割は，内視鏡診断と病理診断の一致により「診断を確定する」ことである．しかし，生検診断には，いくつかの要因により内視鏡診断と生検診断が乖離するなどの pitfall が指摘されている[2]．

a 内視鏡検査側の要因
- 内視鏡診断の誤り，不適切な生検検体採取（部位，検体の大きさ・個数の不足，組織の挫滅），病理医への情報伝達不足などが挙げられる．

b 病理診断側の要因
- 主に a の要因が原因となり正確な診断にたどり着けないケースが多いが，一部の病変，特に細胞異型度の低い癌病変では，病理医間で診断基準が異なる場合もあることを認識しておく必要がある[1]．

c 人為的な要因
- 検体処理過程での取り違え，病理依頼書や病理診断報告書への記載間違いなどがある．複数個の検体を採取する場合は，各瓶に番号をつけ，検査終了後に患者識別ラベルを直ちに貼付し，検体取り違えを防ぐ必要がある．
- 経験の浅い内視鏡医師の場合，病理診断報告書の内容を誤って解釈する可能性もあり，注意が必要である．腺上皮系組織（胃，大腸）においては，生検組織 Group 分類（表 2）が用いられている[3]が，Group 2 は「腫瘍性（腺腫または癌）か非腫瘍性かの判断が困難な病変」であり，決して悪性が否定された訳ではない．Group 2 の結果が出た場合は，担当内視鏡医は，他の専門医も含め内視鏡像の確認，再検討あるいは再検査が必須である．また，食道，十二指腸には Group 分類は適用されていない．

表 2 生検組織診断分類（Group 分類）

Group X	生検組織診断ができない不適材料
Group 1	正常組織および非腫瘍性病変
Group 2	腫瘍（腺腫または癌）か非腫瘍性か判断の困難な病変
Group 3	腺腫
Group 4	腫瘍と判定される病変のうち，癌が疑われる病変
Group 5	癌

（『胃癌取扱い規約（第 14 版）』より作成）

d 内視鏡機器の要因
- 内視鏡機器の高画素化により，「手つなぎ型腺管癌」[4]や「胃底腺型胃癌」[5]など，もともと内視鏡での診断や病変範囲の判断が難しい病変も認識されるようになってきており，このような病変については，内視鏡診断と病理診断の乖離がみられることがある．
- 「手つなぎ型腺管癌」では，生検で癌と診断されても，内視鏡で病変境界の判断が難しい場合が多く，さらに，最近報告例が増加している「胃底腺型胃癌」では表層部が非腫瘍性上皮で覆われ，腫瘍自体も低異型度を示すため，生検病理診断が困難な場合も多い．
- 内視鏡所見で積極的に疑う所見であれば，その旨を病理医へ伝えることが重要である．
- 内視鏡機器の進化により，以前より微細で異型度の低い病変も認識されるようになってきており，各病理診断医の診断基準の差が，内視鏡診断と病理診断の乖離の原因となる場合もあるため，特殊病変が疑われる場合は，合同カンファレンスなどを通じて日頃から相談しやすい環境を作ることも重要である．

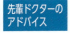

内視鏡検査手技や形態診断学のみならず，病理診断学についても知識を身につけておくことは，各種内視鏡治療にもつながる重要な要素であり，確実な習得が望まれる．

文 献

1) 八尾隆史ほか：14 内視鏡医に必要な病理知識．消化器内視鏡ハンドブック，日本消化器内視鏡学会（監修），日本メディカルセンター，東京，p128-137，2012
2) 赤松泰次ほか：生検標本の取り違え事故防止．Gastroenterol Endosc **49**：1722-1726, 2007
3) 日本胃癌学会（編）：胃癌取扱い規約（第14版），金原出版，東京，p26, 66，2010
4) 海崎泰治：手つなぎ型腺管癌．胃と腸 **47**：834, 2012
5) 中川昌浩ほか：胃底腺型胃癌の臨床的特徴．胃と腸 **50**：1521-1531, 2015

［國弘　真己］

| 各 論　第Ⅰ章　上部消化管内視鏡

観察

9. 胃切除後症例の観察

ここがポイント！
- 胃切除後症例では，吻合部の位置や残胃の形態によって，観察方法を変えていかなければならない．見落としのないように，症例ごとに工夫しながら観察する必要がある
- 胃切除後患者は胃排泄能が低下し，胃内に食物残渣が多く残っていることがある．検査中の誤嚥に注意するほか，前回の検査状況が分かる場合には絶食時間を長く取ったり，多くの飲水を促したりして，胃内残渣が少なくなるように工夫をしておく

1 幽門側胃切除

- 胃の幽門側 2/3 を切除し，残胃と小腸を吻合する術式である．再建方法によって Billroth Ⅰ 法・Billroth Ⅱ 法・幽門側 Roux-en-Y 再建法に分けられる（図1）．

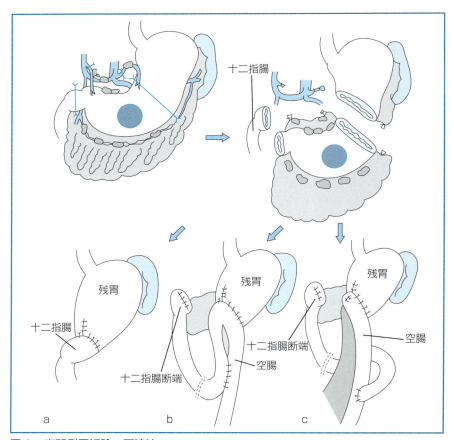

図1　幽門側胃切除・再建法
　a：Billroth Ⅰ 法．残胃と十二指腸をつなぐ．b：Billroth Ⅱ 法．c：幽門側 Roux-en-Y 再建法．残胃と空腸をつなぎ，十二指腸の断端は閉じる．

a Billroth Ⅰ 法

- 食物通過ルートが生理的であり，内視鏡観察が行いやすい再建方法である．幽門輪が切除されているため，胆汁や膵液の逆流により逆流性食道炎や残胃癌が発生することがあるので，吻合部大弯側や食道胃接合部付近の観察に注意を要する．

b BillrothⅡ法

- 小腸部分にBraun吻合を付加している場合には胆汁・膵液の逆流はほとんどないが、Braun吻合を付加していない場合には胆汁・膵液の逆流が必発であるため、逆流性食道炎や残胃癌に注意して観察する。輸入脚症候群を呈している場合には胆汁性の粘膜障害がみられる場合がある。

c 幽門側 Roux-en-Y 再建法

- 胆汁・膵液の逆流は少ないが、食物通過ルートが非生理的であり、BillrothⅡ法と同様に輸入脚症候群を呈する場合がある。

2 噴門部切除

- 噴門側から約1/3の範囲に早期胃癌があり噴門を残す余裕のない場合に、噴門を含めて胃の約1/3を切除し、食道と残った胃の間を空腸でつなぐ手術術式である（図2）。
- 間置空腸が長い場合、内視鏡検査開始前に手術術式を確認していないと、胃全摘後と誤認して残胃にたどり着かないままで観察を終了してしまうことになってしまう。

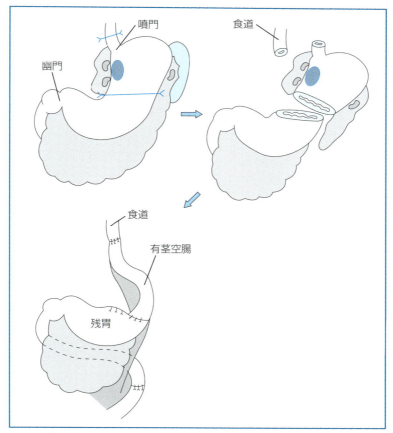

図2 噴門側胃切除
食道と残胃の間を空腸でつなぐ。

トラブル対処法 内視鏡検査前には必ず手術術式を確認しておくこと。

3 幽門輪温存胃切除

- 胃の中央部付近にできた早期癌に対して，幽門を温存してできるだけ胃の機能を温存する手術として，幽門輪温存胃切除が行われる（図3）．
- 幽門輪の機能を調節するため，迷走神経を温存する必要があるが，この神経が傷つくと幽門機能不全となり食事が残胃に停滞してしまう．前回の検査で食物残渣が多く残っている場合には，検査前に胃内残渣が少なくなるように工夫をしておく．

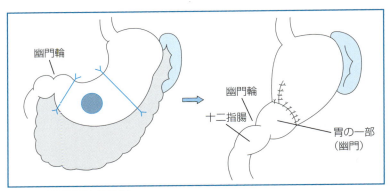

図3　幽門輪温存胃切除

4 胃全摘

- 胃全摘は食道と空腸を切り上げ挙上して吻合する術式である（図4）．
- 胃はすべて取り去るため，内視鏡観察は吻合部の状態の観察と食道疾患の有無を中心に行う．胆汁・膵液の逆流による逆流性食道炎に注意する．

9. 胃切除後症例の観察　　各　論

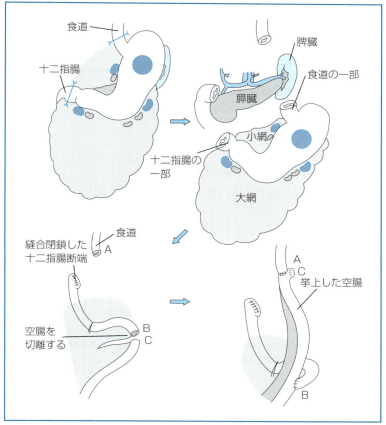

図4　胃全摘
食道（A）に挙上した空腸（C）をつなぎ，十二指腸から続く空腸（B）をCの側壁につなぐ．

［小野川靖二］

各論　第Ⅰ章　上部消化管内視鏡

観察

10. EUS のポイント

> **ここがポイント！**
> - 超音波内視鏡（EUS）には，細径超音波プローブと EUS 専用機がある
> - 細径超音波プローブと EUS 専用機は対象症例で使い分ける
> - 精度の高い超音波診断を行うためには良好な超音波画像を得る努力を行う
> - 超音波画像での消化管壁層構造の解釈を理解しておく

1 細径超音波プローブと EUS 専用機の使い分け

- 現在，臨床に用いられている超音波内視鏡には，内視鏡の鉗子口に挿入して超音波診断を行う細径超音波プローブと，内視鏡の光学系を装備している EUS 専用機がある．
- 細径超音波プローブには表 1 のような利点がある．また，20 MHz 細径超音波プローブでは，良好な条件では理論上 200 μm 程度の距離分解能が期待できる．一方，表 1 のような欠点もあることから，丈の高い隆起や腫瘍の厚みが 10 mm を超える病変，瘢痕を有する病変など深部が超音波減衰で観察されにくい場合や，病巣近傍の有意なリンパ節腫大の有無を観察したい場合は，EUS 専用機を用いる．

表 1　細径超音波プローブの利点と欠点

利　点	①通常の上部消化管内視鏡検査に引き続いて，内視鏡を抜去することなく鉗子口を通じて超音波検査ができる ②内視鏡下に振動子と病変との位置関係を観察し，描出位置を確認しながら超音波像の描出が可能 ③外径が 2.0～2.7 mm と細いため，狭窄などにより通常の超音波内視鏡が挿入できない部位の描出が可能
欠　点	①超音波の性質上，高い周波数は低い周波数よりも減衰を受けやすい ②使用している超音波トランスデューサの大きさが異なっているため，同じ周波数でも細径超音波プローブの感度レベルが EJS 専用機に比べて著しく低い

- 以上のことより，通常の観察では 20 MHz の細径超音波プローブを用い，減衰などにより良好な画像が得られない場合，12 MHz などの周波数の低い細径超音波プローブを選択するか，EUS 専用機に切り替えることが望ましい．

2 描出法

- 食道・胃・十二指腸では，前処置は通常の内視鏡検査と同様に行う．消化管病変の描出法は，大きくは病変部を脱気水で浸水させて描出させる脱気水充満法と，振動子にバルーンを装着して病変部に脱気水で膨張させたバルーンを接触させて観察するバルーン法があるが，病変部を変形させることなく自然な伸展状態で観察できる脱気水充満法が一般に消化管 EUS では用いられる．

a 胃の検査

- 脱気水注入前に消化管内の空気を可能な限り抜いた後，微小な気泡の発生を予防するために内視鏡先端を浸水させ，鉗子口から送水ポンプにて病変が水没し胃壁が適度に伸展するまで注入を行う．
- 胃液により注入した脱気水が混濁すると超音波像が不明瞭になることより，脱気水を注入する前に胃液を十分に吸引するとともに，脱気水を充満させた後も粘液が出現したときはこまめに吸引除去する．

b 食道・十二指腸の検査

- 食道・十二指腸など脱気水が貯留しにくい部位では 2 チャンネルスコープを使用し，一方のチャンネルから細径超音波プローブを挿入し，他方から脱気水を流しながらスキャンを行

なったり，洗浄チューブを挿入し，そこより脱気水を流し脱気水を充満させる．この際，微小な気泡の発生を予防するためチューブの先端は浸水させるが，脱気水を注入しながら気泡の吸引を行うことができることより良好な画像が得られやすい．

> **先輩ドクターのアドバイス**　脱気水とは，水道水を沸騰させた後に冷まして水中の無数の微小な気泡を除去したものであり，鮮明な画像が得られる．さらに，体温に近い温度で使用すると腸管を刺激せず蠕動も生じにくくなり，良好な超音波画像が得られやすくなる．

C 描 出

- 超音波振動子のある細径超音波プローブの先端部と対象病変との距離を調節して，腫瘍全体が焦点のあった明瞭な画像となるように描出する．
- 細径超音波プローブと EUS 専用機では超音波トランスデューサの作り出す音場が異なっており，使用する周波数により異なるが，細径超音波プローブではおよそ 5〜10 mm 程度に，EUS 専用機では 25〜30 mm にフォーカスがある．
- 良好な超音波画像を得るには，超音波をフォーカスの位置で消化管壁に対して垂直に当てる必要があるが，垂直に当たれば周辺の壁構造が明瞭に分離されて描出されるので，これを目安にする．

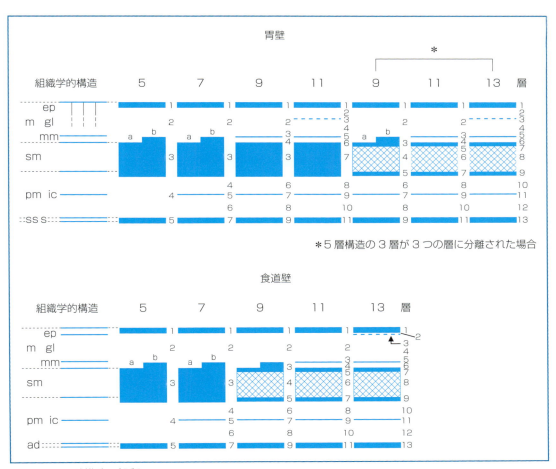

図1　EUS 壁構造の解釈
（山中恒夫：コンセンサス・ミーティング　1. EUS 壁構造の解釈. Gastroenterol Endosc 43：1091-1092, 2001 を一部改変）

| 先輩ドクターの
アドバイス | 観測装置のコントラストやゲインなど，画像調整機能を良好な画像を得られるように至適な条件に設定することも重要である． |

3 超音波内視鏡壁層構造の解釈

- 超音波によって描出される正常な消化管壁層構造と組織学的構造の関連は，5層構造では内腔側の1層は内腔と粘膜上皮の境界で生じる高エコーであり，2層（低エコー）と合わせて粘膜層に相当する．3層（高エコー）は粘膜下層にほぼ相当する．4層（低エコー）は固有筋層に相当する．5層（高エコー）は漿膜下層・漿膜に相当すると解釈を行う．
- しかし，高周波数になるとさらに細かい層構造を呈することより，日本消化器内視鏡学会のコンセンサスミーテイング（図1）[1]にて最大で13層までの解釈が行われているので参照されたい．

文 献
1) 山中恒夫：コンセンサス・ミーティング　1．EUS 壁構造の解釈．Gastroenterol Endosc **43**：1091-1092, 2001

［吉田　成人］

治療

1. 異物除去

> **ここがポイント！**
> - 十分な問診のうえ，X線検査やCT検査で異物を確認する
> - 緊急性があるかどうか判断する
> - 先端フードやオーバーチューブなどを適宜使用し，消化管壁の損傷を最小限にする
> - 小児の場合には小児科医や麻酔科医と連携し対処する

1 背景と成因

- 消化管異物は日常診療において比較的高頻度に遭遇する病態で，人口の高齢化によりその頻度は増加傾向である．高齢者や小児に多く，知的未発達者や精神障害者などでは故意的な誤飲も経験する．適切な内視鏡処置によって外科的手術を回避できれば，緊急内視鏡検査の意義も大きい．

2 異物の種類と適応

- 小児ではボタン電池，コイン，玩具，磁石などが多く，成人ではPTP，義歯，魚骨，肉塊などが多い．故意的になされたものでは鉛筆，スプーン，割り箸などがある．
- 異物除去術の適応は表1に示すように，緊急性がある場合とない場合に分けられ，①消化管壁を損傷する可能性があるもの，②腸閉塞をきたす可能性があるもの，③毒性のある内容物を含有するものに分けられている．一方，消化管壁を損傷する可能性が低く，消化管に停滞しても人体に影響のない比較的小さな異物であれば，自然排泄を期待して経過観察してもよい．

表1　異物摘出術の適応

1. 緊急性がある場合
A. 消化管壁を損傷する可能性があるもの 　　有鈎義歯（部分入れ歯），針，PTP包装した薬剤，魚骨（特に鯛の骨），爪楊枝，鉛筆，ガラス片，剃刀刃など
B. 腸閉塞をきたす可能性があるもの 　　胃石，食物塊（肉片など），内視鏡的切除術を行った巨大な切除標本，ビニール袋など
C. 毒性のある内容物を含有するもの 　　乾電池（マンガン，アルカリ），ボタン電池（アルカリマンガン，水銀，リチウム）など
2. 緊急性がない場合（上記以外のもの）
コイン，パチンコ玉，ボタン，碁石，ビー玉，体温計内の水銀など

（赤松泰次ほか：異物摘出術ガイドライン．消化器内視鏡ガイドライン（第3版），日本消化器内視鏡学会（監修），p206，2006）

3 準備するもの，前処置

- 内視鏡検査を施行する前に，誤飲した異物の種類や時間，症状など十分な問診を行う．X線検査やCT検査で異物の存在を確認すると同時に消化管穿孔や腸閉塞などを否定し，摘出術の緊急性の有無を判断する．
- 正確な情報収集には，患者本人に加え，家族や周りの人からの問診も重要である．

a 準備する物品

- 把持鉗子，鰐口鉗子，スネア，5脚または3脚回収鉗子，回収用ネット，バスケット鉗子，先端透明フード，オーバーチューブなど．

b 前処置

- 可能であれば通常の内視鏡咽頭麻酔を行うが，必ずしもプロナーゼなどで胃内を洗浄する必

要はない．
- 小児の場合は，小児科医，麻酔科医と相談して必要に応じて気管挿管，全身麻酔など全身管理を行う．
- 知的未発達者，認知症患者，精神障害者では検査に対する抵抗・暴力が予測され，鎮静下で検査を行うことを検討し，マンパワーも必要である．

4 異物除去の実際

a 内視鏡を挿入し異物を確認する
- 内視鏡的に異物を除去・抜去できるかどうか，狭窄部を損傷せずに通過可能かどうか判断し，先端透明フードやオーバーチューブ併用の可否を検討する．

b 異物を把持するのに適した処置具を選択する
- PTP，魚骨など：把持鉗子，鰐口鉗子
- ボタン電池，コインなど：回収用ネット，バスケット鉗子など
- 長いもの：スネアなど

c 異物を把持する
- 形状が鋭利な異物の場合，必要に応じて先端透明フードやオーバーチューブなどの補助具を使用する．鋭利な部分を把持するなど，消化管壁を損傷しそうな部位を側方に位置しないようにする．異物を把持したらできるだけ内視鏡に近づけ，可能ならフード内に引き入れる．
- 形状が鈍な異物の場合，いったん把持した異物が回収時に滑ったり，管壁との抵抗で外れる場合があるので，しっかり把持できる回収用処置具を選択する．

d 異物を除去する
- 噴門部や食道入口部などの生理的狭窄部を通過する際には，ゆっくりスコープを引き抜くよう心がける．オーバーチューブを併用している場合は，チューブ内に異物を引き込んだ段階でチューブごと一緒に抜去する．

 消化管異物は食後に来院されるケースも多く，残渣が多いときは体変換など工夫が必要である．また，大きな異物でそのまま回収できない場合には，異物を胃内で粉砕あるいは分割して回収することも検討する．2ヵ所を把持したり，残渣の吸引がスムーズなことなどで，2チャンネルスコープが有用な場合がある．

5 術後処置，合併症

- 異物除去術後にもう一度内視鏡を挿入し，異物や内視鏡操作による損傷の有無を確認する．損傷がない場合や浅い場合は特に処置の必要はなく，帰宅させてよい．
- 深い損傷を認める場合には消化管穿孔の可能性を考慮し，CT検査などを適宜施行する．
- 穿孔をきたした場合には絶飲食・補液・抗菌薬投与による保存的治療を開始し，外科医と連携をとりながら手術適応について検討する．
- 湧出性ないし噴出性の出血を認める場合には，直ちに内視鏡的止血術を行う．

 近年，十二指腸水平脚より肛門側に異物がある場合でも，小腸内視鏡手技の進歩により内視鏡的アプローチの可能性が広がっており，選択肢の1つとして考慮しておく．

文献
1) 赤松泰次ほか：異物摘出術ガイドライン．消化器内視鏡ガイドライン（第3版），日本消化器内視鏡学会（監修），医学書院．東京，p206-214，2006

［岡信　秀治］

各論

治療
2. Helicobacter pylori 感染症の検査

ここがポイント！
- 保険適応疾患確定の後に H. pylori 感染診断を行う
- プロトンポンプ阻害薬（PPI）は抗ウレアーゼ活性があるため，迅速ウレアーゼ試験（RUT），尿素呼気試験（UBT）には2週間以上の休薬が必要である
- PPI 内服中の H. pylori 感染診断には便中抗原検査，抗体検査が，除菌判定には便中抗原検査が適している
- RUT は除菌判定には適さない

- Helicobacter pylori（H. pylori）除菌治療の適応が2013年2月に「ヘリコバクター感染胃炎」に拡大され，それ以降 H. pylori 除菌治療症例数が格段に増加した．しかしながら感染診断，除菌判定については正確に認知されているとは言い難く，ときに不適切な除菌判定が行われている例も見られる．本項では日本ヘリコバクター学会ガイドライン[1]を中心に，H. pylori 感染症の検査について説明する．

1 保険適応疾患の診断

- 保険診療による H. pylori 感染診断には，まず画像検査，血液検査などで胃十二指腸潰瘍，胃 MALT リンパ腫，ITP（特発性血小板減少性紫斑病），早期胃癌内視鏡治療後胃，H. pylori 感染胃炎の診断確定が前提となる．胃十二指腸潰瘍の診断は内視鏡検査，バリウム検査両方とも可だが，H. pylori 感染胃炎の診断には内視鏡検査が必須である．
- H. pylori 感染診断法は内視鏡による生検組織を必要とする侵襲的検査法と，生検組織を必要としない非侵襲的検査に分けられる．

a 侵襲的検査（内視鏡による生検組織を必要とする検査法）
- 侵襲的検査法として①迅速ウレアーゼ試験（rapid urease test：RUT），②組織鏡検法，③培養法がある．
- 生検部位については，胃内での H. pylori の分布が不均一となることも多いため，幽門前庭部大弯と胃体部大弯の2ヵ所の生検が望ましい．

b 非侵襲的検査（内視鏡による生検組織を必要とする検査法）
- 非侵襲的検査として，④尿素呼気試験（urea breath test：UBT），⑤便中抗原検査，⑥抗体検査（血清，尿中）がある．

2 各検査法の特徴

a 迅速ウレアーゼ試験（RUT）
- H. pylori は高いウレアーゼ活性を持ち，胃液内の尿素を分解しアンモニアと二酸化炭素を産生する．RUT はこの作用を利用した体外検査法であり，キットには尿素と pH 指示薬が含まれている．生検組織に H. pylori が存在すればキット内の尿素と反応し，アンモニアが産生され pH が上昇し，指示薬の色が変化し H. pylori 感染が確認される．
- PPI の影響を受けるため，検査には2週間以上の休薬が必要である．

b 組織鏡検法
- 検査結果の保存性が高く，H. pylori 存在のほかに背景胃粘膜の組織診断（炎症，萎縮の程度など）が可能である．
- ヘマトキシリン・エオジン（HE）染色に Giemsa 染色などの特殊染色の併用が望ましく，

一部の症例では免疫染色が有用である．

c 培養法
- *H. pylori* の唯一の直接証明法である．特異性に優れ菌株の保存が可能であり，菌株のタイピングや抗菌薬の感受性試験検査が可能である．
- 近年クラリスロマイシン耐性菌が増加しており，感受性試験は可能な限り行うことが望ましいが，他の検査と比較して手間と時間がかかるためあまり行われていないのが現状である．

d 尿素呼気試験（UBT）
- RUT，組織鏡検法，培養法は「点」の診断法であるのに対して，UBT は胃全体を反映した「面」の診断法で，信頼度が高い[3]．
- RUT と同様に *H. pylori* のウレアーゼ活性を用いた体外検査法である．非放射性同位元素である ^{13}C でラベルされた尿素を服用し，*H. pylori* が存在すればウレアーゼ活性によりアンモニアと ^{13}C でラベルされた CO_2 が発生し呼気中へ排出される．呼気中のラベルされた $^{13}CO_2$ 濃度が上昇していれば *H. pylori* 感染と診断できる．
- PPI の影響を受けるため，検査には 2 週間以上の休薬が必要である．

e 便中抗原検査
- モノクローナル抗体を用いた検査法は簡便で精度が高く，PPI の影響を受けにくいとされている．水様便では便中の抗原が希釈され偽陰性となることがある．

f 抗体検査（血清，尿中）
- 血清，全血，尿，唾液を用いた抗体検査が可能だが，血清，尿が広く用いられている．PPI の影響を受けないとされ，*H. pylori* 感染診断法のなかで最も多く使用されている．しかしながら，除菌成功後も抗体陰性化に 1 年以上を要することがある．
- 抗体測定法を除菌判定に用いるときは，除菌前と除菌後 6 ヵ月以上経過時での定量的な比較を行い，抗体価が前値の半分以下に低下した場合に除菌成功と判断する．そのため，除菌の成否を早く知りたい場合には適さない．

3 感染診断と除菌判定の流れ

a 感染診断
- *H. pylori* 感染診断には，前述の①〜⑥のうち 1 項目のみ検査可能で，検査陰性の場合は再度別の検査法で 1 回のみ診断できる．また，診断精度向上のため 2 項目同時算定が認められている．
- 保険適応疾患の診断が確定した後に感染診断を行う必要があり，疾患確定と感染診断の順番を逆にすると保険適応外であることに注意が必要である（図1）．
- 内視鏡検査とそれに引き続いて RUT を行うのが最も簡便だが，PPI 内服中の場合は偽陰性の可能性があるため便中抗原検査，抗体検査を行うか，PPI 服用を 2 週間以上中止して UBT を行うほうがより正確な診断ができる．

b 除菌判定
- *H. pylori* 除菌判定は除菌治療終了後 4 週以降に行い，*H. pylori* 除菌判定についても前述の①〜⑥のうち 1 項目のみ検査可能で，検査陰性の場合は再度別の検査法で 1 回のみ診断できる．また，診断精度向上のため 2 項目同時算定が認められているが，感染診断と若干内容が異なることに注意を要する（図1）．
- 検査特異度を考慮すると UBT，便中抗原検査が推奨されている（表1）[1]．胃潰瘍などで除菌治療終了後も PPI 内服を継続せざるを得ない状況であれば，PPI 内服の影響を受けないとされる便中抗原検査が第一選択である．RUT が簡便であるが特異度が低く，除菌判定には推奨されない（表1）．また，抗体検査は除菌成功後も抗体陰性化に 1 年以上を要すること

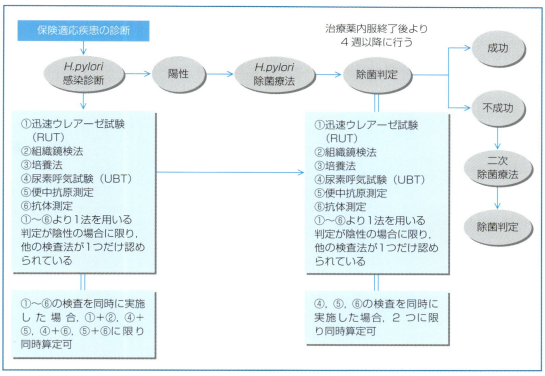

図1 保険適応による H. pylori 診断と治療の流れ
(井本一郎ほか:H. pylori 感染の診断法. 日本ヘリコバクター学会誌(Suppl):23-30, 2013 を改変)

表1 H. pylori 感染診断・除菌判定法の精度,特徴

検査法	検体	精度		簡便性	迅速性
		感染診断	除菌判定		
①迅速ウレアーゼ試験(RUT)	胃粘膜	◎	△	◎	◎
②組織鏡検法	胃粘膜	○	△	○	○
③培養法	胃粘膜	○〜△	△	×	×
④尿素呼気試験(UBT)	呼気	◎	◎	◎	○(◎)註1
⑤便中抗原測定	便	◎	◎	◎	○(◎)註2
⑥抗体測定	血清	◎	×	◎	○
	尿	○	×	◎	○(◎)註2

◎:かなり信頼できる,○:信頼できる,△:あまり信頼できない,×信頼できない
註1:検査室に分析器がある場合は◎
註2:検査室に迅速キットがある場合は◎
(高橋信一:ピロリ菌除菌治療パーフェクトガイド,榊 信廣(編), p34-38, 2015 を改変)

があり注意が必要である.

先輩ドクターのアドバイス RUT の除菌判定での特異度は低く,効果判定には適さない(表1).H. pylori 除菌判定を RUT のみで行い除菌成功と診断されている症例を経験した場合,偽陰性の可能性を考えて,必ず UBT か便中抗原検査を行う必要がある.

補足 2015年2月に発売されたカリウムイオン競合型アシッドブロッカー(potassium-competitive acid blocker:P-CAB)(ボノプラザン)は,H. pylori に対する抗ウレアーゼ作用がなく H. pylori 診断に影響しないといわれているが,今後の検討が必要である.

文献

1) 日本ヘリコバクター学会ガイドライン作成委員会：*H. pylori* 感染の診断と治療のガイドライン 2009 年改訂版. 日ヘリコバクター会誌 **10**（Suppl）：1-25, 2009
2) 井本一郎ほか：*H. pylori* 感染の診断法. 日ヘリコバクター会誌（Suppl）：23-30, 2013
3) 松久威史：ピロリ菌除菌治療パーフェクトガイド，榊　信廣（編），日本医事新報社，東京，p5-11, 2015
4) 高橋信一：ピロリ菌除菌治療パーフェクトガイド，榊　信廣（編），日本医事新報社，東京，p34-38, 2015

［北村　正輔］

治療

3. ESD・EMRの適応

> **ここがポイント！**
> - 適応の原則は，リンパ節転移の可能性がきわめて低く，腫瘍が一括切除できる大きさと部位にあることである

1 食道癌

- 内視鏡的治療の適応として，『食道癌診断・治療ガイドライン 2012 年 4 月版』[1] に以下のように述べられている．

適 応	壁深達度が粘膜層（T1a）のうち，EP，LPM 病変（図 1）
相対適応	壁深達度が粘膜筋板に達したもの，粘膜下層にわずかに浸潤するもの（200μm まで）

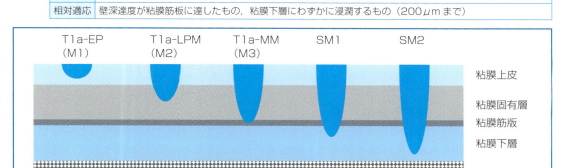

図 1　食道表在癌の深達度亜分類
内視鏡的に切除された標本では粘膜筋板から 200μm 以内の粘膜下層にとどまる病変を SM1 とし，粘膜筋板から 200μm を超える粘膜下層に浸潤する病変を SM2 とする．
（日本食道学会（編）：食道癌診断・治療ガイドライン 2012 年 4 月版，金原出版，p97）

- 以前の食道癌診断・治療ガイドラインでは，術後狭窄の危険から周在性が広い病変や大きな病変を内視鏡切除の適応から外していたが，2012 年 4 月版では大きさの制限が取り除かれた．

2 胃　癌

- 内視鏡的切除の適応として，『胃癌治療ガイドライン』[2] では「絶対適応病変」に対する ESD・EMR を日常診療として推奨し，「適応拡大病変」に対する ESD を臨床研究として位置づけている．適応拡大病変に対する ESD にはまだ十分なエビデンスがなく，慎重に試みられるべき治療法であると述べられている．

適応の原則	リンパ節転移の可能性がきわめて低く，腫瘍が一括切除できる大きさと部位にあること
絶対適応病変	2 cm 以下の肉眼的粘膜内癌（cT1a）と診断される分化型癌．肉眼型は問わないが，UL（−）に限る
適応拡大病変	①2 cm を超える UL（−）の分化型 cT1a ②3 cm 以下の UL（＋）の分化型 cT1a ③2 cm 以下の UL（−）の未分化型 cT1a

（日本胃癌学会（編）：胃癌治療ガイドライン 医師用 2014 年 5 月改訂（第 4 版），金原出版，p21 より作成）

- 上記①〜③については，脈管侵襲（ly，v）がない場合にはリンパ節転移の危険性がきわめて低く，適応を拡大してよい可能性がある．

- これらの病変は EMR では不完全切除となる可能性が高いため，ESD を行うべきである．現時点では長期予後に関するエビデンスが乏しいため，JCOG0607 試験などの結果がでるまでは，臨床研究として行うべきである．
- 分化型癌と未分化型癌（『胃癌取扱い規約 第 14 版』[3] の組織型分類より）

分化型癌
pap（乳頭腺癌；papillary adenocarcinoma） tub1（高分化管状腺癌；well differentiated tubular adenocarcinoma） tub2（中分化管状腺癌；moderately differentiated tubular adenocarcinoma）
未分化型癌
por1（充実型低分化腺癌；poorly differentiated adenocarcinoma solid type） por2（非充実型低分化腺癌；poorly differentiated adenocarcinoma non-solid type） sig（印環細胞癌；signet-ring cell carcinoma）

- 実臨床では，生検診断でその癌の組織型を判断することが多い．それぞれの組織型が分化型か未分化型かしっかりと確認しておく必要がある．
- 組織学的 UL の存在を持って UL（＋）と判定するが，その判定はしばしば病理学的にも困難である．したがって，術前に判断する場合は内視鏡や X 線などの画像診断所見，さらに術前生検の有無を臨床的に考慮して判断することになる．

3 遺残再発病変に対する適応

- 初回の EMR/ESD 時の病変が適応内病変で，その後に粘膜内癌で局所再発した病変であれば，適応拡大病変として取り扱うことが可能である．しかし，再 ESD を支持する明確なエビデンスはなく，症例数の多い長期間経過観察のデータが得られるまでは臨床研究として行うことが望ましい．

> **先輩ドクターのアドバイス**
> 未分化癌（undifferentiated carcinoma）は『胃癌取扱い規約 第 14 版』の組織型分類の悪性上皮性腫瘍の特殊型の 1 つで，未分化型癌は悪性上皮性腫瘍の一般型のなかの低分化腺癌であるので混同しないようにする．
> 食道も胃もガイドラインをよく理解したうえで，1 つ 1 つの症例についてその適応をよく検討し，上級医と相談しながら治療方針を決定することが重要である．

文献

1) 日本食道学会（編）：食道癌診断・治療ガイドライン 2012 年 4 月版，金原出版，東京，2012
2) 日本胃癌学会（編）：胃癌治療ガイドライン 医師用，2014 年 5 月改訂（第 4 版），金原出版，東京，2014
3) 日本胃癌学会（編）：胃癌取扱い規約（第 14 版），金原出版，東京，2010

［金尾　浩幸］

各 論

治療
4. ESD・EMRの手技を向上するコツ

> **ここがポイント！**
> - ESDを施行するにあたって，その資格は「上部消化管内視鏡検査において自由自在に内視鏡が操作でき，狙撃生検ができる」こと
> - 「見て学ぶ」：上級医のESDをじっくり観察し技術を盗む

1 IT2ナイフを用いた胃ESDのコツとポイント

a マーキング

- 術前の範囲診断を参考に切除範囲を決定し，分化型であれば病変周囲から約5 mm離してアルゴンプラズマ凝固（argon plasma coagulation：APC）などを用いてマーキングする．未分化型であれば約1 cm離す．

先輩ドクターのアドバイス　NBI拡大観察で範囲診断可能であるが，術前に必ず周囲生検を行うこと．

b 局 注

- インジゴカルミンとエピネフリンを少量加えたグリセオールを用いる．
- マーキング周囲に膨隆を形成する．初学者は全周性に局注することはせず，最初は半周程度に局注する．谷を作らないように，連続したなだらかな膨隆を形成する．
- 局注針は太いと出血することがあるので，23 Gぐらいの細いものを使用する．

先輩ドクターのアドバイス　局注針を粘膜に刺入すると同時に局注し，"局注針を抜けない程度に手前に引いて局注する"とよい膨隆が得られる．

c プレカット

- IT2ナイフの先端セラミックボールを挿入する数mmの小さな孔を作成するため，針状メスで粘膜筋板を切る．浅いとその後の切開が難しくなる．
- プレカットの位置は，例えば前庭部大弯病変であれば病変肛門側，胃体中部小弯病変で反転操作の場合は病変口側に行う．
- 全周切開時に必要であれば適宜プレカットを行う．

先輩ドクターのアドバイス　針状メスによるプレカットは，下方向には絶対に行わない．深くなり穿孔の危険性がある．

d 全周切開

- プレカットの孔にIT2ナイフの先端セラミックボールを入れ，ナイフと粘膜面の角度を適切に保ちながら切開する．押しつけないようにする．
- ナイフは出し過ぎず，近づけすぎず，黒いシース部分が数cm程度出るようにする．右手はスコープから離さず，遠位側から近位側にかけてゆっくりと内視鏡を動かす．
- 胃の場合，切開は全周性に置く．
- 切開時に出血をした場合，出血点が切開の切り口にある場合，切開を追加すると出血点が同定できることがある．

先輩ドクターのアドバイス　IT2ナイフは横方向への切開，近接困難な部位での切開が可能である．

各論　第Ⅰ章　上部消化管内視鏡

e 粘膜下層剥離

- 鉗子口からIT2ナイフを出しすぎないようにする．
- 剥離ラインは胃の筋層と平行である．
- 一度に剥離を欲張らず，2～3回フットスイッチを踏んだら，少し離れて剥離の方向を再度確認する．
- 適宜局注し膨隆を維持する．
- 剥離面が視認しにくいときは先端アタッチメントをつける．
- 胃角部小弯，胃体上部前壁，穹窿部などで近接しにくいときは，マルチベンディングスコープあるいは大腸内視鏡が有効なことがある．
- 太い血管が視認できるときは，剥離前に止血鉗子で予防的に止血する．
- 胃体部大弯病変において，出血などで病変が水没するときは頻回に吸引する．あるいは体位変換が有効なことがある．
- 瘢痕症例では線維化の両サイドまで剥離を行い，剥離ラインを結ぶように剥離する．そのとき，線維化が強い場合，ハサミ鉗子が有効なことがある．

先輩ドクターのアドバイス　粘膜下層の展開が困難なときは，糸付きクリップが有効である．

f 処置後潰瘍

- 潰瘍底の露出血管に対して止血鉗子を用いて凝固止血する．その際，潰瘍底にウォータージェットで水を流すことで粘膜下層が膨隆し安全となる．止血鉗子を押しつけることはしない．

g 標本の回収と固定

- ネットで標本を回収し，ゴム板などに伸展し固定する．外科手術固定と同様右側が口側である．

2 胃EMRのコツとポイント（2チャンネル法）

- 2チャンネルスコープにより，把持鉗子とスネアを用いて粘膜を切除する方法である．
- マーキングはESDと同様である．
- 局注は病変中心部にも行う．
- スネアを開き，そのなかに把持鉗子を通す．スネアと把持鉗子は左右どちらに入れてもよく，病変の位置などで決める．
- 病変を把持しその際に病変とスコープとの距離を十分とる．そうしないと病変を把持鉗子で引っ張ったときにスペースがとれない．
- 把持した病変を引き上げながらスネアリングする．
- スネアを押しつけるとスネア先端が跳ね上がるので調整する．
- スネアリングが終了したら，筋層巻き込み防止のためスネアを動かしてみる．

［永田　信二］

治療

5. ESDの偶発症

> **ここがポイント！**
> - 止血鉗子を潰瘍底に押しつけず，アップアングルの使用とスコープ操作で少し引き上げ通電凝固する
> - 穿孔時にはあせることなく落ち着くことが大切である．可能な限り剝離を継続しクリップで縫縮する
> - ウォータージェット機能付き内視鏡と CO_2 送気は必須である

1 出 血

a ESD開始前の準備

1）抗血栓薬の有無の確認

- 長寿社会を迎えた現在，抗血栓薬服用者が大勢おりESD術前に確認することはきわめて重要である．
- 『抗血栓薬服用者に対する消化器内視鏡診療ガイドライン』[1)] において，ESDは出血高危険度の消化器内視鏡処置に分類されており，それに従い休薬などの対応が必要である（**「総論 3. 抗血栓薬の取り扱い」** 参照）．

2）スコープの準備

- ウォータージェット機能付き内視鏡は出血点の同定に必須である．準備できなければ外付けのアタッチメントで代用可能である．

b 術中対策

1）予 防

- 可能な限り出血させないように，太い血管の場合には切開・剝離前に止血鉗子で通電凝固する．
- 術中出血が多いのは胃噴門部から胃体中～上部小弯の部位と，線維化・瘢痕を伴った病変である．これらの病変に対するESDでは，前もってそのつもりでとりかかることが必要である．ESD時には常に胃内の吸引と内視鏡画面をきれいに保つようにする．

2）粘膜切開時の止血

- 粘膜切開時の出血は，粘膜層や粘膜下層浅層の静脈出血が多い．ウォータージェット機能付き内視鏡で出血点をピンポイントで同定する．
- 止血鉗子で血管を把持し，ウォータージェットで流血の消失を確認し，止血鉗子を手前に少し引っぱり上げ通電凝固する．
- 出血点が同定できないまま，やみくもに通電凝固はしない．切開ラインが焦げて後の切開・剝離が困難になることがある．

3）粘膜下層剝離時の止血

- 視認可能な細い血管は，凝固モードで内視鏡をゆっくり動かし剝離すると自然に止血される．太い血管の場合には，剝離前に止血鉗子で通電凝固する．出血点の同定，止血法は粘膜切開時と同様である．
- どうしても出血点の同定が困難な場合，あるいは止血不能時には，右側臥位などの体位変換，マルチベンディングスコープへの交換などで対応可能である．クリップはその後の剝離の妨げになるので最終手段である．

c 後出血対策

- ESD終了時の潰瘍底の露出血管に対して，予防的に凝固止血を行う．止血鉗子を押しつけることなく，手前に持ち上げて通電凝固を行う．
- ESD翌日に確認の内視鏡検査を実施する．潰瘍底に付着した凝血塊は把持鉗子などで除去

し出血点を確認する．凝血塊を除去せずやみくもに通電凝固はしない．

2 穿 孔

a ESD 開始前の準備
- CO_2 送気は必須である．

b 穿孔予防
- 粘膜下層への局注をしっかり行う．
- 筋層が露出しないように粘膜下層 2/3 あたりを剥離する．
- クリップで縫縮する場合には，直接筋層にクリップをかけると裂けることがあるので，周囲の粘膜下層ごと縫縮する．

トラブル対処法
もし穿孔したら
①あわてない，あせらない，冷静に→患者の全身状態を把握する
②治療が継続可能か否か判断する　→すぐに縫縮せずに，剥離が継続できるかどうか
　　　　　　　　　　　　　　　　→技量を見極める
③外科医への連絡
④CT 検査，血液ガス分析，末梢血，生化学などの検査を行う
⑤患者，家族への説明

文 献
1) 藤本一眞ほか：抗血栓薬服用者に対する消化器内視鏡診療ガイドライン．Gastroenterol Endosc 54：2075-2102, 2012

［永田　信二］

治療

6. 治療後の経過観察

> **ここがポイント！**
> - 局所再発の経過観察には内視鏡検査，リンパ節転移再発の経過観察にはCTや超音波（内視鏡）検査が有用である

1 食道癌

- 内視鏡的切除後の追加治療については，『食道癌診断・治療ガイドライン』[1)]に表1のように述べられている．
- 追加治療の必要がない場合の経過観察期間については記載がないが，胃癌のESD後に準じて年に1〜2回の経過観察が妥当であると考えられる．

表1　内視鏡的切除後の追加治療

内視鏡的切除により完全切除された場合
(1) 壁深達度 EP，LPM；追加治療の必要なし
(2) 壁深達度 MM；脈管侵襲陰性，INFa or b であれば；追加治療[*1]の要否は年齢，全身状態により総合的に判断する．十分なインフォームド・コンセントの下で慎重な経過観察[*2]を行う選択枝もある
内視鏡的切除後に側方断端が陽性の場合
(1) 壁深達度が EP，LPM；直ちに追加治療[*1]を施行する必要はない．遺残の有無を検討するために，3〜6ヵ月ごとごとに内視鏡観察を行い，局所再発が認められた場合は再切除を行う
(2) 壁深達度 MM で脈管侵襲陰性，INFa or b；慎重な経過観察[*2]
内視鏡的切除後に壁深達度が MM で脈管侵襲陽性，または INFc や垂直断端陽性の場合
・追加治療[*1]を考慮する
内視鏡切除後に深達度 SM の場合
・脈管侵襲の有無，垂直断端陽性の有無を問わず追加治療[*1]を考慮する

※1　追加治療：外科治療，化学放射線療法，放射線治療または化学療法など
※2　慎重な経過観察：6〜12ヵ月ごとの内視鏡検査に加え，3〜6ヵ月ごとのCTまたはEUSによるサーベイランス
(日本食道学会（編）：食道癌診断・治療ガイドライン 2012年4月版，2012を改変)

2 胃癌

- 『胃癌治療ガイドライン』[2)]に以下のように述べられている．

a 治癒切除の場合

- 年に1〜2回の内視鏡検査による経過観察が望ましい．

b 適応拡大治癒切除の場合

- 経過観察では，年に1〜2回の内視鏡検査に加えて，腹部超音波検査，CT検査などで転移の有無を調べることが望ましい．
- a．b いずれの場合も *H. pylori* 感染の有無を検査し，陽性者では除菌を行うことが推奨されている．しかし，除菌の有無による異時性多発胃癌発生に差がないという報告もあり，さらなる検討が必要である．

c 非治癒切除の場合

- 非治癒切除例では原則として追加外科切除を選択する．
- 分化型の一括切除で側方断端陽性または分割切除のみが非治癒切除因子であった場合，転移の危険性は低いため，患者へのインフォームド・コンセントの後，再ESD，追加外科切除，切除時の焼灼効果（burn effect）に期待した慎重な経過観察，焼灼法（レーザー，アルゴンプラズマ凝固など）を選択する場合もある．

各論　第Ⅰ章　上部消化管内視鏡

- 適応拡大病変に対するESDのうち，①分化型，pT1a，UL（＋），3 cm以下，および②分化型，pT1b（SM1），3 cm以下の場合には，内視鏡を再検し遺残の大きさを確認する．遺残癌の大きさとESD標本内の癌の大きさの合計が30 mmを超える場合は追加外科切除とする．
- SM浸潤部で分割切除あるいは，断端陽性になった場合には，病理診断そのものが不確実となるため，追加外科切除とする．

先輩ドクターのアドバイス　食道も胃も内視鏡治療後で，非治癒切除の場合は，リンパ節転移再発の可能性があるので，内視鏡だけでなくCTや超音波検査などを施行して経過観察する必要がある．

文献
1) 日本食道学会（編）：食道癌診断・治療ガイドライン2012年4月版，金原出版，東京，2012
2) 日本胃癌学会（編）：胃癌治療ガイドライン　医師用，2014年5月改訂（第4版），金原出版，東京，2014

［金尾　浩幸］

治療
7. 上部消化管出血の止血法

ここがポイント！
- 上部消化管出血の成因は，静脈瘤に起因するものと，それ以外に分類される
- 日本消化器内視鏡学会から『非静脈瘤性上部消化管出血における内視鏡診療ガイドライン』[1] が出されているので，必ず目を通しておくこと
- 上部消化管出血の疑われる患者に対する24時間以内の緊急内視鏡検査が死亡や手術のリスクを減らすことが報告されており，各種ガイドラインでも推奨されている．バイタルサインが不安定な患者に対しては，輸液を行ってバイタルサインの安定化を図ってから内視鏡を行うようにする
- 内視鏡的止血法にはさまざまな方法があるが，それぞれの特徴を理解し，症例に合わせて使い分けることが重要である

1 局注法

a 純エタノール法
- 純エタノールの強力な脱水・固定作用により出血血管を収縮させ，血管内皮細胞を傷害して血栓が形成され，止血を得る方法である．
- 出血血管の周囲に0.1〜0.2 mL ずつ局注し，出血血管が白色ないし茶褐色に変色するのを目安に繰り返す（図1）．
- 組織障害による穿孔を回避するため，純エタノールの局注総量は3 mL を超えないようにする．エタノール局注単独では活動性出血に対して十分な効果が得られない場合に他の止血法を併用するが，熱凝固法との併用は穿孔率が高くなることがあるので注意が必要である．

b 高張食塩水エピネフリン局注法（hypertonic saline epinephrine solution：HSE）
- エピネフリンの血管収縮作用と高張食塩水による物理化学的な組織の膨化，血管壁のフィブリノイド変性，血栓形成により止血する．
- 5% HSE（5% NaCl 20 mL＋0.1%エピネフリン1 mL）を出血点近傍に1〜4 mL ずつ4〜5ヵ所に局注し出血を弱め，10% HSE（10% NaCl 20 mL＋0.1%エピネフリン1 mL）を露出血管近傍に1〜2 mL ずつ4〜5ヵ所局注する（図2）．

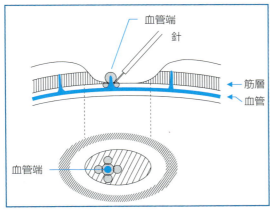

図1　純エタノール局注法

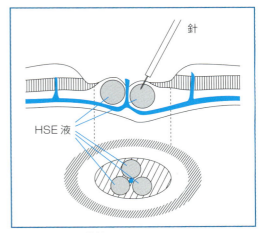

図2　HSE 局注法

- 露出血管が見られない場合や湧出性出血では5％ HSE単独でも有効であるが，露出血管を伴う拍動性出血ではクリップ法や熱凝固法などとの併用で用いられることが多い．

先輩ドクターのアドバイス はじめから露出血管自体を直接穿刺すると，血管を傷つけ出血の勢いを強くしてしまうことがある．血管周囲に局注して血流を落としていくように心がける．

2 機械的止血法

a クリップ止血法

- 出血部位や露出血管を直接把持する機械的止血法である．
- 出血点を明らかにするため，凝血塊が付着している場合には鉗子などで除去し，把持するポイントを確認し，可能な限り内視鏡を近づけてクリッピングする．
- 近接できない状態で鉗子を伸ばしてクリッピングすると，力が伝わらず滑ってしまうことがある．また，潰瘍底が固くて滑ってしまう場合にはショートクリップを使用するとよい．
- 出血点を十分に確認せずクリッピングを行った場合，最初に行ったクリップによって視野が妨げられ，その後の止血が難しくなることがある．出血部位が分かりにくい場合は，出血点の近傍にHSEの局注を先に行って出血量を減少させておくとよい．HSEの局注は凝血塊を除去した時の噴出性出血を予防する際にも有用である．
- 小弯側の潰瘍出血の場合，呼吸性変動が強く内視鏡保持が困難な場合には，反転操作で処置を行うと呼吸性変動の影響を受けにくい．硬く滑りやすい病変でも，反転操作で病変の肛門側から近接し内視鏡を引きながらダウンアングルをかけることで，クリップを垂直に当てることができる（図3）．

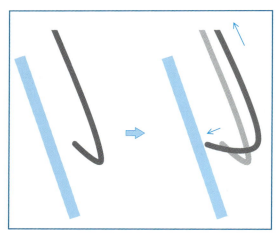

図3　クリップ止血の際の反転操作

- クリップ止血法は，理論的には組織壊死がない点で局注法や熱凝固法と比較し優れているが，接線方向や高度の線維化を伴った潰瘍の止血には適さない場合がある．
- クリップ止血後に熱凝固法を追加すると，クリップに電流が流れ，組織への通電性が悪くなり十分な止血効果を得られない場合がある．

先輩ドクターのアドバイス むやみにクリップをかけると，最初に行ったクリップによって邪魔になり，止血が困難になることがある．焦ることなく，一撃で止血できるように技術の向上に努めること．

3 熱凝固法

a 高周波止血鉗子
- 高周波止血鉗子にはモノポーラー止血鉗子とバイポーラー止血鉗子の2種類がある．
- 高周波電流を通電し，熱エネルギーで周辺組織を熱凝固させることで，組織変性・血管閉塞・血栓形成を起こし，止血する方法である．
- 組織の把持や通電の仕方によっては深部への影響が強くなり，遅発性穿孔の危険が高くなる．盲目的な焼灼は控え，出血点を確実に把持するようにする．

b アルゴンプラズマ凝固法
- イオン化されたアルゴンガス（アルゴンプラズマ）を放出するのと同時に，高周波電流を放電することでプラズマビームを発生させ焼灼止血する，非接触型熱凝固法である．
- アルゴンガスは未治療の組織抵抗が低いほうへ流れるため，プラズマビームをまっすぐだけでなく曲げることもでき，側面や病変の隅まで広範囲に焼灼することができる（図4）．

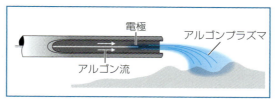

図4　アルゴンプラズマ凝固法

- プローブを粘膜面に圧着させたまま焼灼すると，粘膜内気腫を生じる場合があるため注意する．

c ヒータープローブ法
- 先端に発熱ダイオードを内蔵したプローブを，出血部位に押し当てながら熱凝固させ止血する方法である．
- 焼灼しすぎると穿孔する危険があるほか，焼灼した組織がプローブに付着し引き剥がした際に再出血することがあるので注意する．

文　献
1) 藤城光弘ほか：非静脈瘤性上部消化管出血における内視鏡診療ガイドライン．Gastroenterol Endosc **57**：1648-1666, 2015

［小野川靖二］

各論　第Ⅰ章　上部消化管内視鏡

治療

8. 食道・胃静脈瘤の治療

ここがポイント！
- 肝硬変患者の血流動態を理解し，緊急時のバイタルの維持に努める
- 門脈側副血行路を評価し，適切な治療法を選択する
- 内視鏡で治療不能のケースもある．interventional radiology（IVR）の手技にも親しんでおこう

1 食道・胃静脈瘤破裂に対する緊急対応

a 初期対応

1) 肝硬変患者特有の循環動態を知り，その維持に努める

- 食道・胃静脈瘤は門脈圧亢進により生じるが，わが国での門脈圧亢進の原因のほとんどが肝硬変である．肝硬変の病態に基づき，肝硬変患者の循環動態は平時であっても健常者のそれよりも不安定な状態をとる．体重の60％を占める体内の水分量は，20％が細胞外液に存在する．さらに細胞外液は15％が血管外にある間質液，5％が血管内の血漿に分けられる．血漿と間質液の分配は，Starlingの法則により膠質浸透圧の圧較差と毛細血管の静水圧によって規定される．膠質浸透圧は主にアルブミンの濃度によって生じる浸透圧である．血漿と間質液のアルブミン濃度の差により，血漿の浸透圧は間質液より約20 mmHg高くなっており，この浸透圧較差により血漿内に水が引き込まれ血漿容量が保たれる．肝硬変では低アルブミン血症により血漿浸透圧の低下，門脈圧亢進による毛細血管静水圧上昇によって水分が間質に流出し，血漿の容量が減少している．
- また，肝硬変によるシャント形成およびケミカルメディエーターの作用による末梢血管抵抗低下により血漿容量分布が動脈から門脈・静脈系へと偏在し，相対的有効循環血流低下をきたしている．
- このような病態を有する肝硬変患者が消化管出血を生じた場合，非肝硬変患者と比較し，より循環動態の破綻・急変をきたしやすい．肝硬変特有の循環動態を理解したうえで，輸血・アルブミン製剤投与による循環動態維持に努めなければならない．
- 循環動態を安定させた後緊急上部消化管内視鏡検査を行う際も，止血に時間を要すケースもあるため，予備の輸血を準備しておくことが望ましい．

先輩ドクターのアドバイス　肝硬変患者においては，急変に至らなくとも，肝血流低下による遅発性の肝不全をきたす危険性もある．十分な輸血，早急な止血により血圧の維持に努めなければならない．

2) 食道・胃静脈瘤，側副血行路のCTによる評価

- 過去に内視鏡歴があり，食道・胃静脈瘤が指摘されている場合それが出血源と予測されるが，初診の患者で肝硬変の合併はあるが内視鏡歴がない症例などでは，dynamic CTを施行できれば食道・胃静脈瘤および側副血行路の情報が得られ，緊急内視鏡検査前の大きな助けとなる．
- dynamic study 門脈相で食道・胃静脈瘤が確認されれば，食道・胃静脈瘤破裂である可能性が高い．
- 供血路が左胃静脈で噴門部胃静脈瘤および食道静脈瘤を形成するケースであれば，内視鏡的静脈瘤結紮術（endoscopic variceal ligation：EVL）での一次止血が標準治療となる．
- 一方，供血路が短胃静脈または後胃静脈で穹窿部胃静脈瘤を形成し，主に左腎静脈に排血する孤発性胃静脈瘤ではヒストアクリルによる一次止血が望ましい．
- 肝硬変患者の吐血が全例胃・食道静脈瘤破裂ではない．dynamic studyで静脈瘤を認めなけ

れば胃十二指腸潰瘍や Mallory-Weiss 症候群，出血性逆流性食道炎などを想定し，それらに応じたクリップ，熱凝固鉗子などの準備を行い緊急内視鏡検査に臨む．

先輩ドクターのアドバイス 想定外のことに出くわすと狼狽し，普段ならわけもないことを失敗することもある．万全の準備のもと内視鏡手技に臨みたい．

b 緊急内視鏡止血術

- まずは出血源の同定が第一である．スコープ挿入時に出血が認められない場合，白色栓・赤色栓として表れる出血点を探索する．静脈瘤に付着した残渣などが白色栓と紛らわしいケースもがあるが，丁寧に水洗し鑑別を行う．それでも出血点であるか鑑別困難な場合は，当該部位を吸引してみるのも手である．真の出血点であれば吸引刺激により再出血するはずである．
- スコープ挿入時に spurting bleeding, gushing bleeding などの出血を認めた場合，速やかに EVL を施行する．出血点を吸引するためスコープを近接させた際，出血が激しく視野が失われることがある．その場合は落ち着いてスコープを肛門側に進め，出血点にフードをあてがい圧迫止血し，徐々にスコープを口側に引き出血点が現れた瞬間に吸引を行えばよい．それでもなお出血点を見失うこともあろう．また，出血点にアプローチできたものの反復された EVL 治療歴などにより硬化した粘膜へのフード密着が不能，またはフード内に粘膜が吸引されず結紮不能となる場合がある．その際は EVL を断念し，SB チューブを挿入する．
- SB チューブで一時止血を得た後，改めて EVL もしくは endoscopic injection sclerotherapy（EIS）を施行する．
- 硬化した粘膜により EVL が不能の場合は，EIS もしくは SB チューブ留置下 percutaneous transhepatic obliteration（PTO）を施行する．
- PTO は食道・胃静脈瘤の標準治療ではない．PTO は，経肝経門脈的に左胃静脈などの食道静脈瘤の供血路にアプローチし，バルーンで血流を遮断したうえ硬化剤を注入し，静脈瘤塞栓を図る治療であるが，大きな弱点がある．食道静脈瘤は左胃静脈だけではなく，後胃静脈や短胃静脈からも血流を受けていることがほとんどであり，これらの血流が cardiac venous plexus で合流し食道静脈瘤に流れこむ．左胃静脈の血流を遮断しても後胃静脈または短胃静脈の血流が開存していれば，注入した硬化剤が cardiac venous plexus に達したところでそれらの血流により静脈瘤の末梢側に流されてしまい，静脈瘤本体の塞栓が不能となる．しかし，SB チューブを併用すればこの弱点を補うことができる．すなわち EIS 時のバルーン閉塞と同様排血路である食道静脈瘤の圧迫により後胃静脈や短胃静脈の血流を遮断でき，cardiac venous plexus および食道静脈瘤本体に硬化剤を停滞させ得ることで，食道静脈瘤およびすべての供血路を一網打尽に塞栓できる．

先輩ドクターのアドバイス 内視鏡で治療不能のケースもある．IVR の手技にも親しんでおこう．

2 食道・胃静脈瘤に対する待機的治療

a 食道・噴門部胃静脈瘤

- CT で側副血行路を確認し，治療法を選択する．食道の周囲に傍食道静脈が走行していなければ，EIS を選択する．傍食道静脈が存在する場合は EIS を施行しても硬化剤が傍食道静脈に流出し，静脈瘤本体に硬化剤が停滞せず塞栓効果が得られないため，EVL を用いる．
- EIS ではスコープに装着したバルーンを空気で拡張させ静脈瘤の血流を遮断し，硬化剤を停滞させ塞栓を得る．しかしバルーン拡張が強すぎると吃逆や苦痛による体動を惹起し，逆に

弱すぎると硬化剤が停滞せずに塞栓が得られず，硬化剤の流出により肺塞栓のリスクとなる．症例により至適空気量は異なるため，透視で確認しながら刺激を避けるため徐々に空気を注入し，十分スコープが固定されたところで注入を終了する．一律に何 mL と決めてかかるべきではない．

- 続いて静脈瘤を穿刺し，逆血を確認の後，透視下に硬化剤を注入する．穿刺針の位置を微調整しても逆血を認めない場合は，透視下にごく少量硬化剤を注入し，硬化剤が粘膜下に球状に広がる para injection と確認されれば直ちに注入を止める．漫然と血管外に硬化剤を注入すると，その後の再穿刺の妨げとなり，術後食道潰瘍や縦隔炎合併のリスクとなる．
- 静脈瘤内への注入が確認されても，血流遮断が不十分で硬化剤が末梢側に流出する場合は，バルーンの空気を追加する．
- すだれ状静脈，cardiac venous plexus を越えて左胃静脈などの供血路が描出されるまで硬化剤を投与できれば治療成功である．硬化剤の投与中に血栓化していくことで側副路の容量が減少し，同じペースで注入していても，硬化剤が門脈側に向け先進するスピードが急に増すことがある．硬化剤が門脈に流入すれば門脈血栓の大リスクとなるので，特に治療後半には繊細な注入を要する．

トラブル対処法 抜針した際，例え良好な硬化剤停滞が得られていても穿刺点からの出血は必発であり，バルーンを拡張させ数分間圧迫止血する必要がある．EIS 直後に穿刺点を O リングで結紮する endoscopic injection sclerotherapy with ligation (EISL) を用いれば速やかで確実な止血を得られ，また注入した硬化剤がより長時間停滞し塞栓効果を増大させるため，筆者はこれを重宝している．

先輩ドクターのアドバイス 若い先生は，はじめに助手すなわちバルーンの拡張や硬化剤の注入係を任されるが，治療成功のために第一術者よりむしろその役割は大きい．また，自分が第一術者となった際も，助手に的確な指導ができなければ治療成功はおぼつかない．どの役割でも細心の配慮を行い，いずれ立派な第一術者・指導者になっていただければ幸いである．

［片村　嘉男］

第Ⅱ章　下部消化管内視鏡　　　　　　　　　　　各論

後期研修終了までに習得すべき下部消化管内視鏡

1 検査前，治療前のインフォームド・コンセントができる　［難易度★，習得時期：初期］

- 前もって患者，家族に下部消化管内視鏡検査，治療の目的と偶発症に関して，適切に分かりやすい用語，図表などを用いて説明し同意を得る．
- 偶発症は大腸内視鏡的粘膜切除術（EMR）後出血 0.5〜1％，大腸 EMR 後穿孔 0.1％，大腸内視鏡的粘膜下層剝離術（ESD）後出血 1〜13％，大腸 ESD 後穿孔 0.7〜6.7％である[1]．

2 盲腸まで挿入ができる　［難易度★，習得時期：初期］

- まずは上部消化管内視鏡検査において，自由自在に内視鏡の操作，狙撃生検ができること．上部消化管内視鏡検査の生検時に鉗子から生検鉗子を長く出して生検する人は論外である．
- 盲腸まで挿入できないときは長々とせず，上級医に交代する．

ココに注意！　右手で左右アングルを操作しない．右手のスコープを握る位置は先端から約 30〜40 cm である．

オススメ習得法　交代後，上級医がどのように挿入したのかをよく観察すること．

3 EMR の基本的操作ができる　［難易度★★★，習得時期：中期］

- スネアリングは，スネア先端を病変口側粘膜に押し付けゆっくりと開き，根元を病変肛門側に押し当て閉じて行う．
- 通電前に筋層の巻き込みを防止するために，スネアを少しだけ緩めながら送気し締め直す．
- 切除後は潰瘍辺縁を拡大観察し，腫瘍の遺残のないことを確認し終了する．

ココに注意！　局注は病変のすぐ肛門側，ひだ状，下りに存在する病変の場合は，病変の口側に局注を行うこともある．局注針を粘膜に刺入すると同時に局注し，"局注針を抜けない程度に手前に引いて局注する"とよい膨隆が得られる．

4 ESD の基本的操作ができる　［難易度★★★★★，習得時期：後期］

- 適応条件は，「大腸 ESD 標準化検討部会」から内視鏡的一括切除が必要な病変のうち，スネアによる一括切除が困難な LST-NG，特に pseudo-depressed type，Ⅵ型 pit pattern を呈する病変，SM 軽度浸潤癌，大きな陥凹型腫瘍，癌が疑われる大きな隆起性病変である．そのほかに粘膜下層に線維化を伴う粘膜内病変，潰瘍性大腸炎などの慢性炎症を背景とした sporadic な局在腫瘍，内視鏡的切除後の局所遺残早期癌がある[2]．
- スコープの選択，CO_2 送気など医療機器の準備も必要である．

オススメ習得法　大腸 ESD を始める前に必ず学会，研究会のライブデモに参加する．または high volume center に見学に行く．

文献
1) 岡　志郎ほか：大腸 ESD の適応と実際—現状と今後の展望．日消誌 **112**：649-660, 2015
2) 田中信治ほか：大腸 ESD の適応と標準化に向けて．臨消内科 **29**：147-154, 2014

［永田　信二］

各論　第Ⅱ章　下部消化管内視鏡

機器

下部消化管で用いる内視鏡機器

1 基本構造

a 操作部

- 内視鏡操作部にはアングルノブ，操作スイッチ，吸引ボタン，送気・送水ボタン，鉗子口などがある（図1）．
  1) アングルノブ
- アングルノブには上下，左右用があり，その操作により内視鏡先端のアングルを操作する．
  2) 操作スイッチ
- シャッターボタンや拡大機能のボタンは，指が容易に届くように開発されている．操作部に視線を動かすことなく，手の小さい人でも操作しやすいように配慮されている．
  3) 吸引ボタン
- 吸引ボタンを押すことにより鉗子チャンネルから吸引される．
  4) 送気・送水ボタン
- 送気・送水ボタンの穴を示指で塞ぐことで内視鏡先端より空気が吹き出る．さらに送気・送水ボタンの穴を押し込むと，水が内視鏡先端より吹き出る．
  5) 鉗子口
- 鉗子口から内視鏡の処置具などさまざまな物を出すことが可能である．

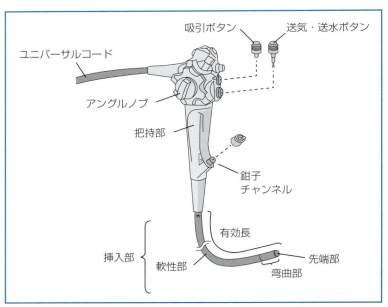

図1　下部消化管内視鏡操作部の基本構造（オリンパス社HPより）

b 挿入部

- 挿入部は軟性部，弯曲部，先端部から構成されている．
  1) 軟性部
- 軟性部は大腸内視鏡挿入性において重要である．
- 軟性部の硬さは術者によって好みがあり，一定ではない．そのため，挿入部の硬さを自由に変えることができる内視鏡や，先端側を軟らかくし，操作部手元側を徐々に固くした内視鏡

が市販されている．
2）先端部（図2）
- 先端部は2ヵ所の照明レンズ，鉗子チャンネル，送気・送水ノズル，対物レンズが配置されている．最近の内視鏡は先端部の径が細くなり挿入性が向上している．

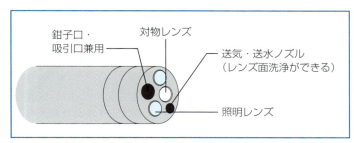

図2　下部消化管内視鏡挿入部の基本構造（オリンパス社HPより）

2 撮影方式 [1-3]

- CCD撮影素子は，画像を捉える眼の機能を持つ半導体素子で，各画素に入射した光の強さに比例して光を電荷に変換し，一定時間蓄積後に画素ごとの電荷を外へ送り出す機能を持っている．
- 色情報を含むカラー画像を得るにはカラー撮影技術が必要で，2種類の撮影方式がある．撮影方式には面順次方式と同時方式がある．
- 面順次方式は，光源のR・G・B（赤・緑・青）切り替えフィルター切り替え装置により3原色の光が被写体に照射され，R・G・Bからなる3枚の画像を順次得て，1枚のカラー画像に変換するために同期化処理を行う方式である．
- 同時方式は，CCD受光面上に，画素に対応して原色のR・G・Bや補色のYe・Cy・Mg（イエロー・シアン・マゼンタ）の色フィルター配列を設けて，カラー画像を得る方式である．

3 内視鏡の種類と特徴

- 電子大腸内視鏡は挿入，観察，操作性において進歩しており，大腸診療において必須の機器である．
- 現在市販されている代表的な内視鏡であるオリンパスメディカルシステムズ株式会社（オリンパス社）と富士フイルム株式会社（富士フイルム社）の電子大腸内視鏡の特徴について紹介する．

1）オリンパス社（図3）
- オリンパス社からは，拡大機能の有無，内視鏡外径の太さなどスペックの異なる多くの種類の内視鏡が発売されている．
- 成人で長さが1.5 mに達する大腸に対応するため，標準で1,330 mm，長尺タイプが1,680 mmと上部消化管用より長いのが特徴である．先端部は直視型である．大腸への挿入性を確保するために，挿入部の硬さが硬度可変ダイヤルで変えられるようになっている．直径も12 mmと上部消化管に比べて少し太くなっている．
- 撮影方式は面順次方式である．

2）富士フイルム社（図4）
- 富士フイルム社からも，同様にスペックの異なる多くの種類の内視鏡が発売されている．
- 先端部径12.0 mmで視野角140°，3.8 mm大鉗子チャンネル，ウォータージェット機能を

各論　第Ⅱ章　下部消化管内視鏡

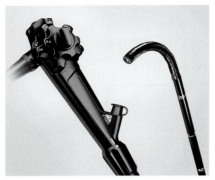

図3　オリンパス社大腸内視鏡の外観（操作部・挿入部）

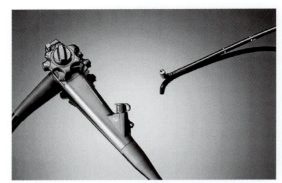

図4　富士フイルム社大腸内視鏡の外観（操作部・挿入部）

備えている．
- 外皮製法の変更により連続的な硬さ変化を実現．先端部から手元部分への硬さバランスを改良しこれにより，腸の伸展を抑えることで，スムーズな挿入をサポートしている．軟性部は高追従挿入部を採用し，手元の力が先端部まで伝わりやすい挿入部を実現した．

文献
1) 木村英伸：未来医学事典　内視鏡の進歩医—最新の機器と今後．未来医 **20**：66-69, 2005
2) 菊池克也：内視鏡専門医に必要な基礎知識 CCD（charge-coupled device）．消内視鏡 **19**：1155-1158, 2007
3) 吉田成人：I. 通常電子内視鏡の基本構造と撮像方式．見逃しのない大腸内視鏡の挿入・観察法，田中信治（監），永田信二ほか（編），日本メディカルセンター，東京，p27-31, 2012

［永田　信二］

各論

観察
1. 下部消化管観察・挿入法（概説）

> **ここがポイント！**
> - モニターやベッドの高さを自分に合うように調整してから検査を始める
> - 送気は最小限に，右手はスコープから離さず，アングルとスコープのひねりで畳み込むように屈曲を越える
> - 常に冷静な状態で，困ったらすぐに上級医に相談する気持ちを忘れない
> - 盲腸到達後からの"観察"が本当の検査スタートである

1 大腸内視鏡挿入法

a 挿入前の準備

1）機器の配置

- 呼吸循環動態モニターの位置，内視鏡モニターやベッドの高さなどは，大腸内視鏡挿入前に自分自身で忘れずに確認・調整する必要がある．

> **先輩ドクターのアドバイス**
> 筆者の施設では，内視鏡モニターは術者の正面に壁掛けとし，呼吸循環動態モニターは視界の邪魔にならず，しかもすぐに確認できるよう患者ベッドの左端に設置している．

2）前投薬と体位

- 鎮痙薬としての抗コリン薬や鎮静薬，鎮痛薬の使用やその種類は，患者の希望や各施設の方針によるので，上級医などにしっかりと確認して投与する．もちろん，その薬理作用，副作用と拮抗薬については十分な知識を持って使用することが大切である．
- 被験者の緊張が強い，あるいは体形（過度の肥満やるい痩）や腹部手術歴があり挿入困難が予想される場合は鎮静薬や鎮痛薬を使用したほうがよいが，大腸内視鏡検査は体位変換が必要なため，過鎮静になることなく意識下鎮静とする．
- 上記準備が整えば，被検者にベッド上で左側臥位に膝を胸のあたりまで曲げ背中を丸めた状態で待機してもらう．

b 実際の挿入法

1）基本操作と心構え

- 大腸の走行は人それぞれで，2つとして同じ症例に会うことはない．しかし，基本的な走行とそれに対する挿入法はある．あせらずしっかりと基本的挿入法を身につけたうえでさまざまなバリエーションへの対応を経験し習得していくことが上級者への近道である．本項では理想的な挿入法について概説するので，上級者の挿入を何度も見学し，照らし合わせてしっかり理解してほしい．

> **先輩ドクターのアドバイス**
> 初級者は検査中常に以下のことを頭に入れておいてほしい．
> ①スコープは肛門から30 cm程度離れたところを軽く持つ
> ②右手はスコープから離さない
> ③屈曲はpushではなく，アングルとスコープのひねりで畳み込むように越える
> ④送気は最小限にする
> ⑤常に冷静な状態で，困ったらすぐに上級医に相談する気持ちを持っておく

2）肛門診とスコープ挿入

- まずスコープ挿入前に左側臥位で肛門診を施行し潤滑剤を塗布するとともに，肛門の角度を確認する．そして，スコープ先端にも潤滑剤をしっかり塗布し，肛門を観察しながらゆっくりと挿入する．

3）直腸からS状結腸

- 肛門挿入から最小限の送気で直腸を進んでいくと，すぐに直腸S状部（Rs）の急な屈曲部となる．Rsの越え方でその後のS状結腸の状態が変わってしまうので，この部分の挿入は最初にして最大のキーポイントである．
- 症例により屈曲の角度・方向が微妙に違うが，基本的に腸管をアップアングル右ひねりで時計方向に畳み込み「hooking the fold」テクニックでS状結腸に滑り込ませる（図1a）．こうすることで，Sトップは下がり少し畳まれた状態でS状結腸の挿入操作に移ることができる．

> **先輩ドクターのアドバイス**　左側臥位から仰臥位に体位変換することでRsの屈曲が緩やかになることが多いので，筆者はRs手前ですぐに体位変換をするようにしている．

4）S結腸から下行結腸

- Rsをきれいに越えていれば，S状結腸は画面右下に落ちていくような走行になるので，ここでも「hooking the fold」や「right turn shortening」テクニックを用いた軸保持短縮法で，アップアングルと右ひねりで屈曲を畳み込み，スコープを画面右下に滑り込ませる（図1）．
- スコープはpushするのではなく，pullで内視鏡先端を進める感覚である．この操作を丁寧に行い，軸保持されたままでSD junctionに到達すると，あまり屈曲を感じることなくその

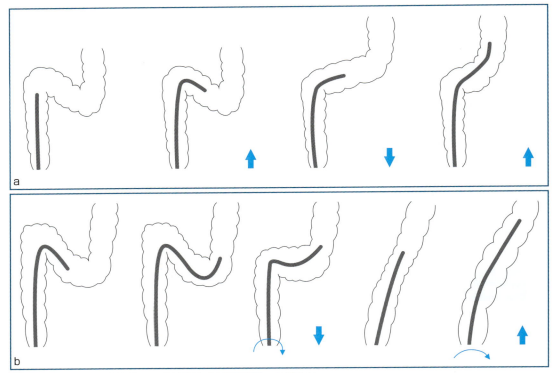

図1　直腸からS状結腸，S状結腸から下行結腸への挿入法
a：hooking the fold法．屈曲部のひだをスコープの先端で押さえ込むような感覚で引っ掛け，スコープをpullすることで屈曲の角度を鈍化させかき分けるように挿入する方法．
b：right turn shortening法．屈曲部のひだに先端を引っ掛け，右ひねりとpull操作によりスコープを直線化させながら挿入する方法．

まま下行結腸に挿入できる．

- S状結腸からSD junctionを越えて下行結腸まで腸管を短縮された状態で挿入できれば，全体の90％が終了したも同じである．しかし，S状結腸を畳み込みながら軸保持し挿入していくことは難易度の高いテクニックであり，初級者にとっては非常に難しいので，なかなか習得できなくても悲観する必要は全くない．挿入困難例に関しては後述するのでしっかりと読み込んでほしい．

オススメ習得法 S状結腸切除術後の大腸はS状結腸が短く，初級者でも軸保持短縮が比較的しやすい．先輩にお願いしてそういう症例をあてがってもらい，軸保持したままSDを越える感覚を身に着ける努力をしよう．また，この"感覚"は言葉や絵では伝えにくい．時間があれば上級医の隣で見学し，その感覚を感じて盗みとろう．

5）下行結腸から盲腸

- ここまできたら，盲腸挿入までの難易度は高くない．下行結腸まで軸保持された状態で挿入されたら，横行結腸まではそのまま push で挿入していく．

先輩ドクターのアドバイス 下行結腸から横行結腸の落ち込みまで push する場合，何も考えず単に push するのではなく，少し時計方向にひねりながら push することで軸を保持しやすくなる．また，ここでS状結腸が再び伸びてしまう場合は，硬度可変を用いてスコープを硬くしてみるとうまくいくことがある．

- 横行結腸の落ち込みをアップと左ひねりで越え，引っ掛けるような形でスコープを引き，横行結腸の落ち込みを持ち上げる．落ち込みを持ち上げることで横行結腸が短縮され肝弯曲部が近づいてくるので，右ひねりで落とし込むようなイメージで上行結腸に挿入する（図2）．

- このとき，なかなか pull だけで上行結腸に落とせないときは，吸引を駆使するとともに何回か push と pull を繰り返すことで，より腸管が短縮され，さらに患者に深呼吸をしてもらうとほとんどの場合腸管を伸展させることなく上行結腸に落とし込める．どうしても落とし込めないときは，用手圧排を併用し push で上行結腸まで挿入するが，これはあくまで最後の手段である．

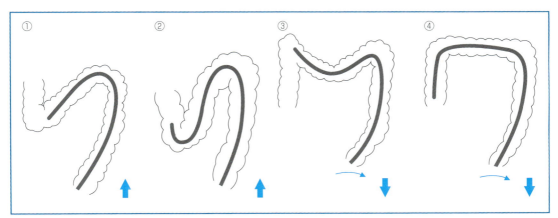

図2 横行結腸の落ち込みから上行結腸への挿入
①脾弯曲部を越えて横行結腸に入り，スコープを落ち込みまで push で進める．
②落ち込みの屈曲部にアップアングル，左ひねりでスコープ先端を引っ掛ける．
③落ち込みを持ち上げる感覚でスコープを pull すると横行結腸が短縮され，スコープ先端が肝弯曲部に到達する．
④肝弯曲部の屈曲は，pull 操作と右ひねりで上行結腸に滑り込ませるような感覚で挿入する．

| 各 論　第Ⅱ章　下部消化管内視鏡

> **オススメ習得法**　自施設に大腸内視鏡挿入練習のための模型はあるだろうか？　たかが模型，されど模型，初級者は患者に施行する前に何回も何回も模型で練習するべきである．筆者の経験でも特に下行結腸から盲腸までの挿入練習には模型はかなり有用であった．自施設にない場合は，模型のある近くの施設に通い，夜な夜な練習してから本番を開始してほしい．

2 大腸内視鏡観察法

- とかく大腸内視鏡を始めたころは挿入にばかり気を取られがちだが，言うまでもなく検査の主目的は大腸の観察である．盲腸到達で気を緩めることなく，そこからが本番スタート！！という気持ちで，しっかりとした見落としのない全大腸観察を心掛けてほしい．

a 良好な条件下での観察

- 病変を見落とさないためには良好な条件下で観察をすることが大前提である．そのためのポイントとして以下の点に気を付ける．

　1）きれいな前処置

- 当然ではあるが，きれいに前処置されている腸管でないと病変を見落とす原因となってしまう．不十分と判断された場合には，適宜洗浄液の追加やグリセリン浣腸を施行する．また，ひどい便秘や前回の全処置でなかなかきれいにならなかった既往のある患者は食事制限に工夫を加えたり（検査食），前日の下剤を追加したりすることで改善がみられることがある．
- また，どうしてもきれいにならない場合には，翌日に持ち越す判断も必要である．

　2）短時間での挿入

- 挿入に時間がかかってしまうと，送気量が多くなり腸管の過伸展で患者が苦痛を訴え，また腸管攣縮を起こしてしまい，十分な観察時間や視野を確保できなくなってしまう．
- 腸管を伸展させることなく，最少の送気量で短時間に挿入する技術を習得することが，見逃しのない全大腸観察へのファーストステップである．

b 観察時のテクニック

- 初級者は観察時空気をパンパンに入れた状態で観察をしているのをよく見かける．しかし，過伸展の状態では指摘しにくい病変もあり，空気量を変えて少し抜いた状態でも隅々まで観察し，少しでもおかしなところを指摘するクセをつけるようにする．特に盲点となるのはひだの裏側や屈曲部であり，その部分ではゆっくりとしたスコープ操作でなめるように観察する．初級者では少なくとも観察に10分以上はかけるべきである．実際の部位別観察法や拡大観察の詳細については別項を参照していただきたい．

> **先輩ドクターのアドバイス**　表面型・陥凹型腫瘍を拾い上げるのは決して容易ではない．淡い発赤，fine networkや血管透見像の消失，病変周囲の白斑，粘液や白苔の付着，ひだの異常や壁の変形，光沢の異常などの微細な所見を，上述のように空気量を変化させて見逃さないように注意深く観察するのがコツである．しかし，頻度的には多くなく遭遇する機会も少ないので，アトラスなどで日ごろから表面型・陥凹型腫瘍のイメージをしっかり目に焼き付けておくことがなによりも大切である．

文　献
1) 工藤進英：大腸内視鏡挿入法　ビギナーからベテランまで，医学書院，東京，1997
2) 田中信治（監修）：見逃しのない大腸内視鏡の挿入・観察法，日本メディカルセンター，東京，2012

［桑井　寿雄］

観察

2. 前処置の実際

> **ここがポイント！**
> - 前処置は何種類かあり，施設によって多少内容が異なる
> - 基本的には前日・当日と下剤を内服し，便が水様となって初めて検査を行うため，結構大変である

1 一般的な下部消化管内視鏡検査までの流れ

- 下部消化管内視鏡検査を行うにあたり，体内に貯留している便をすべて出さないと観察が困難である．そのため，一般的には前日からの食事形態の変更や下剤の内服，さらに当日も下剤を内服して便が水様となれば検査を開始する．
- 筆者の施設における前処置の流れを図1に示す．下剤内服後も排便状態が十分ではないときには，下剤服用の追加や，浣腸の追加を行う．

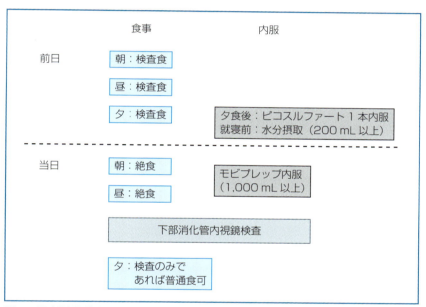

図1 下部消化管内視鏡検査の流れ

2 腸管洗浄液の種類

- 現在，何種類か腸管洗浄液が発売されているが，本項ではニフレックとモビプレップについて解説する．

a ニフレック

- 1992年発売の洗腸薬である．等張液であり，添付文書上は「溶解液2〜4Lを1時間あたり約1Lの速度で経口投与する．ただし，排泄液が透明になった時点で投与を終了し，4Lを超えての投与は行わない」と記載されている．味がよくないといわれることが多いが，腸管洗浄力に優れる．古くからあるため，使い慣れている施設が多い．

b モビプレップ

- 2013年に発売された新しい洗腸薬である．内服量の減量，洗腸時間の短縮化，味の改善をコンセプトに改良された．高張液であるが，基本成分はニフレックと同様である．添付文書上は「溶解液を1時間あたり約1Lの速度で経口投与する．溶解液を約1L投与した後，水

またはお茶を約 0.5 L 飲用する」と記載されている．副作用は従来の腸管洗浄液と有意差はなく，ほぼ同様である．

3 注意事項

- 腸管洗浄液の使用は，急激に腸管内圧を高めることがあり，腸管狭窄を有する例では腸閉塞，腸管穿孔などの偶発症をきたし，重篤例では死亡に至る可能性もある．問診による排便状態の確認，丁寧な腹部診察を行い，腸管狭窄病変を疑う場合には，あらかじめ腹部超音波検査や CT などの画像診断によって腸管洗浄液の内服の妥当性を判断する慎重さが必要である．
- 腸管洗浄液の他の偶発症として，嚥下性肺炎，Mallory-Weiss 症候群があり，高齢者など嚥下機能が低下している症例においては注意が必要である[1]．

先輩ドクターのアドバイス 検査自体は 20〜30 分程度で終わることが多いが，検査を受けるまでが想像以上に大変である．下部消化管内視鏡検査を実際に受けてみれば，下剤を 1〜2 L 服用することの大変さや，肛門から水様便が出る違和感が理解できるであろう．

文 献

1) 日本消化器内視鏡学会（監修）：消化器内視鏡ハンドブック，日本メディカルセンター，東京，2012

［中土井鋼一］

3. 用手圧迫・挿入困難例の対策

> **ここがポイント！**
> - 過去の検査情報や問診，身体所見で腸管の走行や癒着の有無，挿入の難易度を予測することが重要である
> - 挿入困難例は少なからず存在するが，用手圧迫，スコープの選択，体位変換，薬剤投与などの工夫で，被験者の苦痛を最小限にし，偶発症のリスクを軽減することが可能である

1 用手圧迫の目的

- 下部消化管内視鏡検査において，被験者の苦痛を最小限にして安全かつ短時間に，確実に盲腸まで到達するためには用手圧迫が重要である．
- これまで多くの参考書で用手圧迫について解説しているが，本項では筆者自身が普段よく行っている用手圧迫について，その目的とあわせ挿入過程別に解説する．

a 直腸S状部のたわみ防止（図1）

- スコープを短縮で約20cm進めた後，恥骨上縁付近を軽く押さえ，画面上管腔が近づくところを探して圧迫する．これによりS状結腸を短縮して挿入できる率が格段に増す．

> **先輩ドクターのアドバイス**　筆者は左側臥位で肛門からスコープを挿入後，比較的早い段階で仰臥位に体位変換する．

b SD junctionを越えるときのたわみ防止（図2）

- S状結腸は腸間膜を有しており，後腹膜に固定されていないため，プッシュでの挿入のみでは患者の強い疼痛を伴う．

> **先輩ドクターのアドバイス**　筆者は左下腹部背側に向けて，蛇腹をたたむようにひだを1つ越える度にスコープを引く動作を繰り返すことで，短縮されたままSD junctionに到達するように心がけている．この挿入法で多くの症例で短縮したままSD junctionを越えることが可能である．

- ひだを短縮で越えられずに，かといってスコープを押し込むと次のひだが逃げる場合，左下

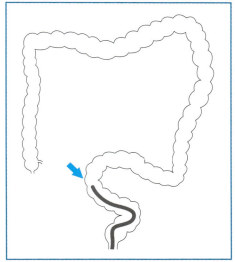

図1　直腸S状部のたわみ防止

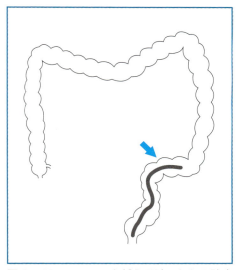

図2　SD junctionを越える時のたわみ防止

腹部でひだが近づく部位を押さえることで次のひだを越えることが可能になることがあり，有用である．

c 肝弯曲を越えるときのたわみ防止（図3）

- S状結腸を短縮して横行結腸中部まで挿入すると，画面右に肝弯曲を認める．吸引と息止めでスコープを肝弯曲に"落とす"ことで弯曲を越えることが可能であるが，どうしても短縮では越えられないことがある．その際にS状結腸・横行結腸が伸びないように右側腹部を臍に向けて押すことが有用である．

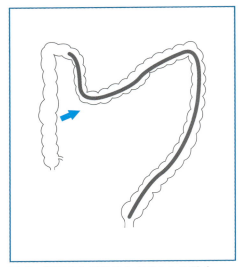

図3　肝弯曲を越えるときのたわみ防止

d ループが解除できずプッシュで挿入するときの圧迫

- どの症例も基本的に被験者の苦痛を最小限にするために，a～cによる用手圧迫を用いて短縮での挿入を試みるが，どうしても短縮できず，ループを形成したまま挿入せざるを得ないシチュエーションに遭遇する．
- その際，次に進むべき腸管の走行を，用手圧迫によって挿入しやすい状態にすることが可能である．具体的には，画面が近づく部位を探して圧迫する，ループ（S状結腸）が伸びないように圧迫するなどでスコープの先端に力が伝わりやすいように工夫する．

2 挿入困難例の対策

- 挿入困難となる要因として，①腹部手術歴による癒着，②肥満男性，③やせた若い女性，④被験者の緊張，などが挙げられる．挿入前の問診や身体所見，また検査歴がある患者は過去の情報をもとに難易度を予測することも重要である．下記に挿入困難例における用手圧迫以外の方法を述べる．

a スコープの選択

- 細く軟らかいスコープでは，当然たわみやすくループを形成しやすいが，癒着例で短縮が困難な被験者において苦痛が軽減できる．
- また，硬度可変式のスコープでは，硬さを調整することで短縮による挿入が容易になることがしばしばある．
- それでも硬度の癒着により挿入困難な場合は，透視下にて小腸用のスコープを用いて挿入する場合もある．

b 体位変換

- 体位変換を行うことで視野が変わり挿入が容易になることがある．
- 高度肥満症例においては，腹臥位にすることで腹部全体を圧迫することとなり挿入が容易になることがある．

c 被験者の緊張をほぐす工夫

- 被験者の緊張は，腸管攣縮の誘発や肛門収縮により挿入をより困難なものとなる．被験者を安心させる声かけや，必要に応じて鎮痛薬や鎮静薬の使用を考慮する．

先輩ドクターのアドバイス　筆者は，スコープ先端へ力が伝わらず思うように進まない状況に対して，スコープ先端へ力が伝わる工夫として，上述以外に①挿入する方向を変えてみる，②動かす早さを変えてみる，③深吸気での息止めなどの工夫を行っている．

先輩ドクターのアドバイス　駆け出しの頃は，なるべく自分の力で回盲部まで挿入したい，交代することは恥ずかしいと考えがちである．total colonoscopy も重要であるが，大事なことは被験者の苦痛を抑え，安全に行うことである．注腸や CT colonography，大腸カプセル内視鏡など他の検査法もある．自分の能力を把握し交代・撤退する勇気が必要である．筆者自身も年に 1 例程度はどうやっても total colonoscopy ができない症例がある．

[中土井鋼一]

各論　第Ⅱ章　下部消化管内視鏡

観察

4. 通常光・NBI・拡大内視鏡

ここがポイント！
- 通常観察から得られる情報を所見に反映すること
- インジゴカルミン散布像にてV型 pit pattern を呈したときは，クリスタルバイオレット染色を行う
- 大腸腫瘍の NBI 拡大観察では，vascular pattern と surface pattern の両方の所見の評価が必要である

1 通常内視鏡観察

- 大腸腫瘍の拾い上げ観察において，表面型病変の診断には，空気量を変化させながら，淡い発赤，血管透見像の消失，粘膜面の光沢の異常，ひだの太まりや不整，fine network の消失などに注意して観察することが重要である[1]。
- 大腸に病変を発見したとき，まずは水洗して病変に付着した粘液などを取り除く．粘液付着が強い場合，蛋白分解酵素製剤（プロナーゼ）を微温湯に溶解したものに病変を浸水させると粘液が除去されやすい．
- 病変は遠景像，中景像，近接像の順に撮影し，病変の全体像における所見，表面性状，周囲の性状を観察する．また，空気量を多くして腸管を伸展させた状態での観察のほか，空気量を減じた状態での病変の空気変形をみることも重要である．また，インジゴカルミン散布により，病変の境界，陥凹の性状や深さ，凹凸，結節など病変の形態が明瞭となる[2]。
- 通常内視鏡観察による深達度 1,000 μm 以上の大腸 SM 深部浸潤癌を反映する所見については，表1 に示す所見のほか，深い陥凹，結節集簇様病変における陥凹などの所見も指標となる[2,3]。

表1　表面型 SM 癌における 1,000μm 以深の浸潤を反映する内視鏡所見

腫瘍の全体像における所見	緊満所見　内視鏡的硬さ　凹凸不整
腫瘍の表面性状	陥凹内隆起　陥凹内凹凸　粗糙　強い発赤
腫瘍周囲の性状	皺襞集中　ひきつれ　弧の硬化　台状挙上
技術的側面	空気変形なし　易出血性

（斉藤裕輔ほか：通常内視鏡による大腸 sm 癌垂直浸潤距離 1,000μm の診断精度と浸潤所見—大腸癌研究会「内視鏡摘除の適応」プロジェクト研究班結果報告．胃と腸 40：1855-1858，2005 を改変）

先輩ドクターのアドバイス　観察時には十分な空気量で観察することが基本であるが，表面型病変の観察では，空気量を減らしたほうが病変が強調されて，より認識されやすい場合もある．そのため，管腔内の空気量の調節が重要である．

2 拡大観察（pit pattern）

- 大腸の色素散布は，インジゴカルミンによるコントラスト法とクリスタルバイオレットによる染色法がある．
- コントラスト法はインジゴカルミン液が粘膜の凹面に貯留することを利用して病変の凹凸を強調させる方法であり，染色法は腺管開口部（pit）周囲の上皮が染色される．一見，通常観察において粘液の付着が観察されない場合でも，色素散布にて多量の粘液付着を認める場合もあり，色素散布前には必ず病変に付着している粘液や便汁を十分洗い流す必要がある[4]。

4. 通常光・NBI・拡大内視鏡　各論

I	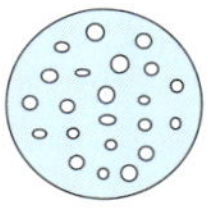	類円形 pit（正常 pit）	正常粘膜
II	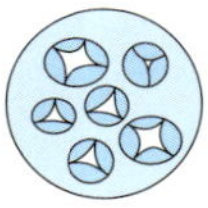	星芒状 pit	過形成
IIIs	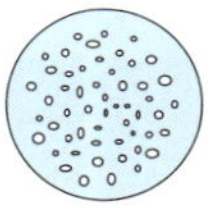	正常 pit より小型の管状，類円形 pit	腺腫・M 癌
IIIL	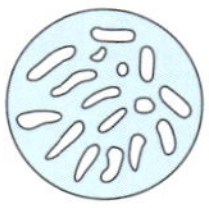	正常 pit より大型の管状，類円形 pit	腺腫・M 癌
IV	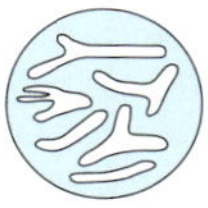	樹枝状，脳回転状 pit	腺腫・M 癌
VI	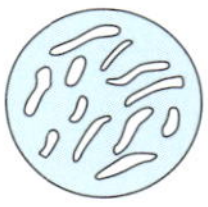	IIIL，IIIs，IV型 pit pattern が配列の乱れ・大小の不整を呈したもの	M 癌〜SM 高度浸潤癌
VN	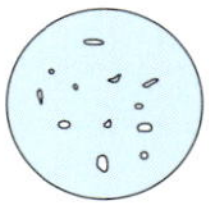	pit が消失または減少し，無構造を呈する所見が出現したもの	SM 高度浸潤癌

図 1　pit pattern 分類（工藤・鶴田分類）
（工藤進英ほか：大腸腫瘍の拡大観察　VI 型 pit pattern の分析および診断に関するコンセンサス　工藤班研究成果を踏まえて．胃と腸 41：1751-1761, 2006 を改変）

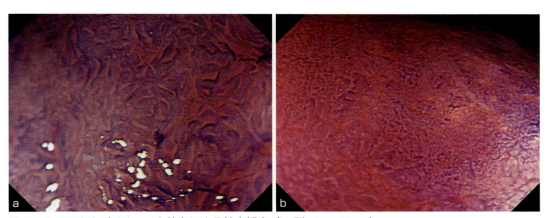

図 2　クリスタルバイオレット染色による拡大観察（VI 型 pit pattern）
a：VI 型軽度不整
b：VI 型高度不整

各論　第Ⅱ章　下部消化管内視鏡

a

正常・過形成 Type 1	腺腫〜低異型度 M 癌 Type 2A	高異型度 M 癌 〜SM 軽度浸潤癌 Type 2B	SM 高度浸潤癌 Type 3
	non-polypoid type	non-polypoid type	non-polypoid type
	polypoid type	polypoid type	polypoid type
none, or isolated lacy vessels may be present coursing across the lesion	regular	has area(s) with moderately distorted vessels	has area(s) with markedly distorted or missing vessels
・血管が認識できない ・血管が認識できる場合，周囲正常粘膜と血管径が同じ ・横走する整の血管を認める	・茶褐色調の微細血管の分布 ・均一・規則的，比較的整った網目様模様 (*陥凹型においては，微細血管が点状に分布されることが多く，いわゆる整った網目様模様が観察されるものは少ないことに留意する)	・血管の口径不同 (varied caliber/caliber change) ・血管の太まり* (thick vessel/vessel dilation) ・血管分布が不均一・不規則 (uneven distribution of vessel) ・血管の蛇行所見 (vessel meandering) *おおよその目安として腺腫の約 1.5 倍以上	・無血管野 [avascular area(s) or loose vascular area(s)] ・太い血管の断絶・途絶 [interruption of thick vessel(s)]

b

正常・過形成 Type 1	腺腫〜低異型度 M 癌 Type 2A	高異型度 M 癌 〜SM 軽度浸潤癌 Type 2B	SM 高度浸潤癌 Type 3
dark or white spots of uniform size, or homogeneous absence of pattern	regular	irregular	amorphous
・規則的な黒色点または白色点 ・構造が均一に不明瞭	・管状・樹枝状のⅢ型・Ⅳ型 pit 様 ・整な surface pattern が観察される	・surface pattern が観察されるが，pit pattern のⅤ型相当の不整を呈する	・surface pattern が消失して観察できない

図 3　JNET 大腸拡大 NBI 分類[7]
a：NBI Scale & Definition for Vascular Pattern
b：NBI Scale & Definition for Surface Pattern

- 大腸の上皮性腫瘍性病変の質的・量的診断には pit pattern 診断が有用である（図 1）．インジゴカルミン散布像にて pit pattern 診断を行う場合，Ⅱ型 pit pattern の一部，Ⅲ$_S$ 型 pit pattern，Ⅴ型 pit pattern における V$_N$ 型や V$_I$ 型高度不整と軽度不整の判定には，クリスタルバイオレット染色による拡大観察が必要である（図 2）．

- 染色法では，0.1％クリスタルバイオレットを色素散布用チューブ（non-traumatic tube）を用いてゆっくり滴下する．チューブ先端が病変に接すると出血することがあるため，重力を利用して病変の上流側から滴下する．
- 染色時間は1分以内で，その後に微温湯で再度洗浄する．病変周囲の正常粘膜も染色すると，内視鏡観察時に光量不足となり画面が暗くなってしまう．そのため必要最小限の量を病変のみに滴下して染色することが重要である．
- また，病変に付着する粘液のために染色不良となり V_N 型 pit pattern と過大評価することがあるので，注意を要する[4]．

先輩ドクターのアドバイス　クリスタルバイオレット染色はいったん染色されるとしばらくとれないため，最初は薄めに染色して，染色が薄いようなら追加染色を行う．また，pit pattern 分類に無理に当てはめようとするのではなく，観察される所見から病理組織像を類推する姿勢が大事である．

3 拡大観察（NBI）

- NBI（narrow band imaging）観察の利点としては，ワンタッチのボタン操作で瞬時に切り替わり，色素が不要で簡便なことや，病変表面に粘液が付着していても，薄ければそれを透過して表面構造の情報が得られることである．
- NBI拡大観察において vascular pattern と surface pattern を評価し，病変の質的・量的診断を行う．
- 大腸拡大NBI分類については，統一分類として JNET（The Japan NBI Expert Team）大腸拡大NBI分類（図3）が提唱されている．NBIによる拾い上げ診断については，EVIS LUCERA ELITE システムでは遠景でも明るいNBI観察が可能となり，有用性が報告されている[6]．

先輩ドクターのアドバイス　NBI拡大観察においては，まず surface pattern を評価するために focus を合わせて詳細に観察し，その後に vascular pattern を評価するほうがよい．

文　献

1) 岡 志郎ほか：大腸病変の拾い上げ診断．症例で身につける消化器内視鏡シリーズ　大腸腫瘍診断（改訂版）．田中信治（編），羊土社，東京，p57-61，2014
2) 佐野村誠ほか：早期大腸癌の深達度診断　通常内視鏡診断．胃と腸 50：664-675, 2015
3) 斉藤裕輔ほか：通常内視鏡による大腸sm癌垂直浸潤距離1,000μmの診断精度と浸潤所見—大腸癌研究会「内視鏡摘除の適応」プロジェクト研究班結果報告．胃と腸 40：1855-1858, 2005
4) 永田信二ほか：色素撒布．見逃しのない大腸内視鏡の挿入・観察法．田中信治（監），日本メディカルセンター，東京，p181-186, 2012
5) 工藤進英ほか：大腸腫瘍の拡大観察　V_I型 pit pattern の分析および診断に関するコンセンサス　工藤班研究成果を踏まえて．胃と腸 41：1751-1761, 2006
6) Horimatsu T et al : Next-gererarion narrow band imaging system for colonic polyp detection : a prospective multicenter randomized trial. Int J Colorectal Dis 30：947-954, 2015
7) 斉藤　豊ほか：大腸病変に対するNBI分類とその診断における有用性　大腸NBI分類国内統一への取り組みと経過．INTESTINE 17：223-231, 2013

［佐野村　誠］

各論　第Ⅱ章　下部消化管内視鏡
観察

5. 所見の記入方法

> **ここがポイント！**
> - 直腸病変では，位置と肛門縁および歯状線からの距離の記載が重要である
> - LSTは肉眼型分類には含まれない
> - 潰瘍性大腸炎の活動期の内視鏡所見として，小黄色点などを理解すること

1 病変の部位と大きさ，色調などを記載する

- 大腸は長い管腔臓器であり，個人差もあるため，次回検査のためにも病変の部位の記載は重要である．観察部位は肛門側から順に，肛門管，直腸［下部直腸 Rb，上部直腸 Ra，直腸 S 状部（RS）］，S 状結腸，下行結腸，脾弯曲部，横行結腸，肝弯曲部，上行結腸，盲腸，終末回腸となる．
- 深部大腸で病変がひだ裏などに存在する場合，目印となる部位からの距離などを記載しておくとよい．また S 状結腸の病変では，スコープを直線化した状態での肛門縁（anal verge：AV）からの距離も指標となる．
- 特に直腸病変については，術式の関係上，前壁・後壁・左壁・右壁などの位置の記載とともに，肛門縁および歯状線（dentate line：DL）からの距離の記載も重要である．
- 大きさについては，生検鉗子やメジャー鉗子を用いて測定するのが正確である．大きな病変については，おおよその周在率や長径も記載する．
- また，色調については発赤や褪色調などの記載をする．

2 肉眼型などの記載法

- 大腸の上皮性腫瘍については，『大腸癌取扱い規約』[1]に従い，（図1, 2）のように記載する．LST（laterally spreading tumor）とは「最大径 10 mm 以上の側方（表層）拡大型腫瘍性病変（表1）」を表す用語であり，肉眼型分類には含めない．
- 腫瘍の発生と発育進展を考慮して，内視鏡的な PG（polypoid growth type），NPG（non polypoid growth type）[3]として付記することもある．

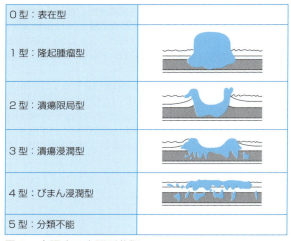

図1　大腸癌の肉眼型分類
［大腸癌研究会（編）：大腸癌取扱い規約（第8版），2013］

5. 所見の記入方法　各論

図2　0型（表在型）の亜分類：早期癌（腺腫）の肉眼形態分類

Ⅰ型（隆起型）		Ⅰp（有茎性）	pedunculated
		Ⅰsp（亜有茎性）	subpedunculated
		Ⅰs（無茎性）	sessile
Ⅱ型（表面型）		Ⅱa（表面隆起型）	flat elevated
		Ⅱb（表面平坦型）	flat
		Ⅱc（表面陥凹型）	depressed

［岡　志郎ほか：大腸腫瘍の肉眼型．見逃しのない大腸内視鏡の挿入・観察法，田中信治（監），日本メディカルセンター，東京，p25，2012］

表1　LSTの細分類と肉眼型分類との関係

LST細分類	肉眼型分類
LST granular（LST-G）	
homogenous type（顆粒均一型）	0-Ⅱa
nodular mixed type（結節混在型）	0-Ⅱa，0-Ⅰs+Ⅱa，0-Ⅱa+Ⅰs
LST non-granular（LST-NG）	
flat elevated（扁平隆起型）	0-Ⅱa
pseudo-depressed type（偽陥凹型）	0-Ⅱa+Ⅱc，0-Ⅱc+Ⅱa

(Kudo S et al：Nonpolypoid neoplastic lesions of the colorectal mucosa. Gastrointest Endosc 68：S3-47, 2008 を改変)

先輩ドクターのアドバイス　インジゴカルミン散布により病変の陥凹や凹凸が明瞭となるため，早期大腸癌の肉眼型の診断はインジゴカルミン散布像にて行う．その際，組織発生や腫瘍・非腫瘍の違いを考慮せずに全体像として判定する．また，病理組織にて進行癌であっても肉眼型は変更されない．

3 潰瘍性大腸炎の所見の記載

- 潰瘍性大腸炎の内視鏡所見については，病変の拡がりによる病型分類（全大腸炎，左側大腸炎，直腸炎，右側あるいは区域性大腸炎）と病期の分類（活動期，寛解期）を判定する．活動期内視鏡的所見（表2）は軽度，中等度，強度に分類される[4]．また，切除標本のMatts分類（表3）[5]が使用されることもある．

表2　潰瘍性大腸炎の活動期内視鏡的所見—診断基準による分類

軽度	血管透見消失，粘膜細顆粒状，発赤，小黄色点
中等度	粘膜粗糙，びらん・小潰瘍，易出血性（接触出血），粘血膿性分泌物付着，そのほかの活動性炎症所見
強度	広範な潰瘍，著明な自然出血

［厚生労働省科学研究費補助金難治性疾患克服研究事業「難治性炎症性腸管障害に関する調査研究」班（渡辺班）：潰瘍性大腸炎・クローン病—診断基準・治療指針．平成23年度分担研究報告書別冊．p1-3，2012］

- 病理所見用紙には，どのような所見を呈する病変から採取したのか，あるいは健常部から採

表3 潰瘍性大腸炎の内視鏡分類—Matts分類

1	正常
2	軽度の顆粒状粘膜，軽度接触出血
3	著明な顆粒状粘膜，粘膜浮腫，接触出血，自然出血
4	出血を伴う活動性潰瘍

(Matts SGF : The value of rectal biopsy in the diagnosis of ulcerative colitis. Quart J Med 120 : 393-407, 1961)

取したのかなど，病歴や経過を含めて詳細に記載する必要がある．

 潰瘍性大腸炎のサーベイランスにおいては，炎症の持続がcolitic cancer/dysplasiaの危険因子であり，その診断には拡大内視鏡観察が有用である．

文献

1) 大腸癌研究会（編）：大腸癌取扱い規約（第8版），金原出版，東京，2013
2) Kudo S et al : Nonpolypoid neoplastic lesions of the colorectal mucosa. Gastrointest Endosc **68** : S3-47, 2008
3) Shimoda T et al : Early colorectal carcinoma with special reference to its development *de novo*. Cancer **64** : 1138-1146, 1989
4) 厚生労働省科学研究費補助金難治性疾患克服研究事業「難治性炎症性腸管障害に関する調査研究」班（渡辺班）：潰瘍性大腸炎・クローン病—診断基準・治療指針．平成23年度分担研究報告書別冊．p1-3, 2012
5) Matts SGF : The value of rectal biopsy in the diagnosis of ulcerative colitis. Quart J Med **120** : 393-407, 1961

［佐野村　誠］

観察

6. 大腸部位別の観察のコツ

> **ここがポイント！**
> - 終末回腸まで観察し，虫垂開口部の観察も忘れないこと
> - 屈曲部やハウストラが大きい部位では，死角を常に意識すること
> - 直腸の解剖を理解し，反転操作を含めて観察すること

1 挿入時の観察

- 一般に大腸内視鏡観察は抜去時に行うが，屈曲部に存在する病変では，空気量の関係で抜去時よりも挿入時に全体像が観察しやすい場合もあり，状況に応じて挿入時にも数枚程度撮影しておくことも有用である．
- また，進行癌などにより全周性狭窄をきたしている場合は，機械的刺激による出血の可能性が高いため，病変を通過する前に撮影しておく必要がある[1]．

2 終末回腸の観察

- 小腸の粘膜面には粘膜，粘膜下層からなる輪状ひだが存在し，通常内視鏡観察でも長さ1 mm の絨毛が観察される[2]．また，小腸には孤立リンパ小節が散在し，回腸ではこれが集まって集合リンパ小節を形成する．特に若年者では，終末回腸にはリンパ濾胞が多数みられることが多い[3]．
- 終末回腸は病変の多い部位である．Crohn 病など炎症性腸疾患を疑う患者では必ず観察する必要がある．悪性リンパ腫などの腫瘍性病変を認めることもあるため，可能な限り終末回腸まで挿入すべきである．

3 盲腸の観察

- 回盲弁（Bauhin 弁）は上唇と下唇からなるひだ状の弁であり，大腸の内容物が小腸へ逆流するのを防止する機能を有する[3]．なお，盲腸と上行結腸の境界は回盲弁の上唇である．
- 盲腸の観察においては，盲腸底部までスコープを挿入し，回盲弁下唇の裏側，虫垂開口部を含めて詳細に観察することが重要である．虫垂開口部では，上皮性腫瘍のほか，潰瘍性大腸炎の虫垂開口部病変，虫垂粘液産生腫瘍による粘膜下腫瘍様隆起，急性虫垂炎に伴う発赤や隆起，膿流出など多彩な所見が観察されることがある．

4 上行結腸の観察

- 上行結腸は回盲弁上唇から肝弯曲部までの後壁が後腹膜に固定された臓器である．
- 盲腸～上行結腸の観察は背臥位または左側臥位で行う．上行結腸は半月ひだがよく発達しているため，直線的な走行にもかかわらず内視鏡観察上盲点が多くなる部位であり，ひだ裏の死角を常に意識して観察を行う．上行結腸は管腔が広いため，反転操作を行ってもよい[1]．

5 屈曲部の観察

- 肝弯曲部では，肝臓が薄い腸管壁を透して青斑として観察される[3]．
- 肝弯曲部や脾弯曲部など屈曲の強い部位では，空気量の調整や体位変換を利用し，対側の腸管壁にスコープを押し当てながら覗き込むように観察したり，適宜，反転操作を行って観察する．

95

> **先輩ドクターのアドバイス**
>
> ひだ裏の病変に対しては，手前のひだを生検鉗子で押さえつけることにより，病変が観察しやすくなる．適宜，先端フードを装着したり，内視鏡の反転操作にて観察することも有用である．反転操作の際は，反転解除時にもスコープで腸管を傷つけないよう細心の注意を払う必要がある．

6 横行結腸の観察

- 横行結腸は腸間膜に覆われた腹腔内臓器で，腸間膜の根部が後腹膜に付着しているだけの臓器であるため，可動性に富み，長さも個人差が大きく，術後の癒着を起こしやすい[3]．
- 横行結腸の観察は背臥位（または左側臥位）で行う．横行結腸中部の屈曲部における死角に注意する．

7 下行結腸の観察

- 下行結腸は脾弯曲部から SD junction までの後腹膜に固定された臓器である．
- 下行結腸の観察は背臥位，もしくは背臥位で左腰を少し上げた体位で観察する．スコープが直線化して挿入されていれば，SD junction をはっきり認識できないこともある．

8 S 状結腸の観察

- S 状結腸は直腸と下行結腸の間の間膜を有する区間を指す．間膜で付着しているだけなので，可動性に富み，個人差が大きく，炎症波及や手術後の癒着，生理的癒着を起こしやすい部位である．
- S 状結腸の観察は背臥位（または左側臥位）で行う．S 状結腸を短縮して挿入しているときには，十分に送気しながら観察を行い，また少しループを形成して腸管を伸展させながら観察すると死角が少なくなる[1]．

9 直腸の観察

- 解剖学的肛門管は肛門縁（anal verge：AV）から歯状線（dentate line：DL）までであり，外科的肛門管は歯状線より口側にある恥骨直腸筋付着部上縁までを含める[3]．
- 内視鏡を肛門から挿入すると直腸膨大部の内腔に上・中・下 Houston 弁（直腸横ひだ）がみられる．上・下 Houston 弁は左側にあり，右側にある中 Houston 弁は腹膜反転部にほぼ一致するため，ここまでが下部直腸（Rb）と考えてよい．上部直腸（Ra）は腹膜反転部から第 2 仙椎下縁の高さまで，直腸 S 状部（RS）は第 2 仙椎下縁の高さから岬角の高さまでとされているが，内視鏡的に内腔から厳密に区分するのは難しい[2]．
- 直腸の観察は左側臥位で行う．直腸は病変が多い部位であるが，特に下部直腸の後壁側は接線方向となるため観察が困難である．そのため，スコープの反転操作による観察が重要である．Houston 弁手前で直腸壁にスコープの先端を直角に当てるようにしながら，ゆっくりアップアングルを上げながらスコープを少しずつ押していき，アングルが最大になったら右手でスコープを軸方向に回転させる．操作の際，抵抗がある場合や苦痛を訴える場合には無理をせず，必要に応じて細径スコープや軟らかいスコープに変更する．なお，反転の解除は上記操作の逆であり，アングルをニュートラルにして引き抜く[1]．

> **先輩ドクターのアドバイス**
>
> 内痔核の観察など，近接し過ぎた状態では focus が合わないことがある．その際，拡大機能を用いれば focus が合った画像が容易に撮影できる．

文 献

1) 岡　志郎ほか：観察時のコトとポイント．見逃しのない大腸内視鏡の挿入・観察法，田中信治（監），日本メディカルセンター，東京，p167-180, 2012
2) 金尾浩幸ほか：大腸の解剖について．見逃しのない大腸内視鏡の挿入・観察法，田中信治（監），日本メディカルセンター，東京，19-23, 2012
3) 浦上尚之ほか：大腸の解剖．スキルアップ大腸内視鏡 診断編，田中信治（編），中外医外学社，東京，p1-8, 2010

［佐野村　誠］

7. 上級医に交代するタイミング

> **ここがポイント！**
> - 大腸内視鏡挿入では決して無理をせず，上級医への交代を躊躇してはならない
> - 反転操作は無理をせず，反転の解除まで丁寧に行うこと
> - 腸管穿孔時の対処について理解しておくこと

1 深部挿入できないとき

- 大腸内視鏡検査前に，前回内視鏡検査所見，腹部手術歴の有無，年齢（高齢者，若年者），患者の体型（高度肥満，やせた女性など）を確認し，挿入困難症例かどうかを予測し，挿入の状況を自分なりにイメージすることが重要である．
- 検査では必要に応じて，内視鏡用炭酸ガス送気装置（CO_2 送気），硬度可変機能を有する内視鏡を使用し，患者の苦痛軽減に努める．
- 大腸内視鏡検査では，内視鏡システムに装備されているタイマーなどにより，挿入時間（および抜去時間）を計測するのが望ましい．例えば 15 分を経過して S 状結腸を直線化して越えていない状況であれば上級医に交代するなど，ある程度のルールを設定しておくのがよい．
- 腸管癒着や多発大腸憩室などにより挿入が困難である場合，無理な操作により腸管穿孔をきたすことがある．そのため，丁寧な内視鏡操作によっても挿入が困難であった場合，早めに上級医に交代するべきである．勇気ある撤退の判断も必要であり，CT colonography や注腸検査での代用も考慮される．
- 結腸過長症などのため挿入が困難である場合，用手圧迫法，深吸気，体位変換などの補助手段を用い，それでも深部挿入が困難である場合は上級医に交代する．
- 大腸内視鏡検査の際，鎮静薬を使用して sedation 状態で施行することがあるが，"conscious sedation（意識下鎮静法）"が基本である．過度な鎮静薬や鎮痛薬の使用は厳に慎むべきであり，『Sedation ガイドライン』[1]などに従い，適正使用量を順守し，疼痛・苦痛のため使用量が多くなるようであれば，早めに上級医に交代する．

2 反転操作で抵抗があるとき

- 直腸や上行結腸などで反転操作を行うときに抵抗があったり，患者が苦痛を訴えた場合，決して無理をせず，上級医に交代することを考慮すべきである．反転操作により腸管損傷や穿孔をきたす場合もある．

3 観察困難な病変の精査をするとき

- ひだ裏などで観察困難な病変の精査をする場合，空気量の変化や生検鉗子を使用しても観察が困難である場合，上級医に交代して観察してもらうことも必要である．反転操作などを併用して診断する必要性を考慮してもらう．
- 粘液付着が強い病変の場合，安易にインジゴカルミンを散布すると逆に診断が困難になる．インジゴカルミンを散布する前によく水洗し，状況によっては上級医に交代する．
- また，早期大腸癌で深達度診断が必要となる精査内視鏡検査においては，自分に自信がなければ上級医に交代を申し出るべきである．稚拙な内視鏡検査により患者に不利益を与えてはならない．

7. 上級医に交代するタイミング　各論

4 腸管穿孔したとき

- スコープ挿入中や抜去中に深い裂孔や，その内部に黄色の脂肪組織や腹腔内が観察された場合，腸管穿孔と診断される．その場合，可能であればクリップによる縫縮術を考慮する[2]．腸管全層が欠損している部分を閉じる手技であるため，クリップを強く押しつけても力は腸管壁にうまく伝わらず，クリップは穿孔部を通り越して腸管壁を貫通してしまう．このため，穿孔部の大きさに応じたクリップを選択し，押しつける力を適度にコントロールする必要がある[3]．高度な内視鏡技術を要するため，直ちに上級医への交代を考慮する．
- 穿孔時には腸管内容物を速やかに吸引して，脱気する．なお，内視鏡挿入時の穿孔は大きな裂創となるため，外科的手術を要する場合が多い．そのため，穿孔部の把握，腹腔鏡手術も考慮して，マーキングクリップや点墨を施行する．
- また，内視鏡挿入に伴う腸管穿孔のほか，粘膜裂傷や内視鏡治療に伴う穿孔もあり，適宜上級医と交代して速やかに対処する必要がある．

トラブル対処法 腸管穿孔に対するクリップ縫縮術は，最初のクリッピングが最も重要である．適切な部位にタイミングよくクリッピングを施行し，クリップによる完全縫縮を目指す．その際，患者の状態にも十分留意して決して無理はせず，クリップ縫縮術に固執することなく外科的手術も考慮する．

文献

1) 峯　徹哉ほか：Sedationガイドライン．消化器内視鏡ガイドライン（第3版），日本消化器内視鏡学会卒後教育委員会（編），医学書院，p37-44，2006
2) 五十嵐正広ほか：大腸内視鏡ガイドライン．消化器内視鏡ガイドライン（第3版），日本消化器内視鏡学会卒後教育委員会（編），医学書院，p94-104，2006
3) 河野弘志：トラブルシューティング　こんなときどうする？　穿孔してしまった！Strategy 1．こうすれば上手くいく！　大腸内視鏡挿入の基本とトラブルシューティング．樫田博史ほか（編），羊土社，東京，p212-217，2012

［佐野村　誠］

各論　第Ⅱ章　下部消化管内視鏡
治療

1. ポリペクトミー・EMRの適応

> **ここがポイント！**
> - 6 mm以上の大腸ポリープが内視鏡治療の適応とされるが，5 mm以下の病変であってもⅡcについては，癌の頻度が高く内視鏡的治療が望ましい
> - スコープの操作性が安定した状態で，病変を6時方向にもってきて処置をする
> - スネアリングには"スネアの腰"を利用する
> - EMRの肝は局注であり，きれいな膨隆を作るテクニックを習得する
> - 出血，穿孔の予防と対処法を理解しておく

1 ポリペクトミー・EMRの適応病変

- 『大腸ポリープ診療ガイドライン2014』[1)]では，径6 mm以上の腺腫性病変は，大きさ5 mm以下の病変と比較して癌の頻度が高くなり，また形態学的に腺腫と癌の鑑別が困難であることがしばしばみられるため，内視鏡的摘除が強く推奨されている．また，5 mm以下の病変であっても平坦陥凹型病変（いわゆるⅡc）については，癌の頻度が高く内視鏡的治療が望ましいとされている．
- 逆に，憩室の反転など穿孔のリスクの高い病変，大きくスネアがかけられないような病変，粘膜下腫瘍，non-lifting sign陽性の病変，SM深部浸潤が疑われるような病変では，治療の目的が達成できないためポリペクトミー・EMRの禁忌である．

> **ココに注意！** ポリペクトミー・EMR適応病変に術前生検は必要ない．大腸ポリープは拡大内視鏡を含む詳細な観察で治療適否など十分術前診断が可能である．むしろ生検することで瘢痕化し，内視鏡治療の難易度が極端に上がってしまうことがあるので注意が必要である．

2 ポリペクトミーの実際

- ポリペクトミーはポリープ茎部にスネアをかけ焼灼切除する方法である．よって，肉眼型がⅠpおよびⅠspの病変がよい適応となる．

> **ココに注意！** 特にⅠspでSM癌が疑われる場合は，粘膜下局注を施行しEMRに変更する必要がある．仮に茎部に浸潤していた場合，ポリペクトミーでは断端陽性になってしまう可能性があるからだ．

a 病変観察と至適条件の確保

①スコープがしっかりと直線化し，できるだけ安定した操作性が確保できる状態にする．
②周囲の腸液を十分に吸引する．視野の確保だけでなく，もし穿孔してしまった場合の腹膜炎予防にもなる．また，水没は通電の妨げとなるため，それを避ける意味もある．
③病変全体の観察を行い，癌の所見の有無，茎部の長さ，茎基部位置確認を行う．
④重力により茎部が伸ばされ，茎基部もしっかりと視認できる体位に変換する．
⑤スコープを回して病変が6時方向にくるようにする．

> **先輩ドクターのアドバイス** 大きなポリープで茎が太く，そのなかに太い栄養血管の存在が予想される場合，出血予防目的で留置スネアを使用する．留置スネアはその後の処置を考慮できるだけ茎基部に近いところに留置するように心がける．留置スネアがうまくかかると頭部がみるみるうちに暗赤色に変わるので，その効果が見て取れる．しかし，留置スネアは腰が弱く思いのほか扱いが難しいので，最初は上級医に交代したほうがよい．

b 病変の切除

①スネアを開き，病変頭部をくぐらせ茎部に持っていく．

1. ポリペクトミー・EMRの適応　各論

先輩ドクターのアドバイス　このとき頭部の大きな病変でスネアをくぐらせるのが難しい場合は，スネアの腰を利用しスコープの操作でくぐらせるようにする．また途中で頭部にスネアが引っかかることもあるが，小刻みにシースを動かしスコープ操作で滑らすようにくぐらせるとうまくいく．

②スネアを閉じて病変茎部を絞扼する．Ⅰsp病変の場合は，少し肛門側をシースで押し付けて絞扼すると十分なマージンを確保できる．また，Ⅰp病変の場合は茎基部の少し上，あるいは茎部の下1/3程度のところを目安に絞扼すると，安全かつ十分なマージンを確保できる．

③通電しながらスネアを閉じ，焼灼切除する．高周波電流は切開・凝固混合波，あるいは凝固波単独で凝固能が比較的高い設定とする．

オススメ習得法　通電切除時間が不十分であると，止血効果が低くなり出血の原因となる．かといって長すぎると熱変性が深部にまでおよび穿孔の原因となる．まずは上級医の処置についてスネア操作をマスターすることがポリペクトミー・EMRへのファーストステップである．

④切除後は遺残がないことを画像強調・拡大観察を用いて確認する．また，出血や露出血管を認める場合はクリッピングで切除部位を縫縮する（後述）．
⑤病変を回収する．

3 EMRの実際

- EMRは粘膜下に局注し病変を浮かせた状態で，その基部をスネアで絞扼し焼灼切除する方法である．EMRの適応は，Ⅰs，Ⅰspあるいは表面型で，癌が疑われるなど正常粘膜を含めた完全切除が望ましい病変である．
- 内視鏡切除術は分割切除では遺残再発率が高くなるため，一括切除が基本である．EMRで一括切除できる大きさは一般的に20 mmまでといわれていることから，20 mmまでの病変がEMRの適応で，それ以上になるとESDを考慮する必要がある．しかし，ESDは時間がかかり，安全性や医療コストも鑑みると，異型度の低い腺腫性病変の場合は20 mmを越えるような病変でも分割EMRで十分と考えられる．いずれにしろ，初級者はまず20 mmまでの一括切除可能な病変を対象にEMRの技術を磨こう．

a 病変観察と至適条件の確保
- 基本的にポリペクトミーの項と同様である．

b 局注
- EMRの成否は局注で決まるといっても過言ではない．適切な穿刺の位置，局注量などしっかりと身につけよう．局注液の基本は生理食塩水であるが，分割EMRや時間がかかりそうな病変には，膨隆保持力の強いグリセオールやヒアルロン製剤を用いる．

1）穿刺位置を決定
- 通常は病変手前の肛門側近傍であるが，ひだ裏で手前に局注すると病変の視認が困難になることが予想される病変や大きな病変の場合は，口側辺縁から局注を開始する．

先輩ドクターのアドバイス　病変部を穿刺することに関しては反対もあったが，最近は腺腫性病変では問題ないだろうとする意見も多い．たしかに大きな病変では病変中央部への局注が必要なこともある．しかし，初級者のうちはできるだけ避けたほうが無難であろう．

2）局注針を穿刺し局注する
- 少し深部までしっかり穿刺し，少し抜きながらゆっくり局注し，先端が至適深度になったらその位置を保持する．以下の点に注意しながら局注するときれいな膨隆ができる．
①できるだけ1回の穿刺で全体を膨隆させる．

②局注量は必要最低限とし，入れすぎには注意する．目安は病変周囲の正常粘膜が少し膨隆する程度である．多すぎると逆に病変を絞扼しにくくなる．
③膨隆頂部の少し肛門側に病変の中心がくるようにするとスネアリングがしやすい．

先輩ドクターのアドバイス 局注針先端が至適深度になったら，スコープアングルを少しアップにして，病変を持ち上げながら形を整えるように局注液を注入するときれいな膨隆をつくりやすい．

c 病変の切除
①スネアを完全に開き鉗子口内に引き込んだ状態で待機する．
②病変にスネアをかぶせる．大きな病変ではスネア先端を口側正常粘膜に固定し，ゆっくり開いたスネアを鉗子口から出しながらその腰を使って病変全体が含まれるようにする．
③十分に正常粘膜を含むように病変をスネアで絞扼する．

先輩ドクターのアドバイス このときシースを押し付け気味にすると正常粘膜を含めて絞扼しやすい．また，少し吸引しながらスネアを閉じるとスネアがすべりにくくなり，大きな病変でも絞扼できる．

④少しスネアを持ち上げ，通電しながら短時間に一気にスネアを閉じ焼灼切除する．

先輩ドクターのアドバイス もし，少しでも筋層も絞扼している可能性があるなら，空気を入れて腸管を伸展し，いったんスネアを少し緩めて再絞扼するべきである．こうすることで筋層の巻き込みを外すことができる．

⑤切除後は遺残がないことを画像強調・拡大観察を用いて確認するが，もし遺残が疑われた場合には，追加で EMR をするか，Hot or Cold Biopsy や APC 焼灼を追加し完全に切除する．

先輩ドクターのアドバイス 内視鏡治療後のクリッピングによる潰瘍底縫縮の穿孔・出血予防などの有効性に定説はないが，小さな病変でも動脈性出血を認めた場合はもちろん，露出血管を認めた場合も施行しておいたほうが無難であろう．

⑥病変を回収する．

オススメ習得法 今や全国でハンズオンセミナーが開催されている．積極的に参加して上級者のテクニックを盗もう．決してハードルの高いセミナーばかりではなく，特に動物臓器を使ったモデルは初級者でも参加しやすくお勧めである．

4 ポリペクトミー・EMR の偶発症とその対策

- 内視鏡治療に伴う重篤な偶発症の発生頻度は 0.3% 以下で，死亡については 0〜0.09% と報告されている．ポリペクトミー・EMR の偶発症として特に重要なものは，出血と穿孔である．

a 出血
- 治療前に肝硬変や腎不全の有無など，出血しやすい全身状態か否かを確認しておく．抗血栓薬服用者に対しては，日本消化器内視鏡学会からガイドラインが示されているのでそれに準じて施行することが推奨される．
- 術中出血に対しては，トロンビン散布，APC，クリッピングなどの止血法でほとんどの場合完全止血可能であるが，どうしても止血できない場合は IVR，さらには緊急開腹手術も考慮する．
- 後出血率の頻度はポリペクトミー，EMR でそれぞれ 1.6%，1.1〜1.7% といわれている．1週間程度は後出血の可能性があるので，その旨を患者に説明しておく．また，飲酒は出血を助長するので，術後は避けたほうがよい．

先輩ドクターの アドバイス	大腸の腸管壁は薄いため止血鉗子による凝固止血はできるだけ避け，クリッピングをメインにしている．クリッピングは1本目が非常に重要である．しっかり出血点を同定して，一撃で仕留めるように心がける．

b 穿 孔

- 頻度はポリペクトミー，EMRでそれぞれ術中穿孔率0.05%，0.58〜0.8%といわれている．術中穿孔が発生した場合は，穿孔部位が上となる体位ですみやかにクリッピングにて完全縫縮を試みる．完全縫縮が可能であれば，全身状態を十分管理し絶食，抗菌薬投与で保存的加療できる可能性が高いが，状態増悪時にすみやかに対応できるよう，外科との連携を取っておくことを忘れないようにする．

- 非常にまれではあるが，遅発性穿孔も気を付けなければならない．遅発性穿孔はほとんどの場合24時間以内に発生し，微小穿孔の場合は保存的に治療も可能なこともあるが，外科的手術が必要になる症例も多いため，この場合も外科とのすみやかかつ綿密な連携が必要である．

文 献
1) 日本消化器病学会（編）：大腸ポリープ診療ガイドライン2014，南江堂，東京，2014
2) 日本消化器内視鏡学会卒後教育委員会（編）：消化器内視鏡ハンドブック，日本メディカルセンター，東京，2012
3) 田中信治ほか：大腸ESD/EMRガイドライン．Gastroenterol Endosc **56**：1598-1617, 2014

[桑井 寿雄]

2. Cold polypectomy（CP）とは

> **ここがポイント！**
> - CP には cold forceps polypectomy（CFP）と cold snare polypectomy（CSP）がある
> - 高周波装置が必要なく簡便に施行可能で，熱変性による組織ダメージがないことから，後出血や穿孔など偶発症が少なく安全である
> - 画像強調・拡大観察による切除辺縁の遺残組織の有無の観察が必須である
> - 切除後病変回収率，遺残再発率など今後解決・解明されなければならない問題点も残っている

1 CP とは

- CP には大きく分けて 2 種類の方法がある．鉗子を用いて生検の要領で切除する CFP と，スネアによる機械的絞扼のみで切除する CSP である．
- CP は大きなポリープを切除することはできないが，比較的小さなポリープに対しては高周波装置が必要なく簡便に施行可能で，熱変性による組織ダメージがないことから，後出血や穿孔など偶発症が少なく安全であると報告されている[1]．

2 CP の実際

a CFP

1）適応病変
- CFP の対象病変として定説はないが，一般的には大きさが 3〜5 mm 以下で，NBI など画像強調・拡大観察で腺腫性病変と考えられる病変であろう．

2）切除方法（図 1）
- 基本的には通常の生検操作と同じである．目的とする病変を 6 時方向にもっていき，生検鉗子を腸管壁に沿った方向に回転させる．鉗子を出しすぎることなく内視鏡操作で病変に近づき，できる限り分割になることなく一括で病変を掴み切除する．

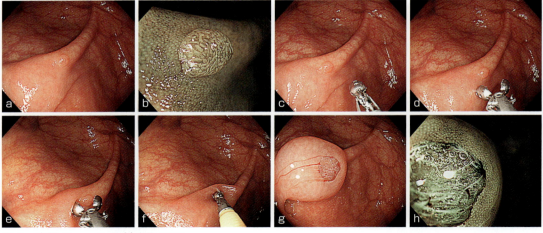

図 1 盲腸 3 mm Is に対する CFP
a, b：NBI 拡大観察で腺腫性病変と診断できる．c：ジャンボ鉗子を用いる．d：腸管壁に沿った方向に回転させ全開から少し閉じた状態とする．e, f：鉗子をポリープに少し押し当て病変全体が入るように，粘膜下層までしっかりとつかみ切除する．g：切除後潰瘍に送水することで局注したような膨隆を形成することができる．h：NBI 拡大観察で遺残がないことを確認して終了する．

| 2. Cold polypectomy（CP）とは　　各論

> **先輩ドクターのアドバイス**
> ある程度の大きさの病変を一括切除するには少しコツが必要である．まず，カップ径の大きなジャンボ鉗子を使用すること．次に，鉗子は全開ではなく，全開から少し閉じた状態で病変の肛門側に少し押し当て，ゆっくり鉗子を閉じていくと同時に押し進め，病変全体をカップのなかに入れるようにする．これは介助者との連携作業となり，内視鏡操作者だけでなく介助者とともに修練する必要がある．

3）切除後観察

- 切除後は送水機能で切除潰瘍を洗浄すると，粘膜下に局注されたような状態となり，圧迫止血効果が期待できるとともに切除辺縁の観察が容易になる．
- CP は切除辺縁の burning effect が期待できないため，画像強調・拡大観察による切除辺縁の遺残組織の有無の評価が必須である．
- 一括切除が理想であるが，遺残を認めた場合は追加で切除し，確実に遺残をなくす必要がある．
- 切除後勢いのある動脈性出血を認めるなど，余程のことがない限り予防的なクリッピングなどは必要ない．

b CSP

1）適応病変

- 肉眼型ではⅠs，Ⅰsp およびⅡa 病変が適応とされるが，Ⅰp は動脈性出血の危険性があり避けるべきとの意見が多い．また，大きさは 8〜10 mm 以下が適応といわれている．
- CBP よりも画像強調・拡大観察での術前診断は重要で，腺腫性病変と考えられる病変のみ対象とし，少しでも悪性の所見があれば適応外とみなし，通常の EMR を選択すべきである．

2）切除方法（図2）

- 目的とする病変を 6 時方向にもっていき，スネアを開き病変にかぶせる．シースで少しだけ病変手前を押さえて正常粘膜を含むようにゆっくりと絞扼していく．
- 切除時は，スネア絞扼にしっかり力が伝わるように，鉗子口と介助者の間のシースがたわみなく直線化した状態で一気に切除する．

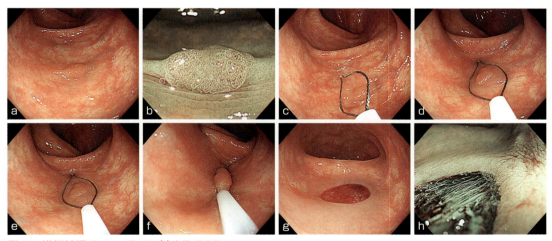

図2　横行結腸 6 mm Ⅱa に対する CSP
a, b：NBI 拡大観察で腺腫性病変と診断できる．c：10 mm のスネアを用いる．d：ポリープを中心に広げたスネアを少し押し当てる．e, f：少しシースを押し付けると同時に吸引をかけ正常粘膜を含めてスネアリングする．g：切除後潰瘍の辺縁は熱凝固を加えないためスパッと切れている．h：NBI 拡大観察で遺残がないことを確認して終了する．

- 必ず病変を一括切除するようにし，分割切除になるようであれば躊躇なく通常のEMRに変更する．

> **先輩ドクターのアドバイス**　空気をパンパンに入れてしまうと，正常粘膜を含めてきれいにスネアで絞扼するのが難しい．過伸展を避け，少し空気を抜いた状態で径の小さなスネアを用いるのがコツである．

3) 切除後観察
- 切除後の行程はCFPと同様なのでCFPの項を参考にしていただきたい．CSPでも画像強調・拡大観察による切除辺縁の遺残組織の有無の観察が必須である．

> **ココに注意！**　CSPできれいに切除できた後でも，潰瘍底の中央に索状物のようなものが残ることがある．「取り残し？」「血管？」などと少し不安に思うところもあったが，先日これに関する詳細な検討が発表され，遺残や血管は含まれていないという結論がでた[2]．

3 CPの問題点と今後

- 前述のようにCPは，簡便にかつ安全に施行可能であるが，今後解決されなければならない問題点が残っている．
  ① 切除後病変回収率の低さ：CFPに関しては問題ないが，CSPでは20％程度も紛失してしまうとの報告もある
  ② 病理組織学的な断端検討の難しさ
  ③ 遺残再発率が不明
- 最近になり，わが国でもCPに対する関心が急速に増加している．またCFPのための大きなカップの生検鉗子やCSP専用のスネアも販売が開始され，環境が徐々に整いつつある[3,4]．上記のような問題が今後解決されれば，わが国においても10 mm以下の大腸ポリープに対する内視鏡的切除術としてCPが標準治療となっていくと思われる．

> **先輩ドクターのアドバイス**　このところCPの諸問題を解決するべく多数の論文が報告されている．ポリープの切除後の"fly away"を避けるため，吸引孔に引き込んでから切除する方法[5]や，平坦な病変に関しては病変を吸引し少し隆起を作ってスネアで絞扼する方法[6]などである．しかし，切除する瞬間が目視できないことや，病変自体を傷つけてしまうことに違和感をぬぐえず，結局通常通りの手順で施行している．

文献

1) Repici A et al : Safety of cold polypectomy for <10 mm polyps at colonoscopy : a prospective multicenter study. Endoscopy 44 : 27-31, 2012
2) Tutticci N et al : Characterization and significance of protrusions in the mucosal defect after cold snare polypectomy. Gastrointest Endosc 82 : 523-528, 2015
3) Draganov PV et al : Randomized, controlled trial of standard, large-capacity versus jumbo biopsy forceps for polypectomy of small, sessile, colorectal polyps. Gastrointest Endosc 75 : 118-126, 2012
4) Horiuchi A et al : Prospective, randomized comparison of 2 methods of cold snare polypectomy for small colorectal polyps. Gastrointest Endosc 82 : 686-692, 2015
5) Deenadayalu VP et al : Colon polyp retrieval after cold snaring. Gastrointest Endosc 62 : 253-256, 2005
6) Din S et al : A randomized comparison of cold snare polypectomy versus a suction pseudopolyp technique. Endoscopy 47 : 1005-1010, 2015

［桑井　寿雄］

各論

治療
3. ESD の適応

> **ここがポイント！**
> - 食道や胃の ESD に比較して難易度が高い
> - 2012 年 4 月から（ようやく）保険適応となった
> - 大腸 ESD の適応は，ざっくり言うと「一括で切除をしたいが EMR やポリペクトミーでは切除できない病変」である

1 大腸 ESD の位置づけ

- 内視鏡治療には前述したポリペクトミーや EMR といった手技があるが，いずれもスネアをかけて摘除する手技である．スネアの直径は 2〜3 cm しかないため，ポリペクトミーや EMR の治療対象はスネアをかけられる病変，つまり直径が 2 cm 程度までの病変となる．
- 近年，2 cm を越える病変に対し大腸 ESD が開発され，2012 年 4 月より保険適応となった．以前は高次医療施設のみが行う先進医療という位置づけであったが，現在徐々に普及しつつある（図 1）．

2 大腸 ESD の方法，偶発症

- 大腸 ESD の方法を図 2 に示す．大腸 ESD はスネアを用いず，病変辺縁の正常粘膜から入り込み，病変直下の粘膜下層を直接剥離する方法である．
- これまでは内視鏡摘除の対象となる早期癌でも，大きさが 2 cm を越えるために外科手術を選択せざるを得ない場合もあったが，大腸 ESD の登場により侵襲の低い方法が選択できるようになった．
- 大腸は胃と比較して，腸管壁が薄くて穿孔しやすい，便汁があるために穿孔すれば腹膜炎を起こしやすい，長くてひだが多く屈曲しているなどの理由により，難易度の高い技術である．
- 具体的な偶発症として，後出血 0.7〜2.2％，穿孔 2〜14％と報告されている[1]．

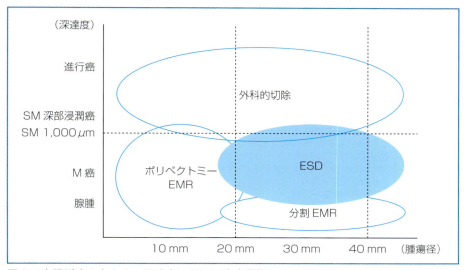

図 1　大腸腫瘍の大きさ・深達度における治療選択

107

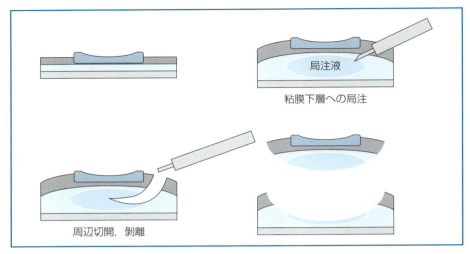

図2 大腸 ESD の方法

3 大腸 ESD の適応

- 保険適応の対象として「経内視鏡的に高周波切除器を用いて病変の周囲を全周性に切開し，粘膜下層を剥離することにより，最大径が 2 cm から 5 cm の早期癌または腺腫に対して，病変を含む範囲を一括で切除した場合に算定する」と記載されている．
- 大腸 ESD を保険診療で施行するには，一定の施設基準を満たす必要がある．厚生労働省が定める施設基準として，①消化器内科または消化器外科を標榜している保険医療機関であり，②部位を問わずに過去 1 年間における 20 例以上の ESD 実施，③消化管内視鏡手術の 5 年以上経験のある常勤医がいること，④緊急手術（全身麻酔下）が可能な環境であることの 4 点が挙げられている．
- このように，大腸 ESD は保険適応になって間がなく，広く普及し始めているもののどの施設でも治療可能な訳ではないことを知っておく必要がある．ちなみに，保険適応に大きさの上限が記載されている理由は，技術的難易度が高いために，5 cm 以上の大きな病変はまだ危険であるという判断がなされたためと思われる．
- 具体的な治療適応について表 1 に示す[2,3]．2014 年に刊行された『大腸ポリープ診療ガイドライン』にて，①早期癌，あるいは早期癌の可能性が高く摘除後標本の詳細な病理組織学的検索が必要であるが，スネアによる一括切除が困難な病変，②粘膜下層に線維化を伴う粘膜

表 1　大腸 ESD の適応

内視鏡的一括切除が必要な下記の病変
1）スネア EMR による一括切除が困難な， 　・LST-NG，特に pseudo-depressed type 　・V_I 型 pit pattern を呈する病変 　・T1（SM）軽度浸潤癌 　・大きな陥凹型腫瘍 　・癌が疑われる大きな隆起性病変[*1] 2）粘膜下層に線維化を伴う粘膜内腫瘍[*2] 3）潰瘍性大腸炎などの慢性炎症を背景とした sporadic な局在腫瘍 4）内視鏡的切除後の局所遺残早期癌

＊1：全体が丈高の結節集簇病変（LST-G）も含む．
＊2：biopsy や病変の蠕動による prolapse に起因するもの．

内腫瘍，③慢性炎症を背景とした sporadic な粘膜内腫瘍，④内視鏡的切除後の局所遺残粘膜内癌，と記載されている[2]．

- 要するに詳細な病理学的検討のために一括切除が望ましい病変であるが，スネアでの切除が困難な症例が大腸 ESD の適応である．

先輩ドクターのアドバイス 大腸腫瘍に対する内視鏡治療の基本は，あくまで内視鏡的粘膜切除術（EMR）やポリペクトミーである．上記で述べた ESD の適応を理解したうえで，術者の技術・病変の部位・患者背景などを総合的に検討し，個々に治療方針を決定することが重要である．

文 献

1) 田中信治ほか：大腸 ESD/EMR ガイドライン．Gastroenterol Endosc **56**：1598-1617, 2014
2) 日本消化器病学会（編）：大腸ポリープ診療ガイドライン 2014，南江堂，東京，2014
3) Tanaka S et al：Endoscopic submucosal dissection for colorectal neoplasia：possibility of standardization. Gastrointest Endosc **66**：100-107, 2007

［中土井鋼一］

各論　第Ⅱ章　下部消化管内視鏡
治療

4. 大腸切除後症例の検査

> **ここがポイント！**
> - 手術情報の把握（診断名，術式，吻合部・ストーマの部位，腹壁ヘルニアの有無）
> - ストーマがあっても，体位変換や用手圧迫はある程度可能

1 手術情報・吻合部の位置を把握する（図1）

- 吻合の仕方も（端端吻合か，端側吻合か）．

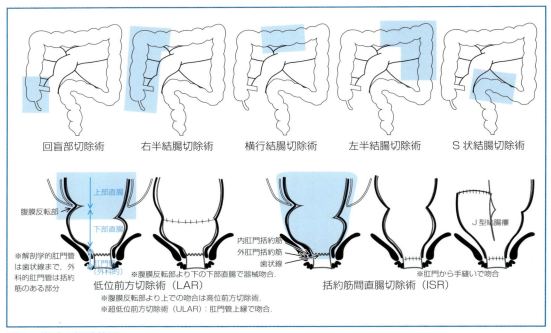

図1　術式と切除範囲

2 吻合部の観察

- 狭窄，出血，潰瘍，縫合糸・ステープルの露出，再発の有無．
- 抜去時には内視鏡操作に伴う粘膜障害や出血を起こすこともあり，できるだけ挿入時に観察する．

> **先輩ドクターのアドバイス**
> 吻合部が分かりにくいときは，部分的な輪状瘢痕や血管増生などを探す．ある程度探しても分からないときは，「発見できず」と記載することも大事．

3 ストーマにびびるな！

a ストーマを知る

- コロストミー（結腸ストーマ）か，イレオストミー（回腸ストーマ）か（図2）．
- エンド（単孔式）ストーマか，ループ（双孔式）ストーマか（図3）．
- 永久か，一時的か．

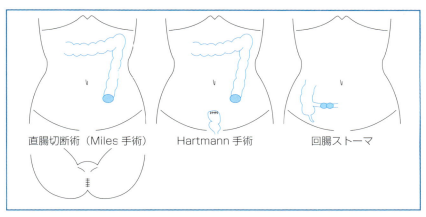

図2　結腸ストーマと回腸ストーマ

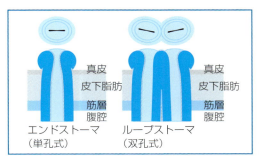

図3　エンドストーマとループストーマ

b まずはストーマ診

- ストーマ合併症には狭窄，脱出，ヘルニア，皮膚障害などがあり，スコープ挿入前にまず，直腸診の要領で，示指に十分な滑剤を付けて丁寧に深く挿入し，狭窄の有無，腸管の走行・方向を探る．
- 狭窄がある場合には手指によるブジーを試み，小指しか入らないときは，細径のスコープに変更する．脱出がある場合には整復後に検査を始める．

4 挿入は基本に忠実に

- 前処置は切除範囲やイレウス歴の有無などから配慮が必要なこともあるが，ストーマがあってもおおむね一般と同様でよい．
- 大腸切除後症例は術後の癒着があったり，切除部位によっては腸管固定性が悪くなっていたりもするが，通常の基本操作や圧迫，体位変換を駆使して挿入する．ストーマからは腸液が漏れやすく，それに対する配慮が必要であるが，体位変換も臆することなくやってみよう．
- 短縮・直線化を試みたとき，疼痛や強い抵抗が生じる場合は直線化に固執せず，ループを無理にほどかないほうが安全である．
- ストーマ患者でも残っていれば，肛門からの挿入観察も忘れずに行う．

文献
1) 大腸癌研究会（編）：患者さんのための大腸癌治療ガイドライン2014年版．金原出版，東京，2014
2) 塚田邦夫ほか（編）：ストーマ手術アトラス．へるす出版，東京，2002

[平賀　裕子]

各論　第Ⅱ章　下部消化管内視鏡

治療

5. 下部消化管出血の止血法〜血便への対応

ここがポイント！
- バイタルが安定しない状態では，内視鏡検査の適応はない
- 緊急大腸内視鏡検査の適応は，活動性出血が疑われ，早急に診断確定・治療方針決定が必要な場合で，目的は内視鏡的止血ではなく救命である
- 血便の性状と病歴で原因疾患を絞り，内視鏡検査のタイミングや前処置を決める

1 出血源の推測と検索（図1）

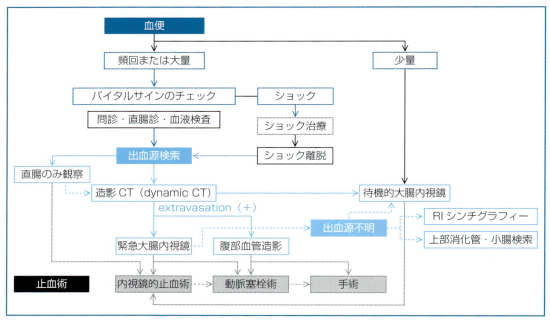

図1　血便対応フローチャート

a バイタルサインの確認．腹膜刺激症状・イレウス症状の有無の確認

重要：ショック状態，イレウス，消化管穿孔などで全身状態が著しく不良なときは緊急内視鏡検査は禁忌[1]（検査中死亡がありうる）

b 病歴聴取
- 血便の性状・量・回数・持続期間，随伴症状（腹痛，下痢，発熱など），既往歴，手術歴，放射線治療歴，服薬内容（特にNSAIDs，抗血栓薬），内視鏡治療後の場合は部位などの情報．

c 直腸診
- 血便の性状を自分の目で確認する．

血便（hematochezia）：鮮血のみか，鮮血が付着した便．左半結腸からの出血を疑う（短時間の大量上部消化管出血も血便様にみえることあり）．
下血（melena）＝タール便（tarry stool）：血塊が胃酸と混じって塩酸ヘマチンとなり黒色，泥状，粘稠となる．Treiz靱帯より口側消化管からの出血を疑う．
黒色便：暗色（酸化ヘモグロビン，胃酸の関与なし）有形便．小腸，右半結腸からの出血を疑う．
※性状は出血量と消化管通過時間の影響が大きい．

5. 下部消化管出血の止血法〜血便への対応　　各 論

- 腹痛・下痢を伴う血便か血性下痢→虚血性腸炎，炎症性腸疾患，感染性腸炎
- 突然の（左）下腹部痛，下痢後の鮮血便→虚血性腸炎（腹部エコーで疼痛部位の粘膜下層主体の腸管壁肥厚を区域性に確認すれば診断可能．腹膜刺激症状など症状の強い場合は壊死型の可能性があり，造影 CT が必要）
- 無痛性の突然の血便，NSAIDs や抗血栓薬内服中→大腸憩室出血［至急 dynamic CT を撮り，造影剤の血管外漏出（extravasation）を探す］
- 長期臥床中の無痛性大量血便→急性出血性直腸潰瘍，宿便性潰瘍
- 高齢者の無痛性の反復する血便〜黒色便，肝疾患・心疾患・腎疾患あり→ angioectasia
- トマトジュース様の血便，抗菌薬内服歴→抗生物質起因性出血性大腸炎

d 血液検査

- 貧血の程度，血小板数・凝固系異常の有無など．

> 重要：直腸からの出血が疑われる場合や内視鏡治療後出血など出血源が明白な場合以外は，ショックに陥るほどの急性大量出血を内視鏡的に止血することは困難であるため，輸血などによる循環動態の安定を最優先し，造影 CT 検査を行った時点で，内視鏡止血術以外の血管塞栓術や緊急手術を専門医と相談する．

e 出血部位の検索

- 造影 CT 検査→固形便と液状化した高濃度腸液の境界を探す．
- dynamic CT 検査→造影剤の血管外漏出（extravasation）を探す．
- 緊急内視鏡検査→便が残っているときは，血便の赤み（鮮紅色），壁に付着した凝血塊をヒントにその領域を捜索する．CT の情報があればその領域付近を重点的に探す．おおよその出血部位の領域が特定でき，活動性出血がなければ後日，前処置（腸管洗浄液）をかけて再検査する．

先輩ドクターのアドバイス　前処置なしで緊急内視鏡を行う場合は，血液や便をレンズやライトガイドに付着させないようにレンズ送水ボタンを押し続けながら，血便を粘膜から剥すように腸壁と血便の間にウォータージェットや鉗子口から勢いよく送水し，可能な限り吸引しながらスコープを進めていく．

トラブル対処法　凝血塊や便が詰まって吸引ボタンが戻らなくなったとき
→吸引ボタンを押したままで吸引チューブを外した後，その接続部にシリンジを密着させ勢いよく水を注入すると，詰まりが取れてボタンが外れるようになる．ボタンを外した後のスコープのボタン穴からも吸引を行い，外したボタンを水洗いして再装着する．

> 内視鏡検査準備：先端透明フード，ウォータージェット送水（冷たすぎない水や腸管洗浄液），二酸化炭素送気装置，止血道具［クリップ，止血鉗子，高周波装置，局注針，高張ナトリウム・エピネフリン液（HSE）用薬剤など］
> 前処置：出血を疑う部位，全身状態，検査までの時間を考慮し，無処置 or グリセリン浣腸 60〜120 mL or 腸管洗浄液飲用を選択．
> 　大量の血便→血液が腸管蠕動を亢進させるため便塊は少ないことが多いが，腸管内の血便が少ないほうがよいので，全身状態が安定した後にグリセリン浣腸
> 　下痢を伴う血便，粘血便頻回→前処置なし
> 　直腸からの出血疑い→前処置なし
> 　結腸からの出血疑い→可能なら腸管洗浄液

先輩ドクターのアドバイス　施行医，介助者の感染防止対策（ゴーグル，マスク，ガウン）やベッド周囲・機器の血液・汚物の飛散対策も忘れずに．

各論 第Ⅱ章 下部消化管内視鏡

2 疾患別止血法（表1）

a 大腸憩室出血（図2）

- 自然止血率が高く（76％[2]），内視鏡による出血憩室発見率はあまり高くないため，発見や止血術にこだわる必要はない．

表1 疾患別止血法

出血源	止血術					
	内視鏡的止血術				動脈塞栓術	緊急手術
	クリップ	HSE局注	APC	その他		
大腸憩室出血	◎	○	×	EVL（EBL）	△	△
急性出血性直腸潰瘍，宿便性潰瘍	◎	○	○	止血鉗子		
放射線性直腸炎			◎	止血鉗子		
内視鏡的ポリープ切除後	◎	○		止血鉗子		
脆弱なポリープの自然脱落	△			内視鏡摘除		
angioectasia	○	○	◎	止血鉗子	△	△
Dieulafoy潰瘍	◎	○		止血鉗子，EVL（EBL）	○	△
動静脈奇形	△		△		○	◎
内視鏡的止血不能					◎	○
動脈塞栓術止血不能						◎
虚血性大腸炎	一過性型は腸管安静で自然軽快，壊死型は緊急手術適応					
潰瘍性大腸炎，感染性腸炎，薬剤起因性腸炎，痔核，大腸癌など	原疾患治療					

◎第一選択，○選択肢，△あり得る，×禁忌
EVL（EBL）：内視鏡的結紮術

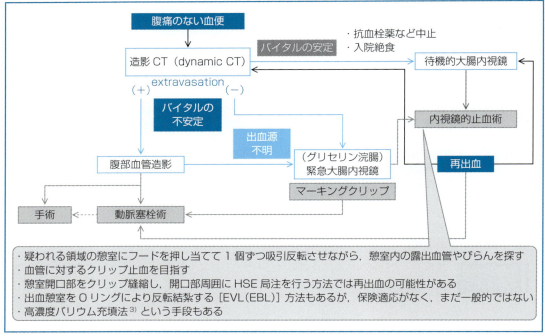

図2 憩室出血対応フローチャート

先輩ドクターのアドバイス　出血憩室が疑われる箇所をみつけたら，まずは近傍にマーキングクリップを！　憩室開口部は蠕動などで分かりにくくなることが多く，多発憩室では見失いやすい．抗コリン薬の追加も準備！　憩室を吸引反転させるためには穴開きでない硬めロングフードがよいが，S状結腸多発憩室例では挿入が難しいので丁寧に！

b 内視鏡治療後出血

- 切除後3日までが多いが，10日前後までは後出血の可能性がある[4,5]．内視鏡的止血術（クリップ，止血鉗子，HSE局注，茎残存例では留置スネアなど）が第一選択．

> ちなみに……内視鏡的治療後のクリッピングには，出血防止の有効性は確立されていない[4]が，大型病変や抗血栓療法施行中などのEMR後出血高危険群においてはある程度有効[5]．
> 後出血の危険因子はポリープの大きさ（1cm以上），高血圧であり，高血圧患者では，後出血までの期間が長い（中央値6日，範囲2～14日）[4]．

c 放射線性直腸炎

- 放射線治療晩期障害である微小循環障害により広範囲に生じる粘膜表面の静脈性血管拡張症からの湧出性出血であり，アルゴンプラズマ凝固法（APC）が第一選択．
- APCは点による凝固のため，全周性の広範な病変には照射野を分割し複数回に分けて，1ヵ所1～2秒の短時間照射を，溜まったアルゴンガスを吸引しながら面状に広げていく．歯状線近くなどはフード装着や反転操作が有用．
- 潰瘍形成例では穿孔の危険があり，注意！

文　献

1) 日本消化器内視鏡学会卒後教育委員会（編）：消化器内視鏡ハンドブック，日本メディカルセンター，東京，2012
2) McGulre HH Jr : Bleeding colonic diverticula. A reappraisal of natural history and management. Ann Surg **220** : 653-656, 1994
3) Nagata N et al : High-dose barium impaction therapy for the recurrence of colonic diverticular bleeding : a randomized controlled trial. Ann Surg **261** : 269-275, 2015
4) 日本消化器病学会（編）：大腸ポリープ診療ガイドライン2014，南江堂，東京，2014
5) 田中信治ほか：大腸ESD/EMRガイドライン．Gastroenterol Endosc **56** : 1598-1617, 2014

［平賀　裕子］

各論　第Ⅱ章　下部消化管内視鏡

治療

6. 治療後の経過観察

> **ここがポイント！**
> - 局所遺残再発・転移・異時性病変の早期発見が目的
> - わが国でのサーベイランス検査間隔・期間は実はまだ明確に決まっていない

- 欧米では大腸ポリープ内視鏡摘除後のサーベイランスに関するガイドライン[1-3]が公表されているが，わが国にそれを適応できるかは疑問が残る．なぜなら欧米ではクリーンコロン化（発見した腺腫性ポリープはすべて摘除する）が一般的だが，わが国では異型度の低い径5 mm以下の微小腺腫性ポリープは経過観察してもよい（セミクリーンコロン化）とする考えが一般的だからである．以下に各々のガイドラインに記載されている推奨サーベイランス方法を抜粋した．
- 今後，わが国のサーベイランスのエビデンスになる可能性が高いJapan Polyp Study[4-6]（2003年開始の国立がん研究センター中央病院主導，大規模多施設共同研究）についても，学会報告されている解析結果を記載した．

1 大腸腺腫またはpTis（M）癌の内視鏡摘除後のサーベイランス

- 局所遺残再発・異時性多発病変の発見目的で大腸内視鏡検査を行う．

> **先輩ドクターのアドバイス**　局所遺残再発の有無を経過観察しないといけなくなった場合には，病理診断結果が出た段階で早急に，切除後潰瘍が治りきる前に点墨を行うことをお勧めする．瘢痕化した後では，部位を同定しにくいことがある．

a 大腸癌治療ガイドライン2014年版［大腸癌研究会（編），2014］
- pTis（M）癌で水平（粘膜）断端の評価が困難な場合は，局所再発の有無を半年～1年後に調べる．
- 根治切除と判断された場合は，異時性多発病変の検索目的に定期的な検査を行う（ただし，至適検査間隔は確立してない）．

b 大腸ポリープ診療ガイドライン2014［日本消化器病学会（編），2014］
- 内視鏡摘除後，異時性多発病変の発見目的に3年以内の施行を提案する（弱い推奨，中等度の質のエビデンス）．

c 大腸ESD/EMRガイドライン（日本消化器病内視鏡学会ガイドライン，2014）
- 分割切除または切除断端不明瞭で根治度評価が正確に行えなかった場合は，6ヵ月前後の施行が望ましい．
- 異時性多発病変発見目的には，内視鏡治療後少なくとも3年以内の施行が望ましい（科学的根拠があり行うよう勧められる）．
- 一括切除か分割切除か，根治度判定，異時性大腸腫瘍の発生リスク（3個以上の多発腺腫や径10 mm以上，大腸癌の既往など）および併存疾患などを考慮し検査間隔を決定する．

d 欧米のサーベイランスガイドライン（表1，2）
- 米国National Polyp Study（1993）[1]（クリーンコロン化→3年後）を基盤として，2012年のガイドライン[2,3]では初回全大腸内視鏡検査におけるadvanced neoplasia（前癌・初期癌病変）リスク［腺腫性ポリープの個数，最大径，病理組織診断（絨毛成分，high-grade dysplasia＝わが国のTis癌，浸潤癌）］を評価し，検査間隔をリスクごとに規定する．
- 2回目以降のサーベイランス間隔も，初回サーベイランス内視鏡所見［high risk adenoma（advanced neoplasiaもしくは腺腫性ポリープ≧3個），low risk adenoma（腺腫性ポリープ

表1 初回のサーベイランスガイドライン

リスク細分化	初回内視鏡検査所見			サーベイランス間隔	
	病理診断	病変径	個数	米国[2]	欧州[3]
低リスク	腫瘍性ポリープなし			10年	内視鏡以外のスクリーニング
	SSA/P（異型性なし）		any	5年	
中リスク	tubular adenoma with LGD	<10 mm	≦2個	5～10年	内視鏡以外のスクリーニング
			<5個		3年
			<10個	3年	
		<20 mm	any		3年
	SSA/P（異型性なし）	≧10 mm			
	SSA/P（異型性あり）	any		3年	
	TSA				
	with HGD（Tis癌）				(3年)
	with 絨毛成分				
高リスク	tubular adenoma with LGD	any	≧5個		1年
		≧20mm	any		
	腫瘍性ポリープ	any	≧10個	<3年	
	SPS			1年	

LGD：low-grade dysplasia, HGD：high-grade dysplasia, SSA/P：sessile serrated adenoma/polyp, TSA：traditional serrated adenoma, SPS：serrated polyposis syndrome.

表2 欧米の2回目以降のサーベイランスガイドライン

初回サーベイランス内視鏡検査所見	次回サーベイランス間隔	
	米国[2]	欧州[3]
HRA	3年	1年
LRA	5年	3年
腫瘍性ポリープなし	初回HRA 5年 初回LRA 10年	初回高リスク3年（2回連続 なし→5年） 初回中リスク5年（2回連続 なし→通常スクリーニング）

HRA：high risk adenoma, LRA：low risk adenoma.

≦2個)］によりリスクごとに規定する．

e Japan Polyp Study[4-6]

- クリーンコロン化を連続2回行えば，その後3年間のM癌／浸潤癌の発生頻度（0.4％／0.05％）が低下する．
- index lesion（癌，高度異型腺腫，径10 mm以上の腺腫）の発見頻度は，1年後＋3年後の2回検査群と3年後単独検査群で差がないため，初回サーベイランスは早くとも3年後でよい．
- 1年後のサーベイランスで index lesion が発見される危険因子：男性，初回検査時腺腫性ポリープ≧3個あるいは径20 mm以上．
- サーベイランス内視鏡検査での high risk adenoma 発見頻度は，初回の2年連続の内視鏡検査所見と関連している（2回とも high risk adenoma あり＞1回でも high risk adenoma あり＞low risk adenoma のみ＞腺腫性ポリープなし＝オッズ比 10.43：4.64：1.65：1）．

2 大腸SM癌の内視鏡摘除後のサーベイランス

- 局所再発のみならず，リンパ節再発や遠隔転移再発にも留意する．

a 大腸癌治療ガイドライン2014年版［大腸癌研究会（編），2014］
- 現時点では明確なサーベイランス方法や期間についてのコンセンサスはない．
- pT1（SM）癌内視鏡治療後の再発は3年以内であることが多い．

b 大腸ポリープ診療ガイドライン2014［日本消化器病学会（編），2014］
- 内視鏡摘除された大腸SM癌の再発率は2.3〜5.6％（推奨度なし，質の低いエビデンス）．
- 内視鏡摘除後最低3年間の慎重な経過観察を提案する（弱い推奨，質の低いエビデンス）．
- 大腸SM癌内視鏡摘除後のサーベイランス大腸内視鏡検査は，初回6ヵ月後，その後は1年毎が最低限．6ヵ月ごとの腫瘍マーカー（CEA/CA19-9）測定，胸腹部CTと腹部超音波検査は交互に各々年1回施行する．

文献

1) Winawer SJ et al : Randomized comparison of surveillance intervals after colonoscopic removal of newly diagnosed adenomatous polyps : The National Polyp Study Workgroup. N Engl J Med **328** : 901-906, 1993
2) Atkin WS et al : European guidelines for quality assurance in colorectal cancer screening and diagnosis : First Edition- Colonoscopic surveillance following adenoma removal. Endoscopy **44**（Suppl 3）: SE151-163, 2012
3) Lieberman DA et al : Guidelines for colonoscopy surveillance after screening and polypectomy : a consensus update by the US Multi-Society Task Force on Colorectal Cancer. Gastroenterology **143** : 844-857, 2012
4) 松田尚久ほか：早期大腸癌内視鏡治療後のサーベイランス．胃と腸 **50** : 377-384, 2015
5) 小林　望ほか：大腸ポリープ内視鏡的摘除後のサーベイランス．消内視鏡 **27** : 595-601, 2015
6) Kobayashi N et al : Mo1942 Predictive Factors of high-risk adenomas at surveillance colonoscopy based on the findings of two-times baseline colonoscopies : Results from the Japan Polyp Study. Gastroenterology **148**（Suppl 1）: S-746, 2015

［平賀　裕子］

コラム 1　下部消化管内視鏡を研修するうえで悩んだこと

「大腸カメラは奥が深い」医師歴数十年の先生のお言葉である.
　内視鏡センターでは検査件数の多さゆえ，専攻医，消化管専門医の先生のみならず，肝胆膵専門の上級医からセンター長まで検査を行っている．しかし，どの先生も嫌がることなく進んで行っており，かつ上手である．そのような奥深い魅力を持つ下部消化管内視鏡検査（TCS）を研修するにあたり，悩んだことは沢山あるが，代表して 2 点挙げ，自身の見解を述べる.

挿入法

　挿入法に関する良書は数多いが，主に「ループ形成解除法」と工藤進英先生により提唱された「軸保持短縮法」に大別される．筆者は，研修初期から 5～10 分間は軸保持短縮法を試みるようにしている．また，過剰な送気をして挿入困難例を作り，交代した上級医の先生に迷惑をかけることも嫌であり，なるべく送気を行わないようにしていた．結果，肛門近くからスコープが進まず，上級医の先生と交代することも多々あった．この方法では初回到達までは時間がかかるかもしれないが，処置も沢山させていただくようになった今では，スコープを短縮させて挿入するくせもつき，よい研修法であったと思っている.
　また，上達のためには体内でのスコープのイメージを掴むことが重要であり，挿入長を確認したり，施設は限られるが，透視や，模型，Scope Guide 画像を利用し，スコープがどのような形態をし，走行しているかをイメージできるとよいと考える.
　最後に，上部消化管内視鏡検査でも同様であるが，不快感のある検査であること，患者さんへの心遣いを忘れず，常に声かけ，タッチングを行うように心がけている．検査中も許せば，話をして気を紛らわせようと試みる（ときに世間話に花が咲く）．実際，これだけで挿入が簡単になることもある.

病変の観察

　特にポリープの観察に関して，先輩医師は厳しかった．粘膜構造を読めなくても出会ったポリープには拡大し，NBI をかけ，観察を行うように心がけた．教科書片手にレポートに記載し，悩んだ症例はその都度質問する．最後に病理で確認する．その繰り返しであった．よく記載忘れや，とんちんかんな所見を指摘していただき，気がついたら所見が少し読めるようになっていた．先輩医師のおかげである.

　最後に，上手な先生の内視鏡を見学することは上達への近道である．学生や初期研修医の頃は，大腸粘膜が延々に続くと睡魔が襲ってきたものであるが，自ら検査を行うようになると，短縮の仕方，体位変換のタイミング，圧迫の位置は，など，大変勉強になる技を盗むことができる．まだまだ興味の尽きない手技であり，引き続き研修を続けていきたい.

［兼光　梢］

後期研修終了までに習得すべき ERCP

1 上下部内視鏡検査との違いを理解する　[難易度 ★★，習得時期：初期]

- ERCPで用いる十二指腸スコープは，後方斜視鏡で鉗子起上装置を有し，上下部内視鏡と構造が異なる．上部消化管を通過して十二指腸乳頭に至るまでの内視鏡画像も異なるため，直視鏡にある程度習熟した後，上級医のもとで慎重に操作法を習得する必要がある．

ココに注意！ スコープの挿入時，穿孔が発生しやすいのは咽頭通過時と十二指腸挿入時である．手元に強い抵抗を感じたら，盲目的に押し込む操作を行ってはならない．

トラブル対処法 検査後に皮下気腫などが認められる場合には，直ちに腹部単純CTを撮像し状況を確認する．

2 十二指腸乳頭の構造を理解する（図1）　[難易度 ★★，習得時期：初期]

- ERCPは膵胆管を造影する検査法であるが，十二指腸乳頭部における膵胆管の走行は，肉眼像から想定することが可能である．このため解剖を十分理解し，膵胆管の走行を意識した戦略のある挿管方法の習得が必要である．

オススメ習得法 十二指腸乳頭の肉眼所見の理解は非常に重要である．猪股らの分類[1]をぜひ参照されたい（「7．挿管困難例の対策」参照）．その肉眼所見により，膵胆管の合流形式が分離型，隔壁型，共通管型のどれに該当するかを推測することが可能となる．

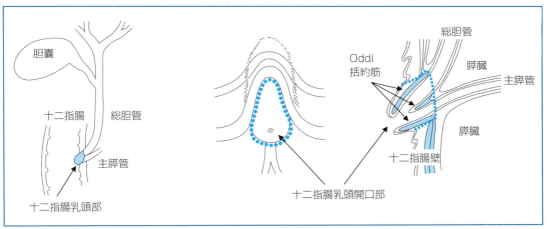

図1　十二指腸乳頭部の解剖

3 ERCP後膵炎を避ける工夫を理解する　[難易度 ★，習得時期：初期]

- ERCPにおいて最も注意すべき合併症はERCP後膵炎（PEP）である．患者因子としては，膵炎の既往，乳頭括約筋機能不全，女性などが，また術者および手技因子としては，内視鏡的十二指腸乳頭切開術（EST），内視鏡的十二指腸乳頭拡張術（EPBD）などがあり，注意が必要である．

オススメ習得法 日本膵臓学会から「ERCP後膵炎ガイドライン2015」が刊行された[2]．PEPを回避するためのさまざまな工夫をこのガイドラインから習得していただきたい．

4 検査前のインフォームドコンセントおよび術後管理ができる　[難易度 ★★★，習得時期：初期〜中期]

- ERCPは内視鏡検査のなかでも偶発症の頻度が比較的高率であり，診断的ERCPの0.408％，治療的ERCPの0.585％とされている[3]．特にEST，EPBDに伴う偶発症が多く，慎重な手

技と術後管理が必要である．検査および治療の必要性と危険性を十分に考慮し，事前に患者および家族へ理解しやすい図表などを用いて十分な説明を行い，同意を得る．
- また PEP が発生した場合は，速やかに病態・治療内容に関する説明を綿密に行う．

> **ココに注意！** 夜間，休日に急性胆管炎などで全身状態が不良な患者に対して緊急 ERCP が必要な場合も説明を簡略化せず，十分な説明と同意を得ることが重要である．また，ERCP 後の腹痛は血液所見が正常でも看過せず，圧痛など理学的所見が顕著な場合は上級医に連絡し，必要に応じて造影 CT などを撮像する．

5 上級医の ERCP の介助を行うことができる　　[難易度 ★★，習得時期：初期～中期]

- ERCP の基本的な手技を習得するには，まず一定の期間上級医の介助を行う．検査・治療に用いる十二指腸スコープ，造影カニューレ，ガイドワイヤー，ステント，EST ナイフなどの特徴を十分理解し，スコープ操作，十二指腸乳頭の正面視，デバイスの選択を上級医が病態に応じてどう行うかを学ぶことが重要である．
- 筆者は，後期研修医が介助を習得する段階で，術者と介助者のデバイスの選択が一致するようになれば，介助者を術者として抜擢する根拠の 1 つとしている．

> **オススメ習得法** 自らが介助した全症例に関する上級医のデバイス選択を記録しておき，余裕のあるときに自分なりの"仮想検査・治療"をイメージするとよい．

6 胆管深部挿管の基本をマスターする　　[難易度 ★★★★，習得時期：中期]

- ERCP を習得する段階で，後期研修医を最も悩ませるのが胆管深部挿管である．特に胆道系疾患の検査・治療目的の ERCP では，胆管深部挿管の成否が大きく影響するため，粘り強い修練が必要である．2 で述べた十二指腸乳頭の解剖を理解し，十二指腸乳頭に対する至適な距離感，正面視の基本を上級医の指導のもとで修練する．
- 従来は造影カニューレを用いた造影法が基本であったが，近年はガイドワイヤーを用いた wire guided cannulation も選択肢となっており，習得する必要がある．

> **ココに注意！** 十二指腸乳頭に対するカニュレーションは愛護的かつ慎重に行う．決して強く押しつけてはならない．乳頭浮腫を招く可能性があり，PEP につながる危険がある．

7 ENBD および EST の基本的操作ができる　　[難易度 ★★★，習得時期：中期～後期]

- 胆管深部挿管がある程度習得できた段階で，治療の基本である ENBD，EST の基本を学習する．前者ではドレナージチューブの選択，経鼻的留置法の実際を，後者では EST ナイフの操作，高周波装置の理解，乳頭の切開方向，範囲，出血した際の止血法などを学習する．

> **オススメ習得法** 各地で行われている "ERCP ライブ" に自施設の介助スタッフを誘って積極的に参加し，聴講することをお勧めする．ERCP に関する適応，検査，治療法に関して，自施設と high volume center の術者の考えを比較し考察することはとても有用である．

文献
1) 猪股正秋ほか：選択的胆管挿管および胆管深部カニュレーションの基本．消化器画像 8：373-379, 2006
2) 峯　徹哉ほか：ERCP 後膵炎ガイドライン 2015．膵臓 30：541-584, 2015
3) 芳野純治ほか：消化器内視鏡の偶発症に関する第 5 回全国調査報告：2003 年より 2007 年までの 5 年間．Gastroenterol Endosc 52：95-103, 2010

［花田　敬士］

ERCPで用いる内視鏡機器

- ERCPは，十二指腸スコープを用いて十二指腸乳頭を正面視することから始まる．胆管や膵管へのカニュレーションは，スコープの鉗子口から挿入した造影カテーテルを用いて行う．また，総胆管結石除去やステント留置などの治療的ERCPを行うには，胆管や膵管にガイドワイヤーを留置する必要がある．
- ここではERCPに用いる基本的な機器として，十二指腸スコープ，造影カテーテル，ガイドワイヤーについて概説する．

1 十二指腸スコープ

- 十二指腸スコープは，スコープ先端部の側面に観察レンズや照明が配置されている後方斜視鏡である（図1）．十二指腸スコープには，直視鏡の上部消化管スコープにはない構造として，造影カテーテルを90°まで持ち上げることが可能な起上装置がついている（図2）．
- 現在使用される各種スコープには操作法に大きな違いはないが，後方視野角や鉗子口径，ガイドワイヤー固定補助機能の有無での違いがみられる．
- 鉗子口径は，3.2 mm（JF-240：オリンパス社），3.7 mm（JF-260V：オリンパス社），4.2 mm（TJF-260V：オリンパス社）とスコープの種類により異なる．鉗子口径の大きな処置用スコープでは，処置具と鉗子口との干渉が少なく処置は行いやすい．
- ガイドワイヤーの固定補助機能（V-System）は，処置具を入れ替える際に，ガイドワイヤーも一緒に引き抜いてしまわないようにガイドワイヤーを固定する機能である．

2 造影カテーテル

- 造影カテーテルは，各メーカーより実にさまざまな形状のものが販売されている．各種カ

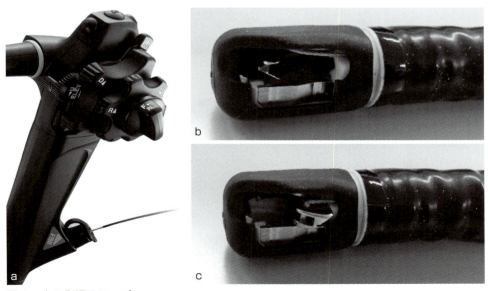

図1　十二指腸スコープ
a：操作部には左右アングルノブのほかに鉗子起上台アングルノブがついている
b：スコープの先端部
c：鉗子起上台を上げたところ

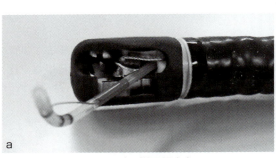 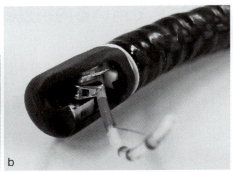

図2 十二指腸スコープの鉗子起上台
a：スコープ先端からカテーテルが出たところ
b：鉗子起上台を上げるとカテーテルが持ち上がる

テーテルにはいろいろと違いがあるが，大きな特徴にはカテーテル先端の形状とガイドワイヤールーメンの有無がある．

- 先端の形状に関しては，標準型，長先細り型，短先細り型，ボールチップ型，スリット型，メタルチップ型がある（図3）．先細り型のカテーテルは先端に taper がかかっているため，乳頭の隔壁をめくるような選択的挿管に適している．しかし，無理に乳頭に押し付けて造影を行うと，標準型に比べ粘膜下注入をきたしやすく，その後の造影が困難となることがあるため注意が必要である．

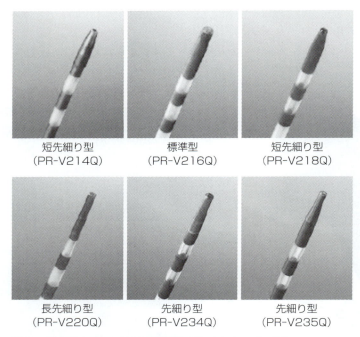

図3 代表的なカテーテルの先端形状（オリンパス社）

- 造影後にガイドワイヤーを留置して行う処置が予定されている場合には，ガイドワイヤーをあらかじめ装着したまま造影が可能な，ガイドワイヤールーメンのあるカテーテルを使用すると交換の手間がなく便利である（図4）．

ERCP で用いる内視鏡機器　各 論

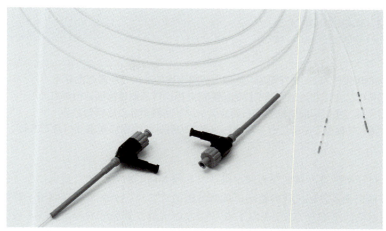

図4　ガイドワイヤールーメンのあるカテーテル（MTW社）

3 ガイドワイヤー

- 各メーカーよりさまざまな形状のガイドワイヤーが販売されている．各種ガイドワイヤーの大きな特徴には，親水性，先端の形状，ガイドワイヤー径がある．
- 先端が親水性で途中からナイチノールやニッケルチタンでコーティングが施されているハードタイプのガイドワイヤーは，コーティングにより固定が可能であり，処置具の交換が必要なERCPを行う場合に適している．
- 先端の形状は，大きくアングル型とストレート型に分けられる（図5a）．目的とする胆管や胆嚢内に選択的に挿入する場合には，先端にアングルがついたガイドワイヤーが選択される．トルク伝達性と先端部の柔軟性が向上したVisiGlide2（オリンパス社）は，特に選択的挿管性が高い（図5b）．

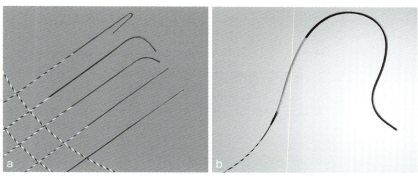

図5　ガイドワイヤーの先端形状
a：Wrangler（PIOLAX社）
b：VisiGlide2（オリンパス社）

文　献
1) 糸井隆夫（編）：胆膵内視鏡の診断・治療の基本手技（改訂2版），羊土社，東京，2012
2) 糸井隆夫（編）：とことん知りたいERCPの手技のコツ，総合医学社，東京，2013

［芹川　正浩］

1. ERCPの適応

ここがポイント！
- ERCPは経乳頭的アプローチが可能な胆道・膵臓疾患のすべてが適応となる
- 診断的ERCPは，主に胆汁細胞診や膵液細胞診を用いた良悪性診断に行われる
- 治療的ERCPは，主に総胆管結石截石術やステント留置術などに行われる
- ERCPは侵襲的な検査であることを認識し，適応の選択は慎重に考慮すべきである

- ERCPは胆管や膵管の詳細な画像が得られる検査法であり，また造影に引き続き処置も行うことが可能である．ERCPの適応には経乳頭的アプローチが可能な胆道・膵臓疾患のすべてが挙げられる．その一方で，ERCP後膵炎など重篤な偶発症も起こりうる侵襲的な検査であることも認識する必要がある．
- 特に，診断を目的として検査を進める場合には，まずは腹部エコーやCT，MR胆管膵管撮影（MRCP）など非侵襲的な画像検査を行い，必要に応じてERCPを考慮する．

1 診断的ERCPの適応

- MRCPやMDCTの普及により，初回からERCPが診断に用いられる頻度は減少している．しかし，詳細な胆管や膵管像の評価，胆汁細胞診や膵液細胞診を用いた良悪性診断にはERCPは必須の検査手技である．

a 胆道疾患における診断的ERCPの意義

- 胆道狭窄や胆道拡張などの原因精査として行われる．直接胆道造影にて病変の局在（限局性かびまん性か），狭窄の形状（V字かU字か），透亮像の有無，拡張の有無を評価する．
- 胆管癌が疑われる場合には，胆汁細胞診に加え，擦過細胞診や胆管生検を積極的に考慮する（図1）．管腔内超音波検査（IDUS）や経口胆道鏡の併用は，悪性病変の進展度診断に有用である（図2）．他の画像でははっきりしない小結石や胆泥なども，直接造影やIDUSを行うことで明らかになることが多い．

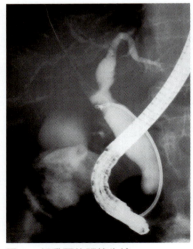

図1　経乳頭的胆管生検

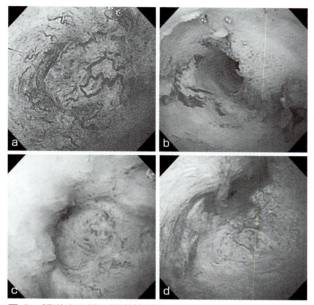

図2　胆道癌の経口胆道鏡所見
a：腫瘍血管の増生
b：顆粒状粘膜
c：不整な粘膜
d：易出血性

b 膵疾患における診断的 ERCP の意義

- 充実性腫瘤の良悪性診断には，正診率の高さから超音波内視鏡下穿刺吸引法（EUS-FNA）が選択されることが多いが，腫瘤を形成せず膵管の限局性狭窄のみを主体とする早期膵癌の診断には，ERCP を用いた詳細な膵管像の評価や膵液細胞診がきわめて有用である．
- 膵液細胞診には擦過細胞診（図3）や内視鏡的経鼻膵管ドレナージ（ENPD）カテーテルを用いた複数回の膵液採取（図4）が行われる．

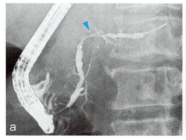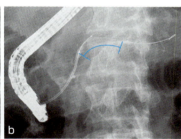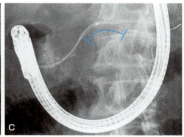

図3　膵管擦過細胞診
a：膵管造影にて膵体部主膵管に狭窄を認める（矢頭）．
b：狭窄部を十分に擦過する．
c：スコープの操作も併用すると十分な採取が可能である．

- 膵管内乳頭粘液産生腫瘍（IPMN）の確定診断や膵管内進展度診断には，膵管造影による粘液の存在に加え，IDUS や経口膵管鏡の併用が有用である（図5）．
- そのほか，自己免疫性膵炎に特徴的な主膵管の狭細像や，早期慢性膵炎に特徴的な分枝膵管

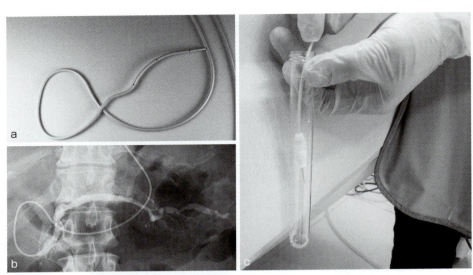

図4 ENPD カテーテルを用いた膵液採取
a：5Fr ENPD カテーテル
b：カテーテル造影後に膵液を洗浄吸引する．
c：スピッツ内に自然滴下した膵液を複数回採取する．

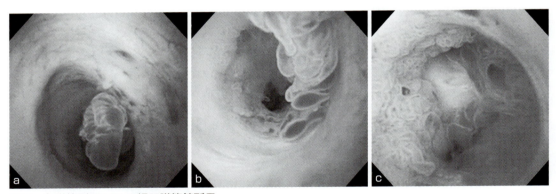

図5 主膵管型 IPMN の経口膵管鏡所見
a〜c：主膵管内に乳頭状の腫瘍を認める．

の拡張などの評価には ERCP は必須である（図6）．

2 治療的 ERCP の適応

a 胆道疾患における治療的 ERCP の意義

- 総胆管結石截石術やステント留置術など，胆道疾患における治療的 ERCP の有用性は高い．これらの処置は診断的 ERCP に引き続いて行うことが可能である．
- また，高度の閉塞性黄疸や急性胆管炎（急性閉塞性化膿性胆管炎）には，ERCP による緊急ドレナージを要する．

b 膵疾患における治療的 ERCP の意義

- 胆道疾患に比べ膵臓疾患での治療的 ERCP の頻度は少ないが，内科的膵石治療や閉塞性膵炎に対する膵管ステント留置など，膵疾患においても治療的 ERCP を要する疾患がある．

1. ERCPの適応　各論

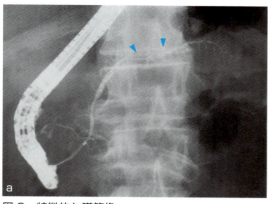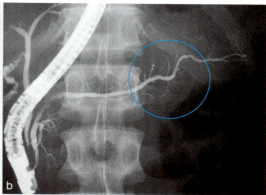

図6　特徴的な膵管像
a：自己免疫性膵炎．主膵管の狭細像を認める（矢頭）．
b：早期慢性膵炎．分枝膵管の拡張を認める（丸内）．

3 ERCP後膵炎

- ERCPにおける偶発症として最も注意すべきものにERCP後膵炎があり，致死的な重症膵炎に進展する可能性もある．

先輩ドクターのアドバイス　ERCPは胆道・膵臓疾患にきわめて有用な検査であるが，侵襲的な検査であることもしっかりと認識し，適応の選択については慎重に考慮すべきである．

文　献

1) 糸井隆夫（編）：胆膵内視鏡の診断・治療の基本手技（改訂2版），羊土社，東京，2012
2) 糸井隆夫（編）：とことん知りたいERCPの手技のコツ，総合医学社，東京，2013
3) 山雄健次ほか（編）：画像所見の読み方と鑑別診断―胆・膵―，医学書院，東京，2006

［芹川　正浩］

各論　第Ⅲ章　ERCP（内視鏡的逆行性膵胆管造影）

2. ERCPのインフォームド・コンセントを得る際の注意点

ここがポイント！
- ERCP後膵炎の重症化による死亡についての情報を正しく伝える
- 診断的ERCPの場合，MRCPによる代替の可能性について説明しておく
- 模式図を使用して分かりやすい説明を心がける

1 ERCPは偶発症の多い検査・手技である

- 消化器内視鏡関連の偶発症のなかでも，ERCP関連の検査・治療は特に訴訟が多いことが知られている．前処置や鎮静薬による通常の内視鏡偶発症に加えて，側視型（後方斜視鏡）十二指腸スコープならではの偶発症である十二指腸乳頭部への挿入あるいはストレッチ時の腸管穿孔，またERCP後膵炎，EST後出血・穿孔，胆管炎などが挙げられる．

- このなかで，特にERCP後膵炎は重症化すれば生命にかかわる偶発症として認識しておく必要がある．発症頻度についてはERCP後膵炎についての統一された診断基準がなく，対象患者，術者の技量，検査・治療内容などの因子に左右されるため，各施設まちまちである．厚生労働省の研究班が行ったアンケート調査[1]によれば，2007～2011年の5年間では診断的・治療的ERCPは集計75,270例で，ERCP後膵炎の発症は0.96％，重症急性膵炎の発症は0.12％，全体的な死亡率は0.02％であった．海外からのメタ解析なども含めればERCP後膵炎の発症は診断的ERCPでは1％前後，重症膵炎の発症は約0.1％と推定され，重症化した場合は約10％の死亡率である[2]．

- ERCPのインフォームド・コンセントを得る際は，ERCP後膵炎についての説明は必須であるといえる．

> **先輩ドクターのアドバイス**
> ERCP後膵炎の発生率について，％表示で説明しても患者側に実感が伝わらないことがある．筆者は「ERCP後膵炎は100人に1人発症して，そのうちの10人に1人は重症化します．重症化すれば10人に1人が亡くなられます．ERCP全体では1万人に1人が亡くなられています」と説明している．

2 MRCPによる代替の可能性について説明しておく

- 胆道疾患の診断に関するMRCPのメタ解析報告では，胆管狭窄の同定について95％の感度と97％の特異度を示し，胆管結石，良悪性の鑑別診断では92％の感度と88％の特異度を示し，MRCPの高い診断能は明らかである[3]．
- 膵疾患でも，膵癌が疑われた症例に対してMRCPとERCPの診断能を比較した前向き試験で，MRCP，ERCPの膵癌診断における感度，特異度はそれぞれ84％，97％および70％，94％であり，両者に有意差はない[4]．
- MRCPが高い診断能を有していることは明らかであり，診断的ERCPの前にMRCPによる代替について説明しておくことが望ましい[2]．

3 膵胆道系の模式図を用いて説明する

- 説明には十分な時間をかけて患者本人，家族の同意を得る必要がある．
- 膵胆道系の模式図を使用して説明すれば，検査・治療について理解を深めることにつながる．しっかりと説明と同意がなされることが，お互いの信頼関係につながり大切である．夜間，休日に胆道感染症などにより全身状態不良で緊急ERCP処置が必要な場合もあるが，その際も丁寧な説明を心がけたい．

2. ERCPのインフォームド・コンセントを得る際の注意点　各論

先輩ドクターのアドバイス　インフォームド・コンセントは書面で行い，医療側，患者側の双方の署名が入った同意書をそれぞれが保存しておく必要がある．当院では同意書をスキャナで電子化して取り込みをしている．図1に当院で使用しているERCPの説明と同意文書を示す．チェックボックス形式を採用，模式図を載せ必要に応じて余白に書き込みができるようにしている．

先輩ドクターのアドバイス　胆管への深部カニュレーションが困難など，ERCP検査・処置が目的通りに行うことができない症例が存在することや，処置が1回で終了せず再施行になる症例も存在することを説明しておく必要がある．

文献

1) 峯　徹哉ほか：難治性膵疾患に関する調査研究平成23年度～25年度総合研究報告書．ERCP後膵炎疫学調査．p 141-145，2014
2) 峯　徹哉ほか：ERCP後膵炎ガイドライン2015．膵臓 **30**：541-584，2015
3) Romagnuolo J et al : Magnetic resonance cholangiopancreatography : a meta-analysis of test performance in suspected biliary disease. Ann Intern Med **139** : 547-557, 2003
4) Adamek HE et al : Pancreatic cancer detection with magnetic resonance cholangiopancreatography and endoscopic retrograde cholangiopancreatography : a prospective controlled study. Lancet **356** : 190-193, 2000

［平野　巨通］

| 各論　第Ⅲ章　ERCP（内視鏡的逆行性膵胆管造影） |

『膵・胆道系検査治療の説明と同意書』

この度，（　　　　　　　　　　　　　　　）様に必要な検査は以下の通りです．

　　検査日　　　　月　　　　日（　　　）　□ AM　　□ PM

　　　　□ ERCP（内視鏡的逆行性膵胆管造影）
　　　　□ EST（内視鏡的十二指腸乳頭切開術）
　　　　□ EPBD（内視鏡的十二指腸乳頭バルーン拡張術）
　　　　□ ENBD（内視鏡的胆道ドレナージ）
　　　　□ 内視鏡的胆道ステント挿入術
　　　　□ 内視鏡的膵管ステント挿入術
　　　　□ その他（　　　　　　　　　　　　　　　　　　　　　　）

【実施方法】
内視鏡を口から十二指腸に進め，十二指腸乳頭（膵液と胆汁の出口）から造影剤（レントゲンに映る薬）を注入して，膵管と胆管のレントゲン造影を行います．必要に応じて，以下の項目が追加される場合があります．

　　　　□ 膵液や胆汁，組織を採取して顕微鏡で調べたり詳しく分析します．
　　　　□ 超小型の超音波装置を膵管や胆管内に挿入し，詳しい検査をします．
　　　　□ 必要に応じて，痛み止めや，眠くなる薬，胃腸の運動を抑える薬を注射します．
　　　　□ 胆石の除去を施行するため，十二指腸乳頭を切開・拡張します．
　　　　□ 膵液，胆汁の流出障害を改善させる治療を行います．
　　　　□ ステントと呼ばれる金属製，プラスチック製の筒を胆管に挿入します．
　　　　□ その他（　　　　　　　　　　　　　　　　　　　　　　）

【偶発症】
内視鏡の挿入，造影剤の注入などにより，以下の偶発症が報告されています．（日本消化器内視鏡学会 2016 年の全国調査報告）胆膵内視鏡検査の偶発症は 0.322％（約 300 件に 1 件）と報告されています．可能性のある主なものは，<u>急性膵炎，穿孔（胃腸に穴があく），胆道感染症，出血</u>です．検査中，あるいは検査後のこれらの偶発症が生じた場合，絶食，持続点滴等の治療や，大変稀ですが，<u>輸血，開腹手術，緊急蘇生術等</u>が必要になる場合があります．なお，胆膵内視鏡検査全体の死亡率は，0.0076％（約 14,000 件に 1 件）と報告されています．当院では，本手技に熟達した日本内視鏡学会・専門医および指導医が細心の注意を払って行います．また，偶発症が発生した場合は，最善の方法で対応いたします．

図 1　筆者の施設で使用している ERCP の説明と同意書

なお，当院は日本消化器内視鏡学会認定指導施設であり，学会や学術論文であなたの検査・治療成績を報告させて頂く場合がありますが，その場合も個人のプライバシーは完全に保護されます．

以上の説明で，ご不明な点があれば，ご遠慮なく主治医，看護師にお尋ねください．また，一旦同意された後でも，いつでも撤回することが可能です．セカンドオピニオンをご希望の際もお申し出ください．

【解説図】

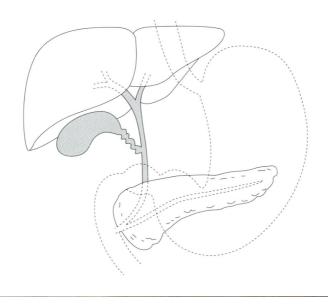

私は，上記につき説明致しました．

　平　成　　　年　　　月　　　日　　　　　　　　　時　　　分（場所：　　　　　　　　　）
　　説明医師（署名）：

私は医師から必要かつ十分な説明を受け，十分理解した上でこの検査・治療を行うことに同意します．

　平　成　　　年　　　月　　　日

　　患　　者（署名）：
　　同　意　書（署名）：　　　　　　　　　　　　　　　　　　　　　　　　（続柄：　　　　　）

3. モニター設置・放射線防護

> **ここがポイント！**
> - 術者の正面に内視鏡，X線，生体モニターを配置する
> - 術者・介助者の被曝低減のため，プロテクター，ゴーグルの着用徹底，およびアンダーチューブ型透視装置の活用などを検討する
> - 透視画像のコマ数を削減できるパルス透視の利用も被曝線量の低減に有用である

1 各種モニターは術者の正面に配置する

- ERCPを施行する際，術者・介助者はさまざまな状況を同時にモニタリングする必要がある．すなわち，内視鏡画像，X線画像，患者の状況（表情，発汗の有無，体動など），生体モニターを介したバイタルサインである．これらを一元的に効率よく確認するためには，術者の視線移動をなるべく最小限とすることが望ましく，内視鏡，X線，生体モニターを術者の正面に配置することが理想的である（図1）．

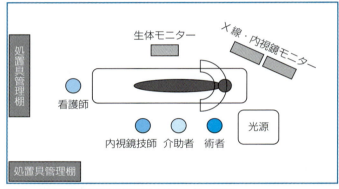

図1 ERCP施行時の理想的なモニター配置

 モニターを術者の正面に配置することで，被検者の体の軸と術者の肩の線がほぼ平行となり，スコープを挿入する際，術者の姿勢が右方向にねじれることを防止できる．被検者に正対した姿勢で手技を習得することが上達の早道である．

2 透視装置の特徴を理解し被曝の低減に努める

- 近年は女性若手医師が増加しており，また介助スタッフも女性が多いため，術者および介助者の被曝低減対策を理解することは重要である．

 当院ではX線TVに東芝メディカルシステムズ社製のCアーム型Ultimax-iを導入し，オーバーチューブ（OC）とアンダーチューブ（UC）の使い分けを行っている（図2a）．

- OCの散乱線は術者および介助者の上半身に当たりやすいとされており[1]，ERCP時には術者，介助者の被曝量を低減する目的でUCを用いることが望ましい．またUCを使用する際は足元の散乱線から術者，介助者を防護する遮蔽板を設置するとよい（図2a）．
- 足下透視時間の短縮も重要である．術者の足元にフットスイッチを設置し，手元操作に合わせて透視時間を術者自身がコントロール可能な仕様とすること，こまめに透視を消す習慣をつけることも重要である[2,3]．
- また，透視画像のコマ数を削減できるパルス透視を有効に利用する（図2c）．ERCPでは比

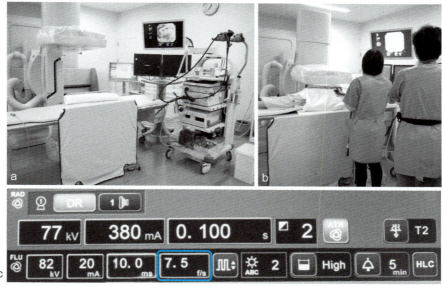

図2　X線透視室
a：Cアームを回転してアンダーチューブとし，モニターをほぼ正面に，足元に可動式の散乱線遮蔽板を配置している．
b：実際のERCP風景．術者，介助者ともコート型プロテクターを着用している．
c：Ultimax-iの操作パネル．枠内がパルスを示す．

較的静的な造影が中心であり，UC の状態で毎秒 7.5 コマ程度の条件でも必要十分な画像が得られている[2]．

3 自身の被曝対策は自身の責任で行う

- 体幹の X 線防護は，背部からの散乱線の被曝を考慮して，やや重い欠点はあるが可能な限りコート型を用いる（図 2b）．散乱線を考慮した場合，0.025 nm 鉛当量で約 92〜93％の遮断能力があるタイプが望ましい[3]．また甲状腺，眼球の保護にはネックガード，眼鏡の上からでも装着が可能なオーバーグラスタイプのゴーグルの着用も併用する．

先輩ドクターのアドバイス　ERCP が長時間となった場合，重いプロテクターや防護具を着用し続けることは非常にストレスとなる場合がある．しかし，放射線被曝対策はきわめて重要であり，術者自身や介助スタッフの安全を守る観点から自覚をもって対策を講じることが重要である．

文献
1) 栗原俊夫：胆膵内視鏡に必要な知識．胆膵内視鏡の診断・治療の基本手技（改訂第2版），糸井隆夫（編），羊土社，東京，p50-54, 2012
2) 花田敬士ほか：安全で効率的な検査・治療を目指した内視鏡センターの構築．肝胆膵画像 14：628-634, 2012
3) 小山内学ほか：検査の質の向上を目指した内視鏡センター．肝胆膵画像 14：635-638, 2012

［花田　敬士］

| 各 論 | 第Ⅲ章　ERCP（内視鏡的逆行性膵胆管造影）|

観察

4. スコープ挿入の実際

> **ここがポイント！**
> - 通常 ERCP に用いるスコープは視野が後方斜視であり，視野と進行方向が異なることを理解する
> - 常にスコープを持つ右手の感覚に注意し，抵抗を感じる場合には無理に押さない
> - 進行方向が分からなくなった場合には，オリエンテーションが分かるところまでいったん引き戻して，正しい方向を確認してから再度挿入を試みる

1 スコープ挿入前の確認

- ERCP に限った話ではないが，スコープを被験者に挿入する前に，以下の点を確認する必要がある．
  ①内視鏡画像が正しくモニターに表示されている
  ②鉗子起上装置，上下左右アングルノブ，送気・送水ボタン，吸引ボタンが正常に作動する
  ③アングルノブにロックがかかっていない

2 スコープの持ち方と立ち位置

- スコープは右手の拇指と中指で軽く持ち，示指や環指は添えるだけにする．軽く持つことにより，スコープにかかる力を敏感に感じ取ることができる．
- 術者の立ち位置は，被験者に対して向かい合う姿勢で挿入する．そのほうが，スコープに余計なひねりなどが加わりにくい（図1）．

3 被験者の体位

- ERCP 時の被験者の体位は，胃，十二指腸内にガスが貯留しにくい腹臥位にて行う[1]．
- スコープの十二指腸への挿入が難しい場合には，オリエンテーションが理解しやすいように，左側臥位に近づけるため被験者の右肩と腰を上げた状態で行うほうがよい[2]．

4 口腔から食道入口部まで

- 内視鏡挿入前に，被験者の口腔から咽頭までのスコープ挿入角度を体外でシミュレーション

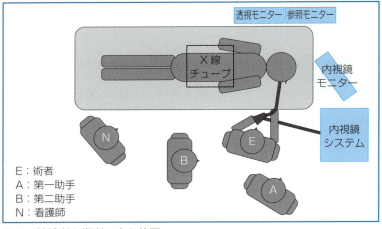

図1　被検者と術者の立ち位置

しておくことが望ましい（図2）．

- 口腔内から下咽頭，食道入口部へとスコープを進めていくが，後方斜視のERCPスコープでは盲目的になりやすい．下咽頭から食道入口部までスコープを進め，ダウンアングルを少しかけると喉頭蓋から気管が観察される．この後，通常の内視鏡操作と同様にダウンアングルを少しかけながら少しスコープの軸を時計方向に押し込むことで食道入口部を通過する．このとき，梨状陥凹にスコープが入ると穿孔の危険があるため，抵抗があれば無理に押さないことが重要である[2]．

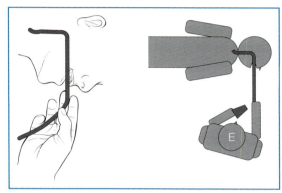

図2　内視鏡挿入時の体外シミュレーション
実際に挿入する前に，アングルをかけた場合の内視鏡の曲がり具合を体外でシミュレートしておく．

5 上部食道から食道胃接合部まで

- ERCPスコープは後方斜視であり，食道内腔はほとんど確認できないが，わずかに送気することにより食道粘膜を確認しながら挿入することが望ましい．
- 抵抗がないことを確認しながらスコープを進めていくと，すだれ状血管あるいは食道胃接合部粘膜が確認され，スコープが食道胃接合部まで挿入されたと判断できる．
- 食道胃接合部は左に屈曲して噴門へと向かうことが多く，少しアップアングルをかけながら，スコープの軸を反時計方向に回しながら進めると胃内に到達する．

6 胃噴門部から十二指腸球部まで

- 胃内に入るとスコープの先端は多くの場合穹窿部を向き，少し時計方向にひねりながらダウンアングルをかけると大弯のひだが観察される（図3）．
- スコープを時計方向に約180°回転させ，進行方向を大弯のひだの方向に合わせ，少しアップアングルをかけながらスコープを進めると胃体上部へ挿入される．ここで，進行方向の軸が合わないと穹窿部でループを形成してしまうため，その場合はいったんスコープを引き戻して，再度大弯のひだを目安に進行方向を確認する．
- 胃大弯に沿ってスコープを進め，幽門前庭部に到達すると，幽門輪が観察される．幽門輪が観察できない場合は，ダウンアングルをかけて観察する．送気は最小限にとどめるべきであるが，幽門輪を確認できない場合は，十分な送気によりオリエンテーションを確認することが偶発症を避ける意味でも重要である[3]．
- 幽門輪の通過に際しては，幽門輪が見える状態では幽門輪を通過できないため，幽門輪の位置を想定してスコープの通過を図る．速やかに通過できない場合は，スコープをある程度引

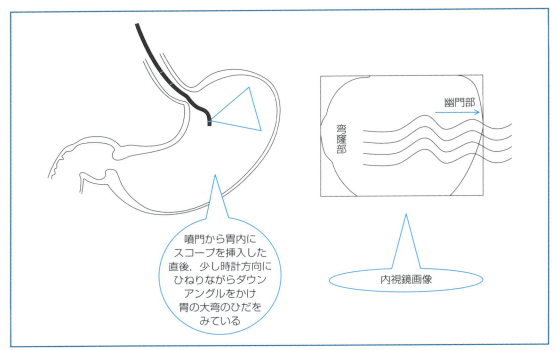

図3　胃噴門部で胃大弯の襞の確認
胃噴門部に入り，少しだけ送気し，少し時計方向にひねりながらダウンアングルをかけ胃の大弯の襞を確認する．この襞に沿うようにスコープを回転させ，少しアップアングルをかけながら挿入すると幽門前庭部に達する．

き戻して幽門輪の位置を再確認することが重要である．決して抵抗があるのに無理に押してはならない．

7 十二指腸球部から十二指腸下行脚まで

- 十二指腸球部にスコープを挿入し，スコープを少し時計方向に回転させると画面右下に十二指腸下行脚が観察されることが多い．
- 十二指腸下行脚が確認できた後に右アングルをかけて，さらにアップアングルをかけてゆっくりとスコープを引いてくると，胃内のスコープのたわみがとれ，スコープが下行脚へと進み，ストレッチされる（pull法）[1,4]．このとき，胃内にガスが多量に貯留していると，ストレッチ操作によりスコープが胃内まで抜けてしまうことがあり，胃内のガスは最小限にとどめておくほうが望ましい．
- 一方で，pull法で十二指腸下行脚への挿入が困難な場合，あるいは十二指腸乳頭の正面視が困難な場合には，スコープの先端が十二指腸内腔の中心を進むようにアングルを調節しながらスコープを押し込む（push法）（図4）．

　何でも最初からうまくいく人はまずいない．ERCPは必ず上級医の指導の下に行うため，どうしてよいかわからなくなったら，すぐに上級医の指示を仰ぐことが大切である．それを繰り返していくことにより誰もが上達していく．少しばかりうまくいかなくても落ち込む必要はない．ただし，うまくいかなかった要因を自分自身で，あるいは上級医とともに考えることは必要である．

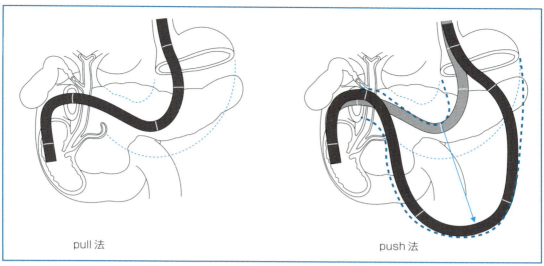

図4　pull法，push法

文　献
1) 花田敬士ほか：技術講座 ERCP 関連手技のコツ―私はこうしている．第1回 前処置から乳頭到達まで．消化器画像 **8**：95-100，2006
2) 向井秀一ほか：ERCP ガイドライン．消化器内視鏡ガイドライン（第3版），日本消化器内視鏡学会（監修），医学書院，東京，2006
3) 糸川文英：スコープ挿入の基本：挿入から十二指腸乳頭正面視．胆膵内視鏡の診断・治療の基本手技，糸井隆夫（編），羊土社，東京，p94-100，2008
4) 潟沼朗生ほか：技術講座 ERCP 関連手技のコツ―私はこうしている．第1回 前処置から乳頭到達まで．消化器画像 **8**：101-107，2006

［南　智之］

| 各論　第Ⅲ章　ERCP（内視鏡的逆行性膵胆管造影）
| 観察

5. 十二指腸乳頭の正面視のコツ

ここがポイント！
- 基本的には十二指腸乳頭の正面視は pull（スコープをストレッチした状態）で行う
- 左右アングルやスコープのひねりも駆使する
- pull で正面視が困難な場合は push 法も試みる

1 十二指腸乳頭の正面視とは

- ERCPにおいて十二指腸乳頭の正面視は，引き続いて行われる胆管および膵管挿管を成功させるうえで最も重要な要素である[1]．単に，十二指腸乳頭を画面の中央に位置させればよいというものではなく，その形態を正しく判断できるような方向・角度でなければならない．さらに，上下アングルをかけた場合に胆管あるいは膵管の軸がずれないまま乳頭との距離が変わる状態が理想的な正面視といえる（図1）．
- 通常，左右アングルを使用しない状態での正面視が理想であるが，左右アングルで微調整を行う必要がある症例もしばしば遭遇する．
- 十二指腸の変形により，正面視が容易ではない症例も存在するが，不十分な状態で無理に挿管を試みるより，正面視を得るためのスコープの微調整に時間をかけるほうが結果的に時間短縮につながる．

2 pull での正面視

- スコープをストレッチした状態で乳頭を正面視することが基本であり，胆管あるいは膵管挿管を成功させるための第一歩である[2]．ストレッチした状態では，スコープの自由度が高くアングル操作により視野が大きく変化することを理解する必要がある（図2）．
- 通常，右アングルをかけきった状態でストレッチを行うことが多いが，その状態では，しば

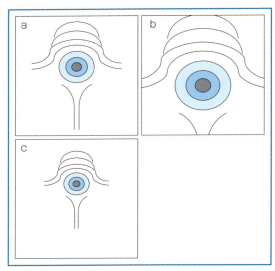

図1　理想的な乳頭の正面視
a：乳頭を正面視した状態．b：アップアングルをかけると乳頭に近づく．c：ダウンアングルをかけると乳頭から遠ざかる．

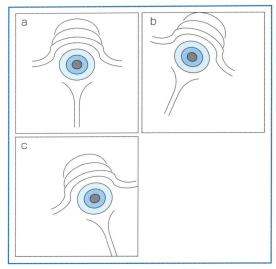

図2　左右アングルによる視野の変化
a：乳頭を正面視した状態．b：右アングルをかけると乳頭を右下から覗き上げるようになる．c：左アングルをかけると乳頭を左上から見下ろすようになる．

5．十二指腸乳頭の正面視のコツ　各論

しば乳頭に対しての見上げが強すぎることになるため，少し右アングルを戻すなどの調節が必要となる[3]．

- また，スコープの軸をひねることによっても視野が変化する（図3）．特に乳頭の見上げが困難な場合において，時計方向にスコープの軸をひねることにより見上げが可能となる場合がある．ただし，スコープを過度にひねることは消化管だけでなく胆管や膵管の軸もひねってしまうことになり，注意が必要である．
- 空気の量も重要であり，空気量を調節することにより乳頭の正面視が可能となる場合もある．過度の送気は，当初正面視されていた乳頭を横向きにしてしまうことがあり，過度の送気は避けるべきである[4]．

3 pushでの正面視（図4）

- pushの状態では，スコープの動きが制限されることを理解する必要がある．pullと同様にアングル操作やひねり操作を用いるが，これらの動きに制限がかかる．また，pullではスコープの出し入れで乳頭の高さをある程度調節することが可能であるが，pushではこれも困難である[4]．
- 胃から十二指腸にスコープを挿入し，そのまま押し入れてできるpushの状態と，いったん十二指腸でストレッチした状態から，スコープに少し左ひねりを加えながら押し入れてできるpushの状態は，胃内のたわみの状態が異なる場合があり，少し視野が異なる．一方で正面視できない場合にはもう一方を試してみると正面視可能となることがある．

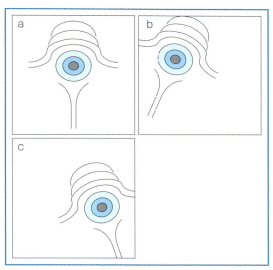

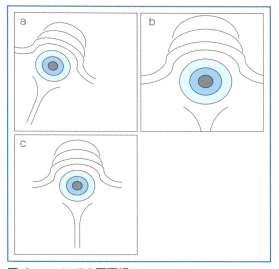

図3　ひねり操作による視野の変化
a：乳頭を正面視した状態．b：時計方向にスコープを捻ると乳頭を右下から覗き上げるようになる．右アングルとほぼ同様だが，少し見上げが強くなる場合がある．
c：反時計方向にスコープをひねると乳頭を左上から見下ろすようになる．左アングルとほぼ同様だが，より見下ろしが強くなる場合があり，あまり強くひねるとスコープが胃内まで抜けてしまう．

図4　pushでの正面視
軸が十二指腸の軸とずれている場合が多く，必ずしもpullと同様の変化とはならない．a：pushの状態でアングルをニュートラルにした状態．軸が乱れており，乳頭は画面の左側に位置している．b：左アングルをかけることにより乳頭を正面に見ることができるが，距離が近い．c：左アングルをかけた状態からダウンアングルで距離をとると，乳頭の正面視が可能である．

4 pull法とpush法の使い分け

- 基本的にはすべてpull法での正面視を試みるべきである．

- 肝右葉切除後や肝左葉に大きな腫瘍が存在する場合などは，肝左葉の腫大によりストレッチを行っても胃にたわみが残ってしまい，完全なストレッチにならない．この場合，pull では乳頭は見下ろしでしか捉えることができず，続いて行う挿管手技は非常に困難となる．その場合，push の状態にすることにより乳頭の正面視が可能となる場合がある（図5）．

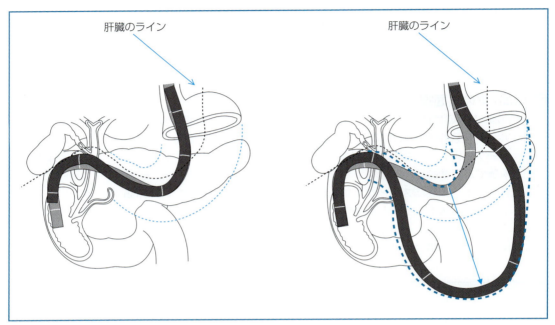

図5　肝左葉の腫大がある症例
a．pull では腫大した肝臓により胃内のスコープが完全に直線化できずたわんだ状態のままであり，乳頭の正面視が困難．b．push にすることにより乳頭の正面視が可能となった．

- 副乳頭にアプローチする場合も push が有効である．
- push の状態はスコープの曲りが大きく，挿管に続いて行う処置が困難である場合が多く，挿管後はカテーテルやガイドワイヤーを軸にして，可能な限り pull に戻して処置を行うことが望ましい．ただし，かえって乳頭との距離が遠くなるなど不都合が生じる場合もあり，状況に応じて使い分ける必要がある．

文献

1) 花田敬士ほか：技術講座 ERCP 関連手技のコツ―私はこうしている．第1回 前処置から乳頭到達まで．消化器画像 8：95-100，2006
2) 潟沼朗生ほか：技術講座 ERCP 関連手技のコツ―私はこうしている．第1回 前処置から乳頭到達まで．消化器画像 8：101-107，2006
3) 長谷部修ほか：ERCP 検査の実際―標準手技と診断のコツ．胆膵内視鏡診療の実際，中島正継ほか（編），日本メディカルセンター，東京，p55-62，2009
4) 加藤博也ほか：とことん知りたい ERCP の手技のコツ Ⅱ 乳頭観察法 Q11 上手に乳頭の正面視をするポイントは？（pull と push）．消化器内視鏡レクチャー，糸井隆夫（編），総合医学社，東京，p449-454，2013

［南　智之］

観察
6. 造影法と wire-guided cannulation（WGC）の違い

> **ここがポイント！**
> - いずれの方法でも，乳頭形態から膵胆管合流型式を推定して行う
> - WGC では乳頭内胆管の走行を変位させないことがメリットであり，カテーテルで乳頭を変形させないことが重要である

1 造影法（通常法）と wire-guided cannulation（WGC）の違い

- 造影法は通常法とも呼ばれ，胆管造影による胆管像を参考にしながら，カテーテルを先行して深部胆管に挿管する方法である．
- 一方，WGC は胆管造影を施行せず，あらかじめカテーテルに装填したガイドワイヤー（以下，GW）を先行して深部胆管に挿入する方法である．
- WGC の利点は，① GW の先端が細いため狭い胆管口を捉えやすい，②カテーテルによる乳頭の突き上げによる胆管変位を作りにくい，③造影による膵臓への負担が軽減される[1]ことであり，挿管成功率の向上と術後膵炎軽減を目的として近年盛んに行われている．造影法に GW を併用する方法とは区別され，造影を行わずに行う手技である．

2 造影法（通常法）

- 乳頭開口部の肉眼型から膵・胆管合流形式（分離型，隔壁型，共通管型）（図1）を想定して挿管を行う．猪俣らは肉眼型を6つに分類（図2）し，対応した挿管法を提唱しており[2]，参考にする（次頁「**挿管困難例の対策**」を参照）．
- まずは，乳頭が別開口型もしくはタマネギ型（全体の約1/4）でないか観察する．別開口型では口側の乳頭に，タマネギ型では同心円状構造の頂部に垂直に挿入することにより，挿管は容易である．

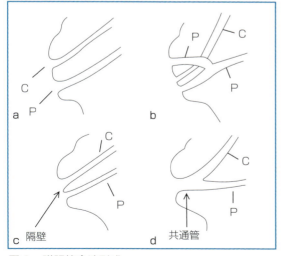

図1　膵胆管合流形成
a：別開口型（分離型），b：タマネギ型（分離型），c：隔壁型，d：共通管型，C：胆管，P：膵管

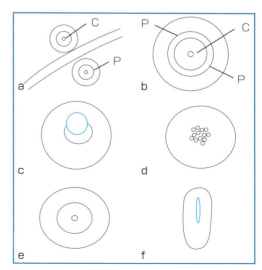

図2　肉眼型の分類
a：別開口型，b：タマネギ型，c：結節型，d：絨毛型，e：平坦型，f：縦長型，C：胆管，P：膵管

- 胆管造影の後，軸を併せて深部挿管する．結節型はほとんどが隔壁型で，そのほか（絨毛型，平坦型，縦長型）では隔壁型に共通管型が混在する．隔壁型では見上げ法もしくは近接法を行うが，まずは見上げ法を試みる．

a 見上げ法
- 乳頭開口部を内視鏡画面の12時方向の見上げの位置とし，胆管開口部の口側粘膜を押し上げるように11時から12時方向に向かって挿管（図3a, b）する．挿管の際，見上げがたりないと隔壁を引っかけて膵管造影となるため注意する．
- 胆管造影にて胆管走行を確認した後，深部挿管に移る．多くの場合，胆管を突き上げた状態（図3c）となっているため，軸合せが必要となる．カニューレを引いて突き上げを緩め，ダウンアングルとスコープの引きで軸を合わせ（図3d），アップアングルにて深部挿管する（図3e）．左右方向の軸が合わず深部挿管できない際は，左アングルを使って軸を合わせる（図3f）．

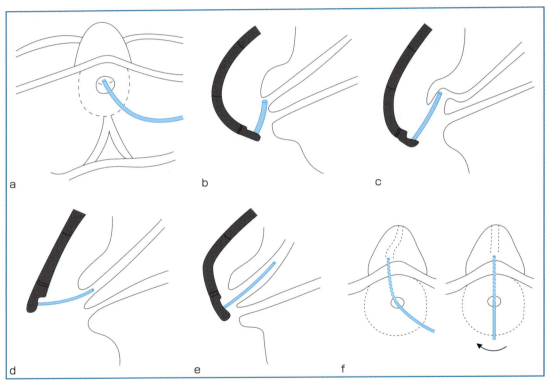

図3　見上げ法
a, b：挿管，c〜e：軸合せ，e, f：左右の軸合せ

b 近接法
- 乳頭を内視鏡画面右上に位置させ，短めに出したカテーテル先端を浅めに挿管し（図4a, b），口側の壁をめくるようにアップアングルとカニューレの押しで深部挿管する（図4c）．
- 口側隆起が小さく，乳頭内胆管が短い症例が適応である．
- 胆管走行に対して盲目的な操作であり，上級者の見守りの下施行する．

c 共通管型
- 浅い挿管で膵管・胆管の両者が造影される．胆管とカニューレの軸を合わせて，Oddi括約

6. 造影法と wire-guided cannulation（WGC）の違い　**各　論**

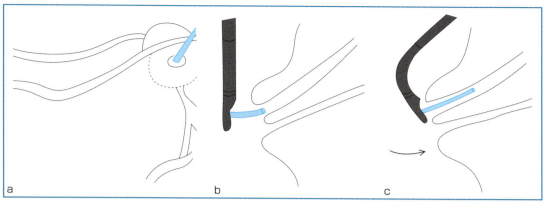

図4　近接法

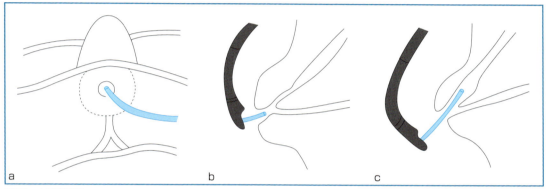

図5　共通管型

筋が弛緩したときに挿入する（図5a, b）.
- 共通管型ではOddi括約筋の攣縮が強いため，近接法や見上げ法で過度の刺激を加えるとその後の挿管が困難となる．隔壁型と共通管型の鑑別は確実にはできないため，見上げ法を行う際も，最初は浅く挿管して造影を行うことが望ましい．

先輩ドクターのアドバイス　見上げ法にて見上げがうまく作れないときは，カテーテル先端に上向きの曲がり癖をつけたり，パピロトームを使って挿入を試みる．深部挿管に際しては，X線ばかりを頼らずに，内視鏡にて乳頭とカテーテルの位置関係を観察しながら行うことが重要である．

3 WGC

- 通常，パピロトームに0.035インチのストレート型GWを装填して行う．GWをカニューレ先端から2〜3 mm出した状態で，カニューレを乳頭に接するかどうかの位置に保つ（図6a）.
- 助手がGWを小刻みに出し入れして抵抗感のなくなる方向へ挿入する（図6b）.
- 透視で胆管挿入を確認しカニューレを追従させ，吸引にて胆管挿管を確認する．GW先進後に抵抗がある場合は，膵管分枝への挿入の可能性があるので注意する（図6c）．適宜，スコープの位置やカニューレの向き・角度を変えて試みる．
- 乳頭内胆管と総胆管軸が合わずに挿管困難な場合がある．この際は，GWを挿入した状態で軸合わせを試みる．

- さらに，挿管困難な場合や，乳頭が大きく可動性がある場合には，カニューレ先端を2〜3 mm乳頭に挿管してからGWで探る．胆管内にカニューレが挿入された状態で，強引にGWを押すと胆管損傷の危険（図6d）がある．

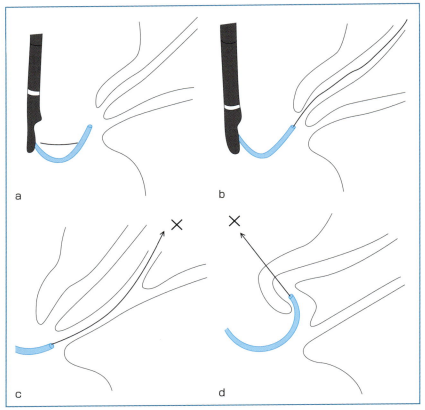

図6 WGC

- WGCにおいてはGWを持つ手の感触が重要であり，術者自身がGW操作を行い，助手はパピロトームの張りのみを担当するphysician controlled WGCも施行されている．

> **先輩ドクターのアドバイス**
> パピロトームを狭い十二指腸内で操作することは比較的難しく，通常カニューレで施行するのも一法である．その際，アングル型のGWが上向きの角度がつき有用なことがある．また，GWを先の細いカニューレと考えれば，造影法に対するメリットが生まれる．

文献
1) 前谷　容ほか：Wire-guided canulationの実際とGuidewireの最新情報．胆と膵 30：429-435，2009
2) 猪股正秋ほか：乳頭の解剖，内視鏡分類，挿管法の基礎．消内視鏡 20：1793-1803，2008

［山口　厚］

各論

観察
7. 挿管困難例の対策

> **ここがポイント！**
> - 胆管口と膵・胆管の走行角度を立体的にイメージする
> - 乳頭開口部の所見から，膵・胆管合流形式を推測する
> - 挿管困難な場合，ガイドワイヤー（GW）を用いた方法などを上級医と検討する

1 乳頭開口部の形状による胆管挿管の戦略

- 猪股ら[1]は，乳頭開口部の肉眼型を6つに，膵・胆管合流形式を3つに分類しており，確率の高い胆管挿管に必須である．
- 肉眼型から合流形式を予測し，適切な挿管方法を選択する．
- 別開口型，タマネギ型では胆管挿管は容易であるが頻度は27％程度であり，大半は胆管挿管に戦略を要する．

> **ココに注意！** 近接法は，初学者がカニューレと胆管軸が不一致のまま挿管した場合，膵・胆管壁の損傷，乳頭浮腫頭を発生し膵炎を惹起する可能性があるため注意を要する[2]．

2 胆管挿管困難例に対する対策

- 胆管挿管が困難な場合は，以下を上級医の指導下に検討する．

a 胆管ガイドワイヤー（GW）法

- カニューラからGWの先端数mmを出した状態で乳頭開口部に近づけ，GWの先端で胆管口を探る方法である（図1a, b）．乳頭部胆管の軸とGWの軸が一致すれば抵抗なくGWが挿入される．

> **先輩ドクターのアドバイス** GWは0.025インチアングル型・ストレート型のどちらを用いてもよい．指導医の方針をよく理解することが重要である．

b 膵管GW法

- GWを膵管内に留置し乳頭を固定させ，結節や隔壁により狭かった胆管口を広げ，同じ

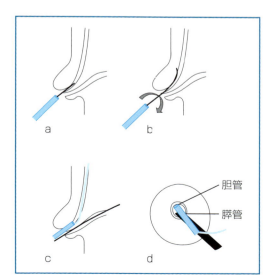

図1 胆管GWと膵管GWの実際
a：ストレート型GWを用いる場合は，乳頭部胆管とカニューレの軸を一致させ，ゆっくりと短いストロークで出し入れする．
b：アングル型GWを用いる場合は，カニューレ先端を胆管開口部に浅く挿管し，アングルを回転させて抵抗なく進む方向を探す．
c, d：膵管にGWを留置し，胆管開口部を広げ，GWの11時方向にカニューレを挿入する．

147

チャンネルからカニューレを挿入し，膵管口の 11 時方向を狙って挿管する方法である（図 1c, d）．
- 固定の悪い乳頭，憩室などにより左右を向いた乳頭，見上げが困難な場合に有用である．本法施行後は，急性膵炎の予防目的で膵管ステントを留置する場合が多い．

c プレカット法
- 膵管 GW 法を用いても胆管挿管が困難な場合，膵管ステントを留置したうえで，乳頭をプレカットする方法があるが，急性膵炎のリスクがあり，上級医が施行すべき手技である．

文 献
1) 猪股正秋ほか：乳頭の解剖，内視鏡分類，挿管法の基礎．消内視鏡 **20**：1793-1803，2006
2) 花田敬士ほか：乳頭形状からみたカニュレーション．消内視鏡 **26**：188-194，2014

［花田　敬士］

各論

観察
8. 上級医に交代するタイミング

> **ここがポイント！**
> - ERCPは乳頭とカニューレの距離感が重要！ 胆管軸をイメージして，カニューレを沿わせるイメージが重要！！

- 上級者に代わるタイミングとしては，施行時間30分以内が望ましい．乳頭までの到達時間は5分が目安である．
- 幽門輪を越えにくい症例も少なからず存在する．困難であればいったん上級医に代わってもらい，幽門輪の乗り越えをしてもらうとよい．
- 十二指腸下降脚への後方斜視鏡のストレッチ操作は腸管穿孔の危険が高いため，腸管に無理な抵抗がかからないように，透視で確認しながら内腔を画面の6時方向に位置させ，慎重に短縮するのがよい．
- 胆管カニュレーションのトレーニングは，まず，胆管開口部が確認しやすくカニュレーションも比較的容易なEST（内視鏡的乳頭切開術）後の胆管挿管が適切である．ある程度，胆管挿管への感覚を身につけた状態で次に未処置の乳頭での胆管挿管を試みる．挿管方向は十二指腸乳頭を正面視し，胆管は見上げで11時，膵管は1〜3時で垂直方向が基本である．慣れないうちは，乳頭開口部はできれば胆管・膵管に隔壁のない別開口型あるいはタマネギ型がよい．しかし，現実的にはそれ以外の乳頭形状であることが多く，乳頭までのスコープ挿入が短時間で行えた場合は，そのままカニュレーションを試みる（乳頭の形状と開口形式については「観察6」を参照）．
- 造影法で行うか，ワイヤーガイド法にするかは施設によって違うと思われるが，造影法は胆管挿入時に膵管の誤造影が起こることがある．膵管造影はERCP後膵炎の危険因子であり，繰り返す場合は，上級医に交代するべきである．
- カニュレーションまでの時間は5〜10分程度が上級医交代の目安となる．乳頭浮腫が起きた場合や，挿管困難例と思われる場合は，ERCP後膵炎の危険因子となるため，状況をみながら上級医が早めに交代時期を決める必要がある．
- また膵管の誤造影は，膵管内圧上昇の原因となるため，上級医への交代およびERCP後膵炎を予防する目的で膵管ステント留置を考慮する[1]．
- 胆管への深挿入が高い確率で可能となれば，胆管へのステント留置・ENBD留置を試みる．
- これらの処置が一通り可能となれば，ESTを試みる．ESTは出血・穿孔・術後膵炎のリスクがあるため，乳頭周囲の憩室の有無の確認や切開方向・切開範囲については十分習熟したうえで行う必要がある．

先輩ドクターのアドバイス　挿管に最も重要なことは，胆管・膵管の走行を事前にMDCT・MRCPにて確認し，具体的なイメージを持っておくことである．あとは，乳頭とカニューレの適切な距離を保つことである．初学者にとって，最も重要なことは上級医に交代した後に上級医がどのような方法でカニュレーションを行い，自分とどう違っていたのかを分析し，次回に活かせるかどうかである．

文献
1) Frazel A et al : Does a pancreatic duct stent prevent post-ERCP pancreatitis? A prospective randomized study. Gastrointest Endosc **57** : 291-294, 2003

[岡崎　彰仁]

各論 第Ⅲ章 ERCP（内視鏡的逆行性膵胆管造影）

観察

9. 合併症を防ぐには

ここがポイント！
- ERCP は他の内視鏡手技よりも合併症が多い
- 特に ERCP 後膵炎は頻度が高く重篤化しやすいため，発症機序や危険因子の理解が重要である
- 穿孔は術者の熟練や丁寧な内視鏡操作によりリスクを低下させることができる

- ERCP 関連の手技の偶発症には，急性膵炎，消化管穿孔，急性胆管炎，出血のほか，ショック，呼吸抑制，誤嚥性肺炎などがあり，他の内視鏡手技と比べ合併症の発症リスクが高い．
- なかでも急性膵炎，穿孔は死亡率も高く重篤化するものが多いとされるので細心の注意が必要である．

1 ERCP 後膵炎の原因と予防法

- ERCP 後膵炎は，ERCP 関連手技のなかで最も頻度が高く，重篤化する危険性が高い．
- 軽症および中等症がほとんどであるが，重症化しさらには死に至ることもあるため，ERCP 後膵炎の予防はきわめて重要である[1]．

a 発症機序
- 最も多い原因として考えられているのは，検査や処置後の乳頭浮腫や乳頭括約筋のスパスムによって生じる膵液のうっ滞である．
- また，カテーテルやガイドワイヤーなどによる膵管損傷や，造影剤による直接刺激，腸液の膵管内混入による逆行性感染なども原因と考えられている[1]．

b 危険因子
- あらかじめ危険因子を認識しておくことは，膵炎発症リスクを低下させるためにも重要である．
- 患者側因子としては，女性，乳頭括約筋機能不全（SOD）疑い，膵炎の既往を危険因子としており，関連が推測される因子として若年，肝外胆管拡張なし，慢性膵炎でない，正常ビリルビン値などを挙げている[2]．
- 手技側因子として，膵管造影1回以上，プレカットを危険因子とし，関連が推測される因子として挿管回数5回以上，膵管口切開，EPBD，胆管結石遺残などを挙げている[2]．

c 内視鏡操作による予防
- 術者および介助者は，スコープ操作・処置具の扱いに習熟するとともに，盲目的で粗雑な操作を避け，細心の注意をもって丁寧に行う．
- また，処置具を清潔に扱い，乳頭に対して愛護的操作を心がける．
- 長時間の処置は避け，カニュレーション困難な場合には上級医に交代するなど，無理をしないことが大切である．

d 膵管ステントによる予防
- 頻回の膵管造影や処置後の乳頭浮腫による膵液のうっ滞に対しては，膵管ステント留置による膵管減圧が膵炎予防に効果的と考えられている．
- 特に，高リスク患者に対する膵管ステント留置は，ERCP 後膵炎と高アミラーゼ血症の両者に予防効果があると報告された．自然脱落型膵管ステントは ERCP 後膵炎を予防するだけでなくその後の内視鏡による抜去が不要なことから勧められる[3]．
- ただし，わが国では膵炎予防を目的とした膵管ステント留置の保険適応が認可されていないことは留意すべきである[2]．

e wire-guided cannulation（WGC）による予防

- 胆管挿管を目的とした場合，WGC は膵管への直接的な負荷軽減により膵炎発症を予防すると考えられる．
- 海外では WGC は通常造影法と比較して ERCP 後膵炎の発症を低下させ，胆管挿管成功率を増加させることが報告されていることから，カニュレーション法の第一選択とされている．しかし，わが国の最近の報告からは，膵炎発症の低下や挿管成功率の増加効果はないということで，各施設の術者の判断で通常法と WGC が使い分けられているのが現状である[2]．

f 蛋白分解酵素阻害薬による予防

- 過去の RCT では，蛋白分解酵素阻害薬の事前投与をしても ERCP 後膵炎を予防できないと報告されている．しかし，個々の RCT の結果からは膵炎発症率を低下させる可能性があるとして，わが国の日常診療においては使用されているのが一般的である[2]．

g 術後管理

- ERCP 処置後の管理としては，当日は食事制限として輸液を行い，バイタルサイン，腹部症状を観察していく．
- ERCP 後膵炎の早期診断には，処置後 2〜6 時間の血清膵酵素測定（血中アミラーゼ）が推奨されている．
- ERCP 後膵炎の診断基準としては，24 時間以上続く腹痛，背部痛と高アミラーゼ血症（正常の 3 倍以上）が一般に用いられている[2]．ERCP 後膵炎と診断されれば，直ちに重症度判定を行い，絶飲食，十分な輸液を開始，そして重症度に応じた治療を行うことが合併症率，死亡率を低下させる．

2 穿孔の原因と予防法

- ERCP 関連手技に伴う穿孔の頻度は 0.08〜1.1％とされ，その種類は EST や内視鏡処置具の挿入抜去時にきたす乳頭部穿孔，ガイドワイヤーや採石処置具による胆管穿孔，スコープによる十二指腸穿孔などが挙げられる．
- 乳頭部穿孔や胆管穿孔は，胆道ドレナージ後の絶食，消化管減圧，抗菌薬投与などで保存的に改善することが多いとされるが，スコープによる十二指腸穿孔は，穿孔部が大きいため重篤化しやすく，死亡率が 8％程度と非常に高い[4]．
- 十二指腸穿孔の危険因子には，術者側因子として粗雑な内視鏡操作や非熟練者などがあり，一方，患者側因子として憩室例，術後胃例，悪性腫瘍，術後などによる十二指腸の癒着変形例などが挙げられる．穿孔するタイミングとしては十二指腸におけるスコープのストレッチ操作時が多く，盲目的なストレッチ操作は避けるべきである．
- スコープにより十二指腸穿孔をきたした場合は基本的に手術の適応である．特に，腹膜刺激症状を有する場合や腹部 CT にて腹腔内への造影剤の漏出を認めた場合には速やかに手術の判断をすべきである．
- 腹部所見および血液生化学検査で炎症所見が乏しい場合に保存的加療のみで改善した例も報告されているが，保存的加療を選択し無効であった後に手術への移行が遅れた場合では致死率が高いため，厳重な経過観察が必要である[5]．

> **先輩ドクターのアドバイス**　挿管困難を感じた場合は，早めに上級医と交代する．検査時間が長引いた場合などは，上級医と相談して膵管ステントの留置を検討するとよい．

文 献

1) 向井秀一ほか：ERCPガイドライン．消化器内視鏡ガイドライン（第3版），日本消化器内視鏡卒後教育員会（編），医学書院，東京，p 105-119，2006
2) 厚生労働省難治性膵疾患調査研究班・日本膵臓学会：ERCP後膵炎ガイドライン 2015．膵臓 30：541-584, 2015
3) Sofuni A et al : Prophylaxis of post-endoscopic retrograde cholangiopancreatography pancreatitis by an endoscopic pancreatic spontaneous dislodgement stent. Clin Gastroenterol Hepatol 5 : 1339-1346, 2007
4) Cotton PB et al : Risk factors for complications after ERCP : a multivariate analysis of 11497 procedures over 12 years. Gastrointest Endosc 70 : 80-88, 2009
5) 向井秀一ほか：ERCP時の十二指腸穿孔．消内視鏡 15：1486-1487，2003

［桑原　健一］

各論

治療
1. ESTの実際とコツ

> **ここがポイント！**
> - 患者の病歴・内服歴を確認する
> - ESTの必要性と代替手技の適応について検討するとともに，必要とする切開の大きさを確認する
> - パピロトームの特性を理解しておく
> - 十二指腸とスコープの軸合わせ，胆管とパピロトームの軸合わせをイメージする

- 内視鏡的乳頭切開術（EST）は，総胆管結石截石術や胆管ステント挿入術を行う際に施行必要とされる胆膵内視鏡の基本的な手技である．
- 出血や穿孔といった偶発症のリスクが高い手技であるため，その適法と基本技術をよく理解しておく必要がある．

1 抗凝固薬・抗血栓薬の中止・継続の必要性

- ESTを必要とする患者は高齢者が多く，心疾患や脳循環器疾患の併発のため，抗凝固薬や抗血栓薬を内服している場合が多い．以前は，ESTなどの出血のリスクを伴う内視鏡治療の前には，これらの薬剤の服用を一定期間中止し内視鏡治療を行ってきた．しかし，これらの薬剤を中止することにより発生する心臓および脳のイベントは不可逆的なものとなることが多く，服薬中止の是非が問題となってきた．
- 日本消化器内視鏡学会では，『抗血栓薬服用者に対する消化器内視鏡診療ガイドライン』[1]を作成している．薬剤を中止する場合のメリット・デメリットを，心血管合併症発生リスクと合わせて症例ごとに検討することが求められている．
- 抗凝固薬・抗血栓薬を中止することのできない高心血管リスク患者では，ESTに代わる手技として，後述されるEPBD（内視鏡的乳頭拡張術）への変更や，内視鏡治療を断念し他の治療法を検討することも必要である．

> **先輩ドクターのアドバイス**
> 内視鏡治療に慣れてくると，できるなら内視鏡治療で患者の問題を根本的に治したいという願望に駆られるかもしれない．「できる治療」が必ずしも「最善の治療」とはならないこともあるということを考えて，内視鏡治療適応・抗血栓薬の中止の判断を行わなければならない．

2 パピロトームの種類と特性

- 現在市販されているパピロトームには多くの種類があり，使用に際してはその特徴を理解しておく．
- 構造的な違いとしては，①ブレードの長さの違い，②ブレード先端部の長さの違い，③ブレードの太さの違いがあり，機能的な違いとしては，④絶縁コーティングの有無，⑤パピロトームの回転性能の有無，⑥バルーンの有無，などがある．
- 特に①〜③に関しては，胆管挿入時のパピロトームの安定性や切開軸合わせのしやすさに大きく関連しており，可能であればいろいろな種類のパピロトームを使用してみて，最も使い心地のよいものを選ぶのもよい．

3 高周波電流発生装置の原理と特性

- ESTは施術に際して，高周波電流発生装置が必要である．
- 切開作用のメカニズムは，パピロトームが接触した粘膜内の水分子が高周波電流によって振

動させられ，急速に100℃以上に加熱し，細胞内の水蒸気爆発（切開波）が連続的に起きることによる．一方，凝固波は組織を100℃以内で加熱することにより，組織の乾燥に伴う収縮により凝固作用を生じる．
- EST を施行する際には，出血の頻度が高くないはちまき襞までは，切開波を中心に使用し膵組織に凝固による熱作用が及ばないように注意し，はちまき襞から口側隆起では，凝固波と切開波が交互に出る混合波を用いることで，合併症を減らすことができる．
- 近年多く用いられているエンドカットモード（切開波と凝固波が一定の間隔で交互に出ている）では，フットスイッチを踏んだ直後は，切開波が出ており，フットスイッチを短い間隔でポンポンと踏むこと（ポンピング）で，凝固波を少なくした切開も可能である．

4 EST の基本手技とコツ

- 近年の EST はガイドワイヤー（GW）ガイド下で施行される場合が多いため，本項では GW ガイド下 EST について記載する（図1）．

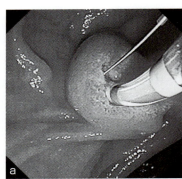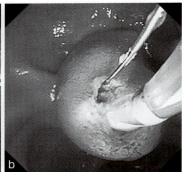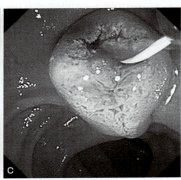

図1　EST 中の内視鏡画像
クレバーカット（オリンパス社製）を胆管軸方向（内視鏡の11～12時方向）にセット（a），パピロトームのブレードの先端1/3を用いてエンドカットモードで切開を開始している（b），Zipper 型に小切開を終了したところ（c）．

a 乳頭切開の方向（十二指腸の軸とスコープの軸合わせ）

- 乳頭切開を行う際の切開方向については，乳頭を12時の方向に切開することが基本とされている．これは解剖学的に見て，乳頭部に流入する血管が最も少ないのが11時～1時方向であるからである．この12時方向というのは，十二指腸管腔の長軸方向を指しており，内視鏡画面の12時方向ではないことに注意を払う必要がある．すなわち，十二指腸の長軸と内視鏡の長軸は必ずしも同一方向ではなく，多くの場合画面の11時方向が乳頭の12時方向となることが多い．
- 内視鏡スコープの十二指腸内の深さと左右，および上下アップアングル，さらには鉗子起上装置の強さを調整し，安定した乳頭位置を確保することが重要である．

b パピロトームの挿入（胆管軸とパピロトームの軸合わせ）

- GW が胆管に挿入されている段階でパピロトームを挿入していく際には，パピロトームで胆管を押しすぎないように注意する．強く押しすぎると，パピロトームの軸と胆管の軸にずれが生じ，切開の途中で思わぬ方向に切開が進んだり，予想していたよりも急峻に切開が行われたりする．
- 胆管軸とパピロトームの軸を合わせるには，パピロトームのブレードが完全に乳頭から胆管内に挿入された後に，ブレードの1/3～1/4が乳頭内に位置するところまでパピロトームを

スコープ内に戻してから切開を開始するようにする．切開の途中でも，何度かはこの軸合わせを行い，合併症の軽減を図るようにする．
- 中切開を行うのであれば，このパピロトームと胆管の軸合わせを2～3回行いながら切開を継続すると，目標とする切開が得られる．

c パピロトームの刃の張り具合
- パピロトームのブレードの刃の張り具合に関しては，刃を張るとパピロトームは乳頭の1時方向を向いてしまう特性を理解しておく必要がある．
- 切開を開始する際には，強く刃を張る必要はなく，刃とカニューレが少し離れる程度で切開を開始するとよい．
- 刃と乳頭組織が離れて存在すると高周波電流による組織の水蒸気爆発（切開）は起こらないので，フットスイッチを踏んでも切開が始まらない際には，鉗子起上装置を使ってパピロトームを乳頭に接触させて切開を開始する．

d うまく切開が行えないとき
- フットスイッチを踏んでも切開が始まらない場合，高周波電流発生装置およびパピロトームとの接続を再確認するとともに，対極板の確認を行う．
- 下肢に対極板を貼っていると十二指腸からの距離が遠くなり，高周波電流がうまく伝わらないことがある．その際には，対極板を殿部や下背部に貼り直す．さらには，患者皮膚が乾燥しすぎている場合も，通電がうまくいかない．
- さらに，パピロトームの胆管内位置によってもうまく切開が行えない場合がある．多くの場合は，パピロトームが深すぎて長い距離で組織に接していることが原因である．その際には，胆管内に挿入されているパピロトームを少しスコープ内に戻すとともに，鉗子起上装置を使ってパピロトームを胆管に接触させてあげるか，乳頭が少し見下ろしの位置となるようにスコープを1～2cm引き抜いてあげると切開がうまくいくことが多い．ただし，スコープの位置を調整した際には，フットスイッチを踏む前に，パピロトームと胆管の軸合わせをもう一度行ってから切開を開始する必要がある．

文献
1) 藤本一眞ほか：抗血栓薬服用者に対する消化器内視鏡診療ガイドライン．Gastroenterol Endosc 54：2075-2102, 2012

［佐々木民人］

| 各論　第Ⅲ章　ERCP（内視鏡的逆行性膵胆管造影）

治療

2. EPBD・EPLBD の実際とコツ

> **ここがポイント！**
> - EST と EPBD の適応の違いを理解する
> - 結石の状態と下部胆管の評価を必ず行う
> - EPBD，EPLBD の基本手技を理解する

- 内視鏡的乳頭バルーン拡張術（EPBD）と内視鏡的乳頭ラージバルーン拡張術（EPLBD）は，十二指腸乳頭をバルーンで拡張し胆管へのアクセスルートを確保する手技である．
- 胆管口を拡張する際に，膵管口や膵臓実質を圧排性に刺激することにより発生する膵炎や十二指腸穿孔の偶発症がある．

1 EPBD の適応

- EPBD は，胆管内に挿入されたガイドワイヤーを介して乳頭拡張用バルーンカテーテルを十二指腸乳頭部まで誘導し，インフレーターデバイスでバルーンを拡張し胆管口を拡張させる比較的簡単な手技である．
- 血液疾患や肝硬変などの出血傾向を有する症例や抗凝固薬・抗血小板薬を内服中の症例などで，内視鏡的乳頭切開術（EST）が選択しにくい場合や，若年者で総胆管結石截石後の長期偶発症（結石再発，逆行性胆管炎）が危惧される場合には，EST に代わる代替手段として EPBD の施行を検討する．
- ただし，EPBD により得られる胆管開口部は EST の場合に比べて小さく，乳頭処置に施行する截石術に要する時間は長くなり，機械的破砕器具を必要とする割合も高くなることより，あまり大きな結石には選択すべきではない．
- さらに，EPBD はバルーン拡張時に膵管口も圧排するため，EST に比べて術後膵炎の発生率は高くなるという特徴を有しており，ERCP 後膵炎の高リスクの患者においては，さらに適応を慎重に判断する必要がある．

 Disario らの報告[1]では，EST に比較し EPBD による截石は急性膵炎による死亡率が有意に高く，欧米では EPBD は禁忌と考えられている．一方，わが国からの Fujita らの報告[2]では，適応症例の選択を正しく行えば，截石率・偶発症ともに同等であり，長期的な結石の再発率に関する Yasuda らの報告[3]では，EPBD が EST に比して低率であったと報告している．

2 EPBD バルーンの選択

- EPBD バルーンカテーテルには，拡張用バルーン有効長とバルーン径の違いやバルーン素材の違いにより，多くの種類のカテーテルが市販されている．
- バルーン有効長に関しては，乳頭を拡張するのであれば，3～4 cm のものを選択することが多い．あまり短いバルーンを使用すると，拡張の際にバルーンが胆管内へ引き込まれたり，逆に十二指腸側へ逸脱してしまったりして，位置取りに手間取ることがある．
- バルーン径に関しては，3 mm 径のものから 10 mm 径まで，2 mm 径ごとにラインナップされており，症例ごとに使用するバルーン径は検討する必要がある．症例の胆管径，特に膵内胆管（下部胆管）の径を超えないものを選択する．
- 素材に関しては，ポリエチエン系素材やナイロン系素材など種々の素材がある．素材により拡張の仕方，デフレーションの仕方，乳頭部での固定性にも違いがあり，可能であれば色々

なメーカーのバルーンカテーテルを実際に使用してみて，その違いを実感してみるのもよい．

3 EPBDバルーンの拡張の基本操作

- EPBDバルーンカテーテルの拡張には，圧力ゲージ付き拡張用デバイスを使用するため，事前に準備をしておく．
- バルーンカテーテルを商品包装から取り出したら，破損がないかを確認の後，拡張液（造影剤：生理食塩水＝1：1）を用いてバルーンおよびカテーテルシャフト内の空気を吸引する（プライミング）．バルーン内に空気が残ってしまうと，拡張を行う際にX線透視下でのバルーン確認に不都合をきたしたり，過度のバルーン加圧となることがある．
- 上手なプライミング方法としては，拡張用デバイス連結ポート（バルーンポート）をバルーンよりも高い位置に持っていき，拡張液の入ったシリンジで20〜30秒陰圧をかけ続け，その後ゆっくりと陰圧を解除し活栓を用いてロックしておく．
- また，実際のバルーン拡張前に，誤ってバルーンを拡張してしまうと，内視鏡挿入や乳頭挿入が困難となる場合があるため，乳頭部に挿入するまではバルーンは拡張しないように注意する．
- バルーンカテーテルの乳頭への挿入に際しては，スコープの鉗子起上装置で破損させないように注意しながら，バルーンの中央が乳頭口に位置するまで挿入する（図1）．スコープ鉗子口からバルーンが完全に十二指腸内に出ていることも確認する．

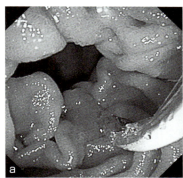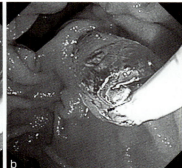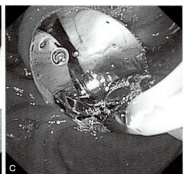

図1　EPBD中の内視鏡画像
傍乳頭憩室の近傍に乳頭が開口（a），8mm径のバルーンで拡張中（b），15mm径のラージバルーンで乳頭を拡張中（c）．

- 造影剤を混和させた拡張液を満たした圧力ゲージ付き拡張用デバイスをカテーテルに連結させた後，X線透視下でバルーンが胆管径を越えないようにゆっくりと加圧する．通常は乳頭確約筋を挟んで胆管部および十二指腸部が先に膨らみ，X線でみると乳頭口部にノッチが形成される（図2）．加圧をしていくとこのノッチが消失する．これ以上は拡張を行う必要なく，速やかにバルーンをデフレーションしバルーンカテーテルを抜去する．
- 多くのバルーンカテーテルは，いったんバルーンを膨らませると，デフレーションを行っても元の形には戻りにくい．そのため，無理にカテーテルを引き抜いてしまうと，スコープの破損や胆管十二指腸損傷・ガイドワイヤーの逸脱を起こす場合があるため，抜去にも注意を払う必要がある．

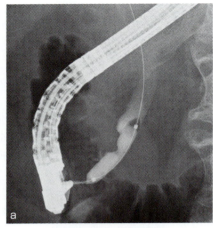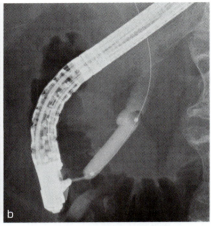

図2　EPBD 中の X 線透視画像
50％造影剤でバルーンをゆっくり加圧すると，十二指腸乳頭括約筋部分にノッチが描出される．さらにゆっくりと加圧しノッチが消失したところで拡張を終了する．

4 EPLBD の適応

- EPLBD は，文字通り EPBD で使用するバルーンカテーテル径（通常 6〜10 mm）よりも大きな径（12〜20 mm）のバルーンカテーテルを用いて十二指腸乳頭を拡張する手技である（図 1c）．
- 10 mm 前後の総胆管結石であれば，通常の EST（中切開）にて 1 回のセッションで治療を終了することがでるが，15 mm 以上の結石や，10 mm 大の結石であっても敷石状に堆積している結石では，通常の EST を行っても，複数回の治療が必要になる．このような症例に対して，EST を行った後に 12 mm 以上の大口径のバルーンカテーテルを用いてさらに胆管口を拡張すれば，胆管内での胆石の破砕回数を減らしながら，より少ない回数の内視鏡治療が可能となることが明らかとなってきた．
- バルーンカテーテルの大きさが違う以外には，バルーン拡張に関しては EPBD と同様の手順である．ただ，バルーン拡張の前には，胆管損傷・後腹膜穿孔を予防する目的で小〜中切開程度の EST を行うことが，通常の EPBD とは大きく異なる．
- EPLBD の偶発症としては，EST と EPBD の偶発症を合わせたものと考えることができるが，EPBD よりもバルーン拡張時に出血を認めることが多く，デフレーションの際には，ゆっくりと減圧していき，出血の可能性があれば，そのまましばらくバルーンを膨らませて止血を行う．胆管径を超える拡張や胆管狭窄（特に乳頭部から下部胆管狭窄）を有する症例では，胆管損傷・穿孔のリスクが高いため原則禁忌と考えられている．
- EPLBD は始まって間もない手技であり，臨床効果や安全性に関しても十分なデータがそろっているとはいえない状況ではあるが，適応基準を正しく守れば処置時間の短縮・処置回数の減少には寄与することが報告されている．

文献

1) Disario JA et al：Endoscopic balloon dilation compared with sphincterotomy for extraction of bile duct stones. Gastroenterology 127：1291-1299, 2004
2) Fujita N et al：Endoscopic sphincterotomy and endoscopic papillary balloon dilatation for bile duct stones: A prospective randomized controlled multicenter trial. Gastrointest Endosc 57：151-155, 2003
3) Yasuda I et al：Long-term outcomes after endoscopic sphincterotomy versus endoscopic papillary balloon dilation for bile duct stones. Gastrointest Endosc 72：1185-1191, 2010

［佐々木民人］

各 論

治療
3. EMS の実際とコツ

> **ここがポイント！**
> - 金属ステントの基本構造を理解する
> - Radial Force と Axial force を理解し，適切なステントの選択ができるようになる
> - 症例に応じたステントの選択が行えるようになる
> - ショートニングを理解し，適切な部位への留置ができるようになる

- 内視鏡的（金属）ステント挿入術（EMS）は，切除不能悪性胆道狭窄に対する，永久的胆道ドレナージを目的に開発された技術である．
- 3 mm 前後のデリバリーデバイス内に装填された金属製のステントを，内視鏡スコープのワーキングチャンネルを通して胆管内に挿入することにより，胆管内で 10 mm 前後まで自己拡張し胆汁の流出路を確保する手技である．

1 Radial Force と Axial force

- 金属ステントの特性をあらわす言葉に，Radial Force と Axial force という 2 つの言葉がある．
- Radial Force とは，小さく折りたたまれた状態で狭窄部分に挿入されたステントがステントの短軸方向に復元する力を意味している．すなわち，胆管を広げる力が Radial Force である．
- 一方，Axial force とは，曲がった胆管に挿入されたステントは元の真っ直ぐな形に戻ろうとする性質を有している．この力のことを Axial Force と呼ぶ．
- 一般的には，強い Radial Force を持つステントは Axial Force も強い傾向にあるが，曲がった胆管の狭窄を拡張するために挿入するステントは，強い Radial force と弱い Axial force が理想とされる．

2 ステントの構造と特性

- 現在市販されている胆管用金属ステントには，金属をレーザーで切り抜いて形成されるレーザーカット型と，細い金属を編み込んで作られるブレードタイプに大別される．
- レーザーカット型は，デリバリーシステム（ステントを内挿しておく管）内に折りたたんで収納するために，山と谷の連続となるように金属を打ち抜いて 1 本の筒状に形成されている．デリバリーシステム内に装填された状態でのステントの長さは，胆管内で展開されたときの長さほぼ同じ長さで収納されている．
- 一方，ブレードタイプは編み込まれたステントをステント長軸方向に伸ばすことによりデリバリーシステムに装填されており，装填時の長さは完全展開時の長さよりも長く（1.5 倍程度）なっている．
- 一般的には，レーザーカット型のほうがブレードタイプよりも細いデリバリーシステムに装填されており，このデリバリーシステムの太さの違いはステント挿入時の処置のしやすさに関連している．
- さらに，ステント留置後の位置の微調整ならびにステント展開中の処置のやり直し（ステント再収納）に関しては，レーザーカットタイプではこれらの対応は困難であるが，ブレードタイプのステントはいずれも可能であり，より細かい位置調整も可能となっている．

3 ショートニング

- ステントの拡張が完全ではない，胆管に挿入された直後の長さは，レーザーカットタイプは最終的な長さと同じであるのに対し，ブレードタイプは長めに挿入され，拡張とともに徐々にステントの長さは短くなり，最終的には目標の長さに近づいていく．この胆管留置直後のステントの長さが，最終的には短くなっていく変化を「ショートニング」と呼ぶ（図1）．
- 胆管内でステントのポジショニングをする際には，留置直後の形態のみならず，最終的にステントがどこで落ち着くのかを考えながら留置を行わなければならない．

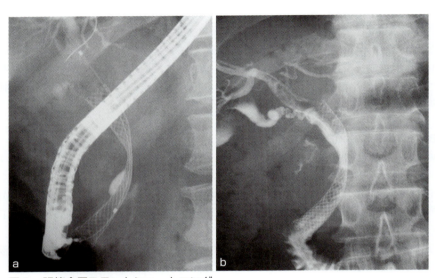

図1　胆管金属ステントショートニング
60 mm 長のステントが，留置時には82 mm で挿入されているが（a），翌日には72 mm に短縮しており（b），ステント軸と胆管軸とのずれが生じている．

4 ステント選択の基本

a ステント長，ステント径の選択

- 使用する金属ステントは，胆管の狭窄部位，狭窄疾患により適切なステントを選択する必要がある．
- ステントの素材の選択では，狭窄部の胆管の形態に応じて適切な Axial force を持つものを選択する．
- ステント径は胆管を参考に胆管径を超えないようにし，ステントの長さは狭窄部よりも2 cm 以上長いステントを選択する．
- ステントの長さが短くなると Axial Force は強くなる傾向があるため，胆管の屈曲が強い症例では，少し長めのステントを使用することにより胆管の kinking を予防できる．

b 中下部胆管狭窄に対するステンティング

- 中下部胆管では，通常の金属ステントに加えて，金属部分をシリコンなどの膜で覆ったカバードステントが選択肢に挙がる．
- カバードステントはステント内部への腫瘍の増殖（In-Growth）を予防し，ステントの開存期間を延長させることが期待されている一方で，胆嚢管や膵管の開口部を閉塞させてしまうリスクも高くなり，Axial Force も強くなる．
- 膵管狭窄のない胆管癌症例では，膵管口閉塞による急性膵炎を予防する目的で，EST を追加

c 肝門部胆管狭窄に対するステンティング

- 肝門部胆管狭窄に対する標準的なドレナージは確立されていない．
- 金属ステントよりもプラスチックステントが適応となる場合もあり，肝臓の両葉ドレナージと片葉ドレナージの優位性も明らかではない．現時点では，症例に応じたステントの選択となっているのが現状である．

5 EMSの基本手技

a ステントの準備とスコープ内挿入

- ステントの挿入前に，展開時の摩擦を軽減する目的で，アウターおよびインナーシース内を生理食塩水で満たしておく．
- ガイドワイヤー（GW）ガイド下に金属ステントをスコープ内に挿入していくが，ステントがスコープを出る直後には強い見下ろしの位置に出るため，挿入しているGWが十二指腸内に逸脱する危険性があり注意が必要である．この場合，乳頭までの距離をできるだけ短くとり，アップアングルでステントを胆管内に送り込む要領で挿入すると，上手に胆管内に誘導できる．

b ステントの位置合わせと展開

- 留置目標部までステントを挿入したら，インナーシースとGWを固定し，アウターシースを引き抜いてステントの展開を開始する．
- アウターシースからステントが開き始めるときには，ステントは肝門部側に1cm程度ジャンピングをする．
- ステントの一端が開いた時点で，ステント全体を十二指腸側に戻してから展開を再開する．
- ステントの下端を十二指腸内に留置する際には，ステントエンドにある内視鏡マーカーをスコープで確認しながら，展開を終了する．
- ブレードタイプの胆管ステントでは，ショートニング現象により留置直後よりも最終拡張時にはステントが短縮される．
- 挿入の段階でどこにステントが落ち着くのかを予測することは難しいが，多くの症例では狭窄部に向かってステントの上下方向から短縮されることが多い．

6 ステント抜去

- カバードステントが挿入された胆管狭窄症例で，ステント閉塞や腫瘍のオーバーグロースによりステント機能不全になった際には，挿入されているステント内に新たなステントを挿入するリインターベンションが行われてきた．最近になり，事前に挿入されているステントを内視鏡を用いて抜去を行い，新しいステントを挿入することにより，ステント再閉塞までの期間を延長し，偶発症の発生率を低下させるといった報告がみられる．
- ステント抜去の方法としては，①十二指腸側のステント下端をスネア鉗子で把持し，スコープを足側へスライドさせてステントと胆管が高度に癒着していないことを確認する．②スネアを鉗子口内に戻すことによりステントを鉗子口へと誘導し，そのまま鉗子口内から抜去，あるいはスコープごと抜去を行う．
- 事前に挿入されたステントのカバーの一部が破損し腫瘍のステント内増殖が起こっている例や，ステント自体が強く癒着されている症例では，出血や穿孔などのリスクが増加することや，抜去中にステントが十二指腸粘膜や食道粘膜を損傷する可能性があり，ステント抜去の際に特に注意する必要がある．
- 金属ステントは，医療保険上では永久留置を目的とされており，ステント抜去を想定して作

成されてはいない．そのため，ステント抜去は保険診療外行為と判断される可能性もある．
- したがって，ステント抜去を施行する際には，その必要性と起こりうる偶発症を理解したうえで，患者に十分な説明を行って施行する必要がある．

［佐々木民人］

治療

4. ENBD の実際とコツ

:::ここがポイント！
- 挿入部位や病態によりチューブ口径・形態・挿入位置を選択する
- 挿入時には乳頭から離れないこと，GW に適度なテンションをかけることが重要
- スコープ抜去時は，チューブに適度なたわみを作りながら慎重に抜去する
:::

1 ENBD の適応

- 急性胆管炎，閉塞性黄疸，胆汁漏，胆汁採取（細胞診・培養）など．

2 EBD との比較

- 外瘻である ENBD と内瘻である EBD（endoscopic biliary drainage）の比較を示す（表1）．
- 確実なドレナージが必要な際は，胆汁性状・排液量を確認できる ENBD が望ましい．

表1　ENBD と EBD の比較

	ENBD	EBD
胆汁性状・排液量の確認	可	不可
胆管洗浄	可	不可
胆汁検査（細胞診）提出	可	不可
逆行性胆管炎の危険	少ない	増加
患者の不快感/ADL	あり	なし
自己抜去	あり	なし

3 GW・ENBD チューブの選択

- 現在市販されている 0.025/0.035 インチのガイドワイヤー（以下 GW）であれば大差はない．
- Radifocus（テルモ社製）は腰が弱いため，狭窄突破には有用であるが，留置には向かない．
- ENBD チューブの種類を図1 に示す．
- α ループ形状のものが，逸脱予防に有用であり推奨される．
- ピッグテール型は，ある程度太さのある総胆管に留置する際や屈曲した胆管（B3，B6 など）に留置する際に用いる．
- 術後再建腸管や末梢胆管に深く留置する場合には，α 形状を有さないストレート型を使用する．ストレート型は逸脱の可能性が高いため，先端のピッグテールを屈曲した胆管に引っかけることが必要である．
- チューブ口径は 6，7 Fr が頻用されており，ほとんどの症例に対応可能であるが，8.5 Fr や 10 Fr も市販されている．鉗子チャンネル径 3.7 mm（JF-260）では 5 Fr 2 本，4.2 mm 径（TJF-230，240，260 V）では 6 Fr 2 本の同時挿入が可能である．

> **トラブル対処法** ENBD 留置時は，膵管閉塞による膵炎が危惧される．7 Fr 程度までなら問題ないとされるが，乳頭が小さい症例や共通管型の合流形式では EST が望ましい．EST が困難な症例には 5 Fr の使用を考慮する．なお，膵胆管合流異常症に施行する場合には，膵管ステントを併用して膵液流出ルートを確保する．近年 4 Fr ENBD チューブ（ガデリウス社製）が市販され，その有用性も報告されている[1]．

| 各論　第Ⅲ章　ERCP（内視鏡的逆行性膵胆管造影）

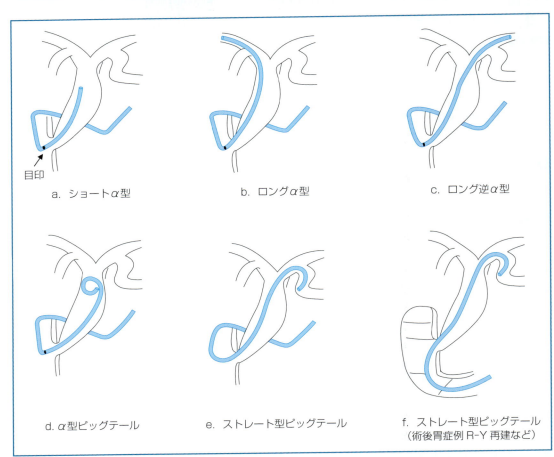

図1　ENBDチューブの種類

4 留置の実際

a チューブ挿入

- GWをチューブ留置の目的部位を越えて長めに留置する（図2a）．
- 鉗子起上台を下げてチューブを出し，その後を再度挙上し胆管内へ進める．この操作を小刻みに繰り返して留置する（図2b）．
- スコープのアップアングルの使用も挿入力が増加し，手技が安定する．鉗子起上台を挙上しすぎるとチューブに折り目がついて，後のねじれの原因となるので注意する．
- 挿入の際は，乳頭から離れず見上げを保持することが重要であり，カテーテル挿入に合わせて介助者がGWに適度なテンションをかけることが最も重要である．
- アップアングルをかけて乳頭に向かってスコープを引く操作も挿入力向上に有用である．

b スコープの抜去

- GWを食道下端まで引き抜き，左右・上下アングルのロックを解除し，抜去を開始する．
- 鉗子起上台を下げてチューブを押し出し，押し出した分スコープを引く．透視下でこの操作を小刻みに行い，スコープを抜去していく（図2c）．
- 十二指腸下行脚内では，押し出し過ぎるとαループごと水平脚方向に逸脱すること，また球部から胃内に急速にスコープが抜けてしまうことに注意する．
- 胃内では大弯側に軽度のたわみを作りながら抜去してゆき（図2d），穹窿部にスコープを

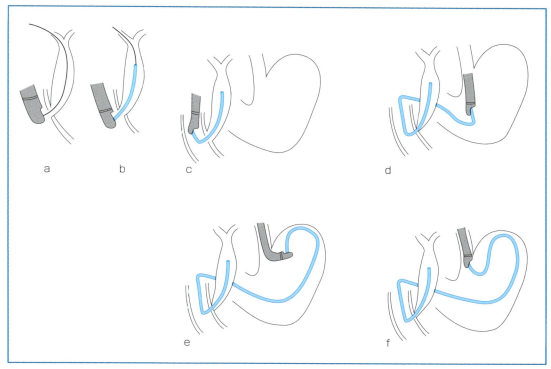

図2 チューブ挿入法

進める．スコープにアップをかけてたわみを作り（図2e），空気を吸引した後抜去していく（図2f）．
- スコープが口腔から出たら，助手がすばやくしっかりとチューブを保持する．

c チューブの咽頭から鼻腔への誘導
- 仰臥位として，ネラトンチューブを鼻腔より咽頭まで挿入する（図3a）．
- 喉頭鏡と鑷子を使ってネラトンチューブを口腔から引っ張り出す（図3b）．ネラトンチューブの先端からENBDチューブを挿入し（図3c），鼻腔へ誘導する（図3d）．
- ENBDチューブがループを作った状態で引っ張ると，ねじれや逸脱の原因となるため，必ず咽頭を直視下で観察しながら施行する．
- 透視で留置位置とねじれの有無を確認し，固定する．

先輩ドクターのアドバイス　ENBDチューブの口腔から鼻腔への誘導法としてローピング法が報告[2]され，当科でも施行している．ループを形成したGWを咽頭後壁に押し当て（図3e），鼻腔からネラトンチューブを挿入しループをくぐらせる（図3f）．GWを引き抜くことでネラトンチューブ先端が口腔外に誘導される（図3g）．腹臥位〜側臥位で施行できるため誤嚥の予防ができ，かつ鑷子操作による事故が回避できる．

5 挿入後の管理

a 偶発症
- ESTを施行していない場合，膵炎発症時には即座にチューブを抜去する．チューブの刺激による消化性潰瘍や，胆嚢炎の発症にも留意する．

b チューブ管理
- 胆汁量を測定し，排液停止の早期発見を心がける（当科では4時間ごと）．排液停止時は生

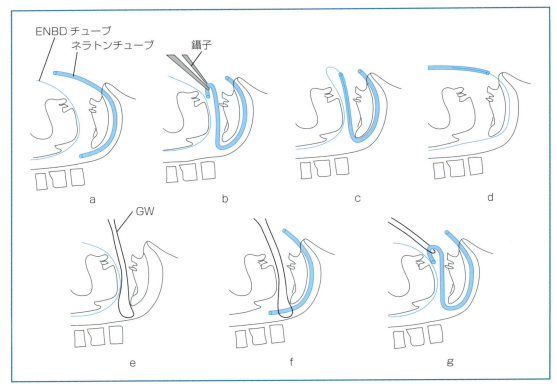

図3 ENBDチューブの鼻腔への誘導
a〜d：一般的な方法，e〜f：ローピング法.

食の注入にて閉塞の有無を確認する．
- 閉塞の場合には，体外での閉塞（コネクタの閉めすぎなど）や咽頭内でのねじれをチェックし，さらに，必要なら体内でのねじれをX線でチェックする．
- 注入が容易にもかかわらず吸引できない場合は，腸管への逸脱や留置位置の不良（特に末梢の細い胆管への密着）またはチューブ脇からの流出が考えられ，造影にて確認する．
- また，急激な排液量の増加，色調変化は逸脱を示唆する．

C 外瘻によるトラブル

- 胆汁の水・電解質組成は細胞外液と同等である．電解質異常や脱水に注意し，あらかじめ補充する．
- ビタミンK吸収不良によるプロトロンビン時間の延長に対しては，適宜経静脈的に補充する．
- 減黄不良例や大量肝切除が必要な症例では，排出した胆汁を冷却して経口投与することもある．

文献
1) 石垣尚志ほか：閉塞性黄疸に対する4Fr ENBDの臨床成績．胆道 **29**：214-218，2015
2) 國司洋佑ほか：ガイドワイヤーを使用した新しいENBDチューブ鼻孔誘導法「ローピング法」の手技紹介．Gastroenterol Endosc **54**：2046-2047，2012

［山口　厚］

各論

治療
5. ENPDの実際とコツ

> **ここがポイント！**
> - ENPDを併用した複数回の膵液細胞診は，小径の膵腫瘍の良悪性診断に有用である
> - チューブは12時間程度留置し，最大6回程度の細胞診を行う
> - 検体は迅速に処理するか，保存する場合は4℃で冷蔵し取扱いに注意する

1 ENPDとは

- 内視鏡的経鼻膵管ドレナージの略称である．
- 元来は文字通り膵管ドレナージを目的とした手技であるが，近年 ENPD を留置した状態での複数回の膵液細胞診が，小径の膵腫瘍の診断に有用と報告され[1,2]，自施設から超早期である膵上皮内癌の診断において優れた正診率を報告した[3]．
- ENPD を留置することで十分な膵液量が得られ，複数回の膵液細胞診を行うことが可能となる．

2 ENPDの適応

- 超音波内視鏡（EUS）または MRCP で，膵管の限局的な狭窄や分枝膵管の拡張を認める症例，また膵管に変化を伴う1cm程度の小型腫瘤性病変で膵癌の鑑別が必要な症例が適応となる．
- 『膵癌診療ガイドライン2016年版』でも，上記のような膵管異常所見を認める症例において，早期診断を目的とした ENPD 留置下の複数回膵液細胞診が提案されている[4]．

3 ENPD留置下の複数回膵液細胞診の実際

- まず，通常の手順で内視鏡的逆行性膵管造影（ERP）を行う．
- 主膵管に限局的な狭窄，分枝膵管の拡張などが認められた場合，0.025インチのガイドワイヤーを膵管内に挿入し，5Frの膵管ドレナージチューブ（Gadelius Medical）を留置する．その際，可能であれば膵管に異常所見がみられる部位より尾側に先端を留置するとよい．
- その後は翌日にかけて断続的に最大6回の膵液細胞診を行う．ENPD留置が午後の場合，当日夜にかけて3回，翌朝の午前中に3回採取する（1.5〜2 mL/回）．
- ENPDチューブは排液バッグに連結するが，膵液の採取時には，チューブ内の膵液のみを検体に用いる．

> **先輩ドクターのアドバイス**
> 検査が午後遅くなり，膵液採取が準夜帯にかかる場合には，検体の迅速処理が不可能となる．その際，ウシ血清アルブミンを0.5 mL程度添加し，4℃で冷蔵保存し，翌朝まとめて検体処理を行ってもよい．

4 膵上皮内癌の診断における有用性

- 図1に，ENPD留置下の複数回膵液細胞診が術前診断に有用であった膵上皮内癌の1例を提示する．
- 症例は50歳代女性．早期慢性膵炎の経過観察目的の造影CTで，膵体部に小型嚢胞性病変を指摘された（図1a）．腹部MRI（MRCP）では，膵体部の主膵管に2ヵ所不正な狭窄を認め，分枝膵管の嚢胞状拡張を伴い，狭窄より尾側の主膵管の軽度拡張がみられた（図1b）．EUSでは，膵体部周囲に低エコーを伴う腫瘤性病変が認められた（図1c）．ERPではMRCPで指摘された部位に一致して主膵管の不正な狭窄を2ヵ所に認め，分枝膵管の拡

| 各論　第Ⅲ章　ERCP（内視鏡的逆行性膵胆管造影）

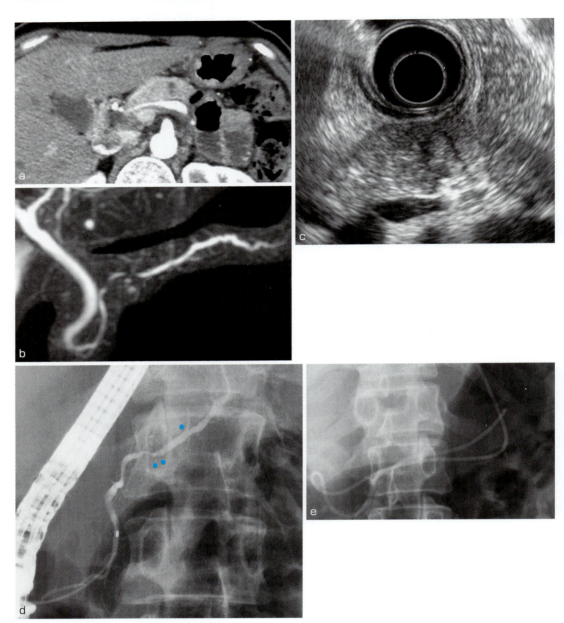

図1　膵上皮内癌の1例（50歳代女性）
a：腹部造影CT，b：腹部MRI（MRCP），c：EUS，d：ERP（青丸印は上皮内癌の位置を示す），e：ENPDチューブ留置．

張は描出されず（図1d）．膵癌を強く疑いENPDを留置．狭窄より尾側に先端を留置した（図1e）．6回の膵液細胞診の結果，腺癌と診断，体尾部切除の結果，主膵管狭窄部と離れた尾側主膵管に上皮内癌が認められた（図1d）．

5 ENPDを行う際の注意点

- ENPDの手技自体は比較的簡便であるが，留置後の合併症に注意する．
- 造影の結果，主膵管内に粘液塊の浮遊がみられ，膵管内乳頭粘液性腫瘍（IPMN）が示唆さ

れる場合は，留置後に腹痛を起こしやすい印象がある.
- また，留置後に膵炎症状が発生した場合は直ちに造影 CT を撮像し，膵腫大，膵管拡張の状況を確認することが重要であり，症状が強い場合はチューブを抜去し，膵炎の治療を開始する.
- 今後，ENPD の安全性を検証する前向きな検討が必要である.

先輩ドクターのアドバイス　膵液細胞診の成績向上には，採取する医師側の手技向上はいうまでもないが，鏡検を担当する細胞診担当の技師，病理医との連携がきわめて重要である．術後病理カンファレンスを頻繁に開催し，術前の細胞診と術後標本の病理像の対比を繰り返し行い，十分な討論を行う.

文　献

1) Mikata R et al : Clinical usefulness of repeated pancreatic juice cytology via endoscopic naso-pancreatic drainage tube in patients with pancreatic cancer. J Gastroenterol **48** : 866-873, 2012
2) 木村公一ほか：ENPD チューブ留置での連続膵液採取による細胞診の小膵癌診断への有用性．日消誌 **108** : 928-936, 2011
3) Iiboshi T et al : Value of cytodiagnosis using endoscopic nasopancreatic drainage for early diagnosis of pancreatic cancer. Pancreas **41** : 523-529, 2012
4) 日本膵臓学会膵癌診療ガイドライン改訂委員会（編）：膵癌診療ガイドライン 2016 年版，金原出版，東京，2016

［花田　敬士］

コラム2　ERCPを研修するうえで悩んだこと

　内視鏡的逆行性膵胆管造影（ERCP）の偶発症の頻度および死亡率は，内視鏡を使った処置のなかでは高く，その壁はわれわれ後期研修医にとっては，特に高くそびえ立つ．私は現在消化器内科を専攻して2年目の後期研修医であり，受け持ち症例や救急対応をした症例を中心に年間120件ほどERCPの先発をさせていただいている．

　初めてERCPを行ったのは消化器内科医になって2ヵ月経った頃，大きく内視鏡的乳頭切開術（EST）が行われ，入口が大きく開いた乳頭に内視鏡的経鼻胆管ドレナージ（ENBD）チューブを挿入した．上級医4人に囲まれ，しまいにはスコープ保持者やアングル操作者が登場し，モニターを監視するカリスマ最上級医を含め四方八方から指令が入る操り人形状態であった．何とかスコープを取り上げられることはなくENBDチューブを挿入したが，その晩は何度もベッドサイドに行き，胆汁がうまく流れているか，腹痛はないか確認に行った．その直前には指導医からERCP穿孔が起きたときのDVDを見せていただき，背筋が凍った．今も，スコープ挿入時，手に少しでも違和感があると常に穿孔DVDの画面が頭をよぎる．

　ERCPはall or nothingの検査であり，胆管カニュレーションがすべての鍵を握る．われわれ後期研修医がその乳頭に挑戦できる時間は長くとも10分程度であり，後ろには上級医やカリスマ最上級医がしびれをきらしながら控えている（ときにはカリスマ内視鏡技師も目を光らせている）．挑戦の痕跡を残して腫れあがった乳頭を前に，「すみません．代わってください．」のタイミングは難しい．そのとき自分がスコープを握っていた時間は患者さんにとって何の利益にもならず，むしろ一刻を争う急性胆管炎では不利益になることすらある．デバイスも多く，その場での臨機応変な判断が要求される．胆管や膵管の状態，結石の大きさや性状，患者さんのADLにQOL，そして金銭的な側面と「幾多もあるものからなぜ今それを選んだのか．なぜそれを選ばなかったのか」，根拠のない選択は許されない．そんな手に汗握る検査であるが，感染胆汁や濃縮胆汁がEBDステントやENBDチューブを伝って出てきたときと，「腹痛が消えたよ」と話す患者さんの笑顔をみたときの安堵感と達成感は，ERCPができたときの最大の喜びである．スコープを握る時間を与えていただき，しかもまっさらな乳頭に挑戦できることは研修医の特権であり，感謝の気持ちを忘れず精進したいと思う今日この頃である．

［池本　珠莉］

第Ⅳ章　EUS（超音波内視鏡）　　　　　　　　　　　　　　　各論

後期研修終了までに習得すべき胆膵 EUS

1 ラジアル型とコンベックス型の違いを理解する　［難易度：★　習得時期：初期］

- 超音波内視鏡（EUS）で用いるスコープには，観察を目的としたラジアル型と，観察および EUS ガイド下穿刺吸引法（EUS-FNA）や治療はコンベックス型の 2 種類がある（表 1）．
- ラジアル型ではスコープ軸に対して垂直面の超音波画像が描出可能である．コンベックス型はスコープ軸と同一面の超音波画像が描出可能である[1]（「【観察】2．ラジアル型とコンベックス型の違い」も参照）．

表 1　主なラジアル型およびコンベックス型 EUS のスペック

	オリンパス社			富士フイルム社	
ラジアル型	GF-UM2000	GF-UM240/Q240	GF-UE260-AL5	EG-530UR2	EG-580UR
スキャン	メカニカル式			電子式	
視野	前方斜視型			直視型	
視野角	100°			140°	
チャンネル径（mm）	2.2			2.2	2.8
周波数（MHz）	C5/C7.5/C12/C20	5/6/7.5/10		5/7.5/10/12	
コンベックス型	GF-UC-200P/GF-UCT2000	GF-UCT260/UCT240/UCT240P		EG-530UT2	EG-580UT
走査角度	150°	180°		124°	
視野角	100°			140°	
チャンネル径（mm）	2.8/3.7			3.8	
観測装置	EU-M2000/EU-ME1/EU-ME2	HITACHIALOKA Prosound/EU-ME1/EU-ME2		SU-8000	SU-1

2 メーカーによる機器の違いを理解する　［難易度：★　習熟時期：初期］

- EUS はメーカーによって視野が異なる（表 2）．
- ラジアル型はオリンパス社製が前方斜視型，富士フイルム社製は直視型である．特に，EG-580UR はスコープ径が細径化され，弯曲角が 190°と，通常の上部消化管の観察と併用できる機能を持つ．
- コンベックス型は，両社製とも前方斜視型であるが，走査角度がメーカーによって異なることを理解する．

3 ラジアル型およびコンベックス型の標準的描出法を理解する　［難易度：★～★★　習熟時期：初期］

- 前述のように，EUS は機器による描出画面が全く異なる．
- ラジアル型については，2004 年に発刊された『超音波内視鏡による膵胆領域の標準的描出法』[2] を，コンベックス型については，2006 年に発刊された『超音波内視鏡下穿刺術のためのコンベックス型超音波内視鏡による標準的描出法』[3] を理解したい．
- 胃，十二指腸球部，十二指腸下行脚の 3 ヵ所にステーションを設定して，その場の基本画像を理解する．

表2 ラジアル型およびコンベックス型EUSの特徴

	ラジアル型	コンベックス型
長所	・膵管・脈管が長軸に描出されやすい ・スコープの軸に垂直に360°の描出が可能	・細胞組織学的診断が可能 ・膵頭体移行部の描出が容易 ・大動脈・腹腔動脈・上腸管脈動脈・門脈系が長軸像として描出されやすい
短所	・細胞組織学的診断が不可 ・上部胆管の描出が困難 ・膵頭体移行部の描出に難渋する場合あり	・膵管，脈管が短軸像で描出されやすい ・スコープ軸に平行に180°のみの走査 ・乳頭部の描出に難渋する場合あり

オススメ習得法 ラジアル型はまず，胃内走査の修練から開始し，膵長軸像の描出を目指す．USの上腹部横走査の画像と類似しており，初学者の理解が得やすい．上級医は，観察が終了した症例において，スコープ抜去前に初学者に数分観察させることから開始するとよい．

4 CT・MRIとEUSの画像を対比して理解する　　[難易度：★〜★★　習熟時期：初期〜中期]

- 描出されたEUS画像に関して，スコープの位置およびプローブがどんな角度で標的臓器に当たっているかを意識し，ステーションにおける描出を繰り返し修練することが重要である．
- 周囲臓器，脈管，リンパ節がよく描出された造影CT，MRIなどの画像が理解の助けとなるため，当初は，EUSに先行してこれらの画像を撮像しておくのがよい．

5 EUS-FNAの理論・施行方法を理解する　　[難易度：★★　習熟時期：中〜後期]

- EUS-FNAは，膵胆道領域疾患における検査手技において重要な位置づけにある内視鏡検査法である．
- EUS症例を豊富に有する中核施設では，コンベックス型を用いた描出がある程度可能となった後期研修医に，EUS-FNAの理論・実施手順を習得させることが望ましい．
- まず穿刺針の理解，取扱いの習熟を，上級医の介助を通じて行う．次の段階で，一例として比較的易しい胃内走査からの乏血性膵体部腫瘍などの症例を対象に，上級医の見守りで穿刺操作を習熟する．
- 穿刺後の検体の取扱いに関しても，病理医や細胞診のスタッフと十分連携することを学習する．

オススメ習得法 自施設にEUS-FNAに習熟した指導医が不在の場合は，近隣の中核施設に一度見学に出向くことは非常に重要である．手がかりがない場合は，当院でも対応可能である．

読んでおきたい成書
・山雄健次ほか（編）：EUS下穿刺術，南江堂，東京，2011．
EUSの歴史からトラブルシューティングまで学習できる良書である．

文献
1) 花田敬士ほか：膵EUS走査法のコツと描出限界について．胆と膵 36：633-638，2015
2) 膵・胆道領域の標準化に関する検討会（監修）：超音波内視鏡による膵・胆道領域の標準的描出法．オリンパスメディカルシステムズ，2004
3) 超音波内視鏡下穿刺術標準化検討委員会（監修）：超音波内視鏡下穿刺術のためのコンベックス型超音波内視鏡による標準的描出法．オリンパスメディカルシステムズ，2006

［花田　敬士］

各論

機器

EUS で用いる内視鏡機器

1 EUS の変遷・種類

- 当初の EUS はメカニカルスキャン方式だけであったが，電子スキャン方式のコンベックス（convex）型が臨床応用された（図1）．しかし，コンベックス型は観察範囲が狭く，胆管・膵管を長軸に描出することが困難なため，360°走査を可能とする電子スキャン方式のラジアル（radial）型 EUS が 2000 年に開発された（図2）．
- ラジアル型はコンベックス型と比較してオリエンテーションが容易であり，先端部外径がコンベックス型より細いため，内視鏡の挿入および走査が比較的容易である（各機器の特徴は，前項「**後期研修終了までに習得すべき胆膵 EUS**」を参照）．

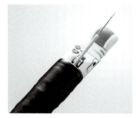

図1　コンベックス型

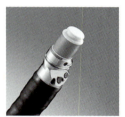

図2　ラジアル型

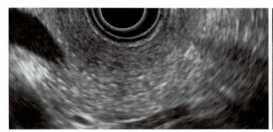
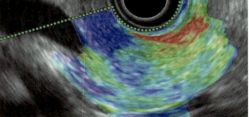

図3　ラジアル型 EUS による B モード/EUS-エラストグラフィ

2 EUS 機器の進化

- 新しい機種では，通常走査・フローモードおよびパルスドプラモードが標準装備されているものもあり，血流の評価が可能である．主な違いは，EU-ME2 PREMIER PLUS（オリンパス社）には，"CH-EUS/THE" "Elastography" が搭載されている点である（「**第Ⅳ章［観察］7．造影 EUS・エラストグラフィの位置づけ**」を参照）．
- THE モードとは，tissue harmonic imaging の略で，超音波が生体内組織を伝播する際に発生する高周波成分を画像化するモードである．画像の分解能向上とアーチファクト低減により鮮明な画像が得られる．
- CH とは contrast-harmonic の略で，主に造影 EUS 時に用いる．造影剤は 2007 年に第一三共から発売された第 2 世代超音波造影剤ソナゾイド（保険適用外）を使用しており，気泡が崩壊することなく，共振現象を映像化することで，経時的な病変の血行動態観察が可能となっている．
- Elastography（超音波エラストグラフィ）は，組織の硬さを可視化する方法として捉えられる．赤色は軟らかく，緑から青色になるにしたがって，組織が硬いことを表している（図

3)．慢性膵炎における膵線維化の評価[1]や，膵腫瘍の良悪性の鑑別に有用である可能性が報告されている．

文 献

1) 厚生労働省難治性膵疾患に関する調査研究班．日本膵臓学会，日本消化器病学会：慢性膵炎臨床診断基準 2009．膵臓 **24**：645-646，2009

［岡崎　彰仁］

各論

観察
1. EUS で何が分かるか（適応）

> **ここがポイント！**
> - EUS は，胆道・膵臓疾患の診断には必須の検査法である
> - 胆嚢隆起性病変では，単発性・多発性，可動性の有無，有茎性・広茎性，内部の性状に着目する
> - 胆嚢壁肥厚性病変では，限局性・全周性，壁内の無エコー領域やコメットエコーの有無に着目する
> - 膵充実性腫瘤では，限局性・びまん性，辺縁と内部エコーの性状に着目する
> - 膵嚢胞性腫瘤では，単発性・多発性，嚢胞の形態，嚢胞内部の充実性腫瘤の有無に着目する

- 胆道・膵臓領域は，消化管のガスにより体外式超音波検査では描出困難であることが多いが，EUS を用いることで，消化管のガスに邪魔されずに近接した位置から高解像度で観察することが可能となる．
- 胆道・膵臓疾患には EUS は必須の検査法であるが，EUS で診断するには胆道や膵臓，周囲の解剖学的位置に精通しておく必要がある．

1 胆道病変の EUS 診断

a 胆嚢隆起性病変
- 単発性・多発性，可動性の有無，有茎性・広茎性，内部の性状に着目する．
- 胆嚢ポリープのなかで最も頻度が高いものは，コレステロールポリープである．多発性，有茎性，表面の桑実様構造や内部の高エコースポットがあれば，コレステロールポリープを第一に考える（図 1a）．
- 表面が結節様で内部が等エコーあるいは不整なエコーを呈するものは，腫瘍性病変を疑う（図 1b）．
- 外側高エコー帯の断裂は，漿膜下層以深への浸潤を疑う所見である．可動性や血流シグナルを評価することで，結石や胆泥の鑑別も可能である（図 1a）．

b 胆嚢壁肥厚性病変
- 限局性・全周性，壁内の無エコー領域やコメットエコーの有無に着目する．
- 肥厚した壁内の無エコー領域は RAS（Rokitansky-Aschoff sinus）を示唆する所見であり，コメットエコーは壁在結石を示唆する所見である．これらの所見がみられれば胆嚢腺筋症を考える（図 1c）．
- その他の良性疾患には，全周性の肥厚で胆嚢腫大を伴う急性胆嚢炎や，胆嚢萎縮を伴う慢性胆嚢炎がある．胆嚢粘膜過形成は全周性の肥厚を呈し，膵胆管合流異常の発見契機として重要である．
- 悪性疾患では，限局性の壁肥厚で粘膜の不整があれば胆嚢癌（図 1d）を念頭に置いた精査を行う．外側高エコー帯の断裂は漿膜下層以深への浸潤を疑う所見である．

c 胆管病変
- 限局性・びまん性の壁肥厚の有無，胆管内の隆起の有無に着目する．
- びまん性の壁肥厚では，IgG4 関連硬化性胆管炎（図 2a）や原発性硬化性胆管炎の可能性が高い．限局性の壁肥厚では，結節・浸潤型の胆管癌を念頭に置いた精査を行う．
- 胆管内の隆起では，可動性や音響陰影があれば結石（図 2b）と診断できる．CT でははっきりしないような小結石や陰性結石も EUS では観察可能である．
- それ以外では乳頭型胆管癌（図 2b）を念頭に置いた精査を行う．
- 連続的に壁の性状を観察すると，病変の水平方向や垂直方向の進展度診断が可能となる．

175

| 各論　第Ⅳ章　EUS（超音波内視鏡）

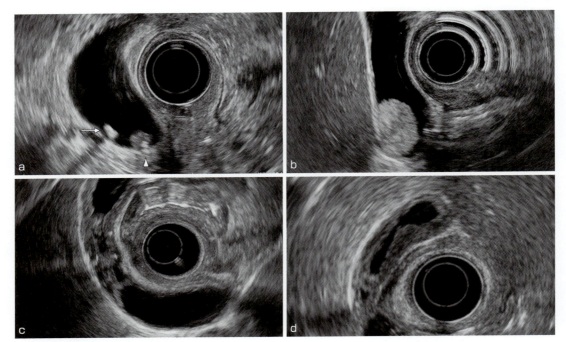

図1　胆嚢病変のEUS所見
a：胆嚢底部にコレステロールポリープを認める（矢頭）．左側には音響陰影を伴う結石を認める（矢印）．
b：胆嚢腺腫内癌．
c：胆嚢腺筋症；胆嚢体部の肥厚した壁内にRASとコメットエコーを認める．
d：胆嚢癌；漿膜下層への浸潤を認める．

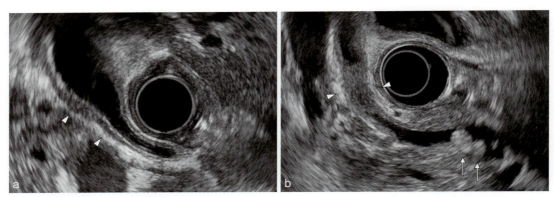

図2　胆管病変のEUS所見
a：IgG4関連硬化性胆管炎；びまん性に均一な壁肥厚を認める（矢頭）．
b：乳頭型胆管癌（矢頭）と下部胆管に結石を認める（矢印）．

2 膵臓病変のEUS診断

a 膵充実性腫瘤

- 限局性・びまん性，辺縁と内部エコーの性状に着目する．
- びまん性の腫大であれば急性膵炎や自己免疫性膵炎（図3a）を考える．
- 限局性の腫瘤で辺縁が不整であれば，膵癌（図3b）を念頭に置いて精査を進める．
- 腫瘤の境界が明瞭で内部に石灰化や嚢胞変性があれば，膵内分泌腫瘍（図3c）や充実性偽

1. EUSで何が分かるか（適応） 各論

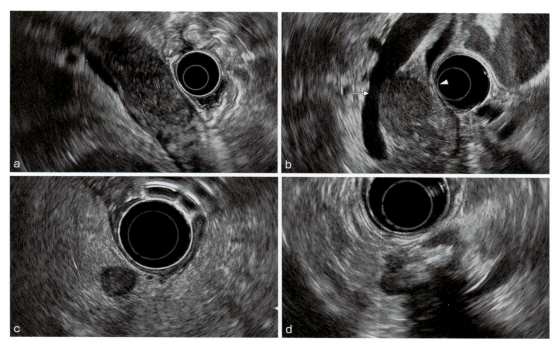

図3 膵充実性病変のEUS所見
a：自己免疫性膵炎；膵臓はびまん性に腫大し，全体に低エコーを呈する．内部には高エコースポットが散在する．
b：膵頭部癌；下部胆管は膵癌により閉塞（矢頭）し，門脈にも浸潤している（矢印）．
c：膵内分泌腫瘍；境界明瞭で内部均一な腫瘍である．
d：SPN；低エコーの腫瘤内の大部分を石灰化が占めている．

乳頭腫瘍（SPN）（図3d）を考える．
- EUSによる膵腫瘍の描出率は高く，CTやMRIでははっきりしない小腫瘍もEUSでは指摘可能である．造影EUSを併用すると血流の評価が可能となり，鑑別診断に有用なことが多い．

b 膵囊胞性腫瘍
- 単発性・多発性，囊胞の形態，囊胞内部の充実性腫瘍の有無に着目する．
- 腫瘍性膵囊胞として鑑別すべき疾患には，膵管内乳頭粘液性腫瘍（IPMN），粘液産生腫瘍（MCN），漿液性囊胞性腫瘍（SCN）などが挙げられる．多発性であればIPMNを疑い精査を進める．EUSは囊胞内結節の評価に優れており（図4a, b），IPMNの治療方針の決定に有用である．
- 単発性であれば，単房性か多房性か観察する．多房性であればIPMNやSCNの可能性が高い．MCNの囊胞内cyst in cyst構造（図4c）やSCNの蜂巣状構造（図4d）はEUSで観察可能な特徴的所見である．
- 非腫瘍性膵囊胞として鑑別すべき疾患には，貯留囊胞，仮性囊胞，類上皮囊胞などがある．
- 単発性，単房性囊胞である貯留囊胞では，周囲の小膵癌の存在に注意して観察する．

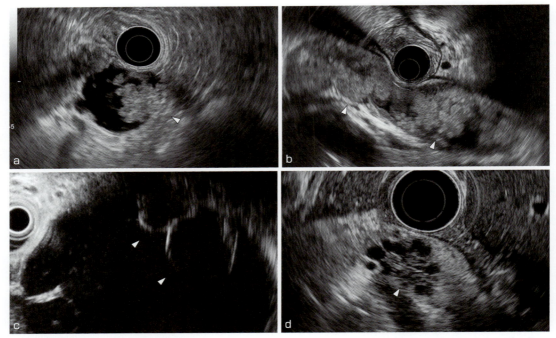

図4 膵嚢胞性病変のEUS所見
a：分枝型IPMN；嚢胞内に乳頭状の結節を認める（矢頭）．
b：主膵管型IPMN；主膵管は著明に拡張し，管内は乳頭状の腫瘍により占拠されている（矢頭）．
c：MCN；嚢胞内には特徴的なcyst in cyst構造を認める（矢頭）．
d：SCN；特徴的な蜂巣状構造を認める（矢頭）．

文献

1) 糸井隆夫（編）：胆膵内視鏡の診断・治療の基本手技（改訂2版），羊土社，東京，2012
2) 山雄健次ほか（編）：画像所見の読み方と鑑別診断―胆・膵―，医学書院，東京，2006

［芹川　正浩］

|観察|

2. ラジアル型とコンベックス型の違い

> **ここがポイント！**
> - ラジアル型はスコープ軸に対して垂直方向に360°，コンベックス型はスコープ軸に平行に90〜180°の走査範囲を有する
> - ラジアル型は広範囲な観察が可能であり，病変部位や他臓器との位置関係の把握が容易である
> - コンベックス型はEUS-FNAとFNAを応用した関連手技が可能である

1 走査方式の違い

- ラジアル型とコンベックス型の違いは，超音波断層像を得るための走査方式の違いである（図1）．
- ラジアル型は，単一の振動子を回転させ超音波ビームを放射状に送受信する方式であり，スコープ軸に対して垂直方向に360°の広範囲な観察が可能である．一方，コンベックス型は，内視鏡先端に複数個の短冊状振動子が扇形に配列し，スコープ挿入方向と同じ方向に超音波ビームを送受信する方式である．

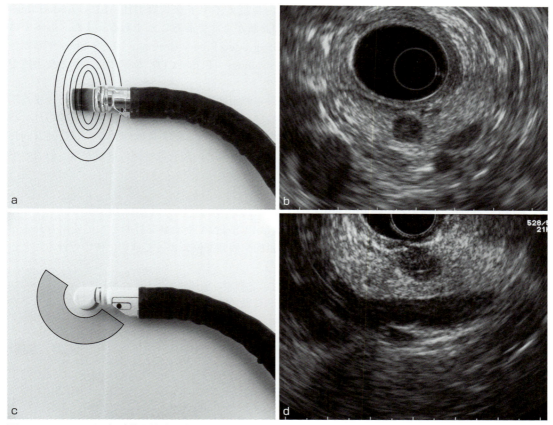

図1　EUSの見え方（膵頭体移行部のsolid-pseudopapillary neoplasmの症例）
a：ラジアル型はスコープ軸に対して垂直方向に360°の走査範囲を有する．
b：ラジアル型での膵頭体移行部の観察．膵臓が長軸に描出され，1 cm大の腫瘤性病変が画面6時方向に認められる．
c：コンベックス型の走査範囲はスコープ軸に平行に90〜180°である．
d：コンベックス型での膵頭体移行部の観察．膵臓は短軸（輪切り像）に描出される．

- また，ラジアル型は走査手段から，振動子を機械的に動かすメカニカル式と電子的に制御する電子式の2つに分けられる．
- 近年主流となっている電子ラジアル走査式のスコープは，ドプラ機能による血流の識別や血流評価が可能であり，ティシューハーモニックイメージによるノイズの少ない鮮明な画像を得ることができる．

> **先輩ドクターのアドバイス** 超音波内視鏡はメーカーおよび機種によって視野方向（直視か前方斜視）や視野角，コンベックス型では超音波の走査角が異なる．自分の使用するスコープの特徴を知っておくことも重要である．

2 長所と短所を理解する

- ラジアル型とコンベックス型の長所・短所は，「【目標】後期研修終了までに習得すべき胆膵EUS」の表2を参照．
- ラジアル型の最大の特徴は，スコープ軸に対して垂直方向に360°の観察が可能なことであり，病変の三次元的な把握が比較的容易である．また，ラジアル型は膵臓，胆管・胆嚢，脈管を長軸に描出しやすいため，周囲臓器や脈管との位置関係の把握や病変部位の確認が容易である．特に，十二指腸乳頭部の詳細な観察はラジアル型が適している．一方，上部胆管の観察はラジアル型では困難である．
- コンベックス型の最大の特徴は，超音波内視鏡ガイド下穿刺吸引法（EUS-guided fine-needle aspiration：EUS-FNA）による病理診断が可能であることである．また，近年ではEUS-FNAを応用した胆道ドレナージ（EUS-guided biliary drainage：EUS-BD）や膵仮性囊胞ドレナージ（EUS-guided pseudocyst drainage：EUS-PCD）などのさまざまな手技が行われている．
- 観察においては，コンベックス型では胃内から膵頭体移行部の描出が容易にできる．また，腹部大動脈と腹腔動脈，上腸間膜動脈の分岐部が長軸に描出可能であり，動脈周囲のリンパ節の評価に適している．一方，コンベックス型の短所は，走査角度がスコープ長軸方向に90〜180°（メーカー，機種によって異なる）であるため，超音波解剖の理解が難しいことである．

3 目的や症例に合わせて適切に使い分ける

- ラジアル型は主に観察用，コンベックス型はEUS-FNAや治療を目的として使用されることが多いが，両者の特徴を十分に理解し，目的や観察部位によって適切に使い分けることが重要である．

> **先輩ドクターのアドバイス** 多くの施設では，まずラジアル型による観察を習得することになると思われる．ラジアル型とコンベックス型のどちらを先に習得するにせよ，その走査法は大きく異なるため，最初は全く別物と考えて取り組むことをお勧めする．

［石井　康隆］

各 論

観察
3. ラジアル型の描出法

> **ここがポイント！**
> - 胃，十二指腸球部，十二指腸下行脚の 3 領域から観察できる領域と，基本画像を理解する
> - 胃内走査では，脾静脈を指標として膵体尾部を描出する
> - 十二指腸下行脚では，血管を指標として膵頭部を描出する
> - 十二指腸乳頭部は，三角形の低エコー領域として描出される
> - 十二指腸球部では，胆囊と膵頭体移行部を観察する．push 法と pull 法で胆囊頸部の向きが異なる点に注意する

- 胆膵領域におけるラジアル型 EUS 走査は，①胃，②十二指腸球部，③十二指腸下行脚の 3 領域からの観察に分けられる．それぞれの走査位置から観察できる領域と指標は異なるが，それぞれの走査は独立したものではなく，補いあって広い範囲の観察が可能になる．
- 通常観察では周波数は 5〜7.5 MHz，表示レンジは 9 cm あるいは 12 cm を使用し，必要に応じて拡大やスクロール，イメージローテーションを用いる．
- わが国でラジアル型 EUS による膵・胆道領域の標準的描出法[1]が報告されており，その内容を十分に理解し，それに準じて走査を行うことが重要である．

1 胃内からの走査

- 胃体下部までスコープを進め，ゆっくり引き抜きながら走査を開始する．
- まず，脾静脈を同定し，その腹側に存在する膵体部実質を描出する（図 1a, b）．スコープに時計方向の回転を加えて，少し引くことで尾側が描出され，反対に反時計方向の回転を加えて，少し押すことで頭側が描出される．膵尾部の病変は見落としやすいため，脾静脈の分岐部周囲の膵実質が描出できるまで観察する必要がある（図 1c）．
- 胃内からは脾静脈，上腸間膜静脈，門脈の合流部は描出できないことが多く，膵体部のすべてを観察できていない点に注意する．

> **先輩ドクターのアドバイス**
> 初心者はまず胃内走査から始め，ラジアル型スコープの基本的な走査法を習得する．特に，EUS はスコープのわずかな動きによって画像が大きく変わってしまうため，細かな操作を心がけることが重要である．

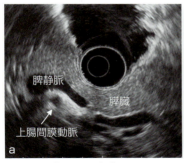 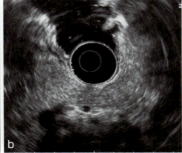 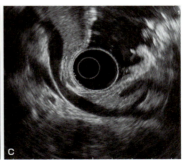

図 1　胃内からの走査
a：脾静脈の腹側に膵体部実質が観察される．
b：膵体部側は膵が画面下方に離れていくところまで観察する．
c：脾門部を目標に膵尾部を観察する．脾門部の確認は脾静脈の分岐をランドマークとする．

各論　第Ⅳ章　EUS（超音波内視鏡）

2 十二指腸下行脚からの走査（「第Ⅳ章［観察］5．胆管・乳頭をうまく描出するコツ」も参照）

- 十二指腸下行脚の走査は pull 法と push 法に分けられる．
- pull 法はスコープをストレッチして下十二指腸角まで進め，引き抜きながら観察する方法であり，スコープ先端の向きの違いにより縦断法と横断法に分けられる．
- 縦断法はアップアングルをかけることで膵頭部，大動脈，下大静脈を縦断層像で描出する方法であるのに対し，横断法はアングルをニュートラルの状態で走査し，膵頭部，大動脈，下大静脈を横断層像で描出する方法である．縦断法は膵頭部を広範囲で描出でき，乳頭部近傍の胆管・膵管を長軸方向に描出できるという利点があるが，乳頭部の同定がやや難しい場合があり，この場合には横断法を用いるとよい．
- 通常は縦断法で観察を行い，乳頭部腫瘍の評価など乳頭部の詳細な評価が必要なときは横断法を併用する．
- push 法は上十二指腸角から下行脚にスコープを押し込みながら観察する方法であり，胆管の描出が容易であるという利点がある．ただし，無理にスコープを進めると穿孔の危険もあるため，進行方向を確認しながら慎重に走査する必要がある．

a pull 法（縦断法）

- スコープをストレッチし，スコープ先端が下十二指腸角に到達したら走査を開始する．アングルがニュートラルの状態では，画面の 6 時〜9 時方向に大動脈と下大静脈の横断像が描出される（図 2a）．
- ここでアップアングルをかけると，大動脈と下大静脈が長軸像として描出され，画面の 3 時

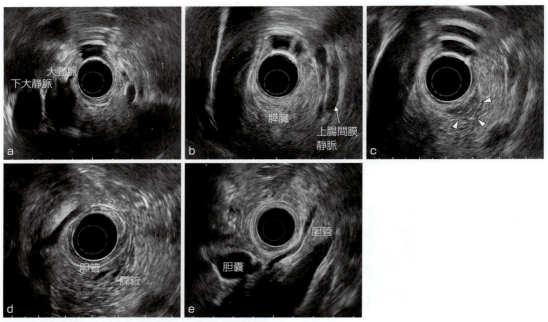

図2　十二指腸下行脚からの走査（pull 法，縦断法）
a：大動脈，下大静脈の横断像が画面 6 時〜9 時方向に観察される．
b：アップアングルをかけることで大動脈，下大静脈が長軸像として描出され，対側にスコープと上腸間膜静脈に囲まれた膵頭下部が描出される．
c：スコープに隣接した部分に三角形の低エコー領域（矢頭）が描出される．乳頭部近傍に相当する．
d：低エコー領域内に 2 本の管腔構造が観察される．スコープ近位側が胆管，遠位側が膵管である．
e：胆管の長軸像が観察される．

~6時方向に大動脈，上腸間膜静脈，スコープに囲まれ，高エコーを呈する膵頭下部が描出される（図2b）．
- その位置からスコープをゆっくり引くと，スコープに隣接した部分に，乳頭部が三角形の低エコー領域として描出される（図2c）．
- この位置からわずかにスコープを引き抜くことにより，低エコー領域内に胆管と膵管が管腔構造として描出されてくる（図2d）．
- ここからスコープに反時計方向の回転を加えると胆管が長軸方向に観察され，さらにスコープを引いていくと胆管，胆囊が描出される（図2e）．

b Push法
- 下行脚にスコープ先端が挿入されると，画面左に門脈が長軸に描出され，さらに門脈とスコープとの間に胆管が描出される（図3a）．
- アングルを調節しながら押し入れると，胆管が十二指腸乳頭近傍まで長軸に描出可能である（図3b）．

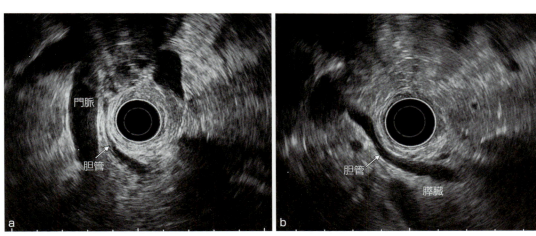

図3 十二指腸下行脚からの観察（push法）
a：画面左側に門脈が長軸に描出される．門脈とスコープの間に胆管が描出される．
b：十二指腸乳頭近傍まで長軸に観察できる．

3 十二指腸球部からの走査
- 十二指腸球部からは主に胆囊と膵頭体移行部を観察する．
- 幽門を超えて球部にスコープを挿入し，スコープ先端が頭側を向いた状態では，肝臓とスコープとの間に胆囊が描出される．この状態では時計方向が胆囊頸部となる（図4a）．一方，下行脚からpull法で胆囊を描出する場合には，スコープ先端は足側を向いており，この状態では反時計方向が胆囊頸部となる（図4b）．
- 球部で胆囊が描出されない場合には胃前庭部から走査を行ってみると胆囊が描出されることがある．
- 膵頭部の観察後に，アングルをニュートラルに戻し，スコープをゆっくりと引いてくると，門脈を乗り越える膵頭体移行部が描出される（図4c）．そのままスコープを引いてくると，脾静脈が長軸に描出され，膵体部が観察される．

> **先輩ドクターのアドバイス** pull法で胆囊と膵頭体移行部を観察する際は，胃内にスコープが抜けやすいため，バルーンを大きめに膨らませて幽門輪からスコープが抜けにくいようにして観察するのがポイントである．

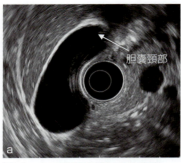 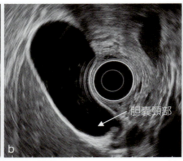 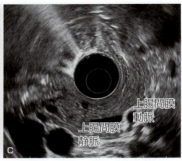

図4　十二指腸球部からの走査
a：push法による胆嚢の観察．時計方向に胆嚢頸部が観察される．
b：pull法による胆嚢の観察．反時計方向に胆嚢頸部が観察される．
c：門脈を乗り越える膵頭体移行部が観察される．

文献

1) 膵・胆道領域の標準的描出法に関する検討会：超音波内視鏡による膵・胆道領域の標準的描出法．オリンパスメディカルシステムズ，2003

[石井　康隆]

観察

4. コンベックス型の描出法

> **ここがポイント！**
> - ホームポジションとランドマークを意識することが大切

- コンベックス型 EUS で胆膵領域の臓器を観察するには，①胃，②十二指腸球部，③十二指腸下行脚の3つの領域から観察することができる．操作のポイントは，ホームポジションとランドマークを意識しながら検査を行うことである[1]．
- 各領域には観察の起点となるホームポジションがあり，そこから観察できる臓器を目印として「ランドマーク」と呼ぶことが多い．内視鏡の先端がどの位置にあり，どちらを向いているのかを知るためには，その都度ホームポジションに戻ってランドマークを探すことが重要である．

1 経胃走査

a 特徴
- 膵臓のほぼ全域の観察が可能．
- 肝内胆管を追うことで，広範囲の肝臓を観察することができる．

b ホームポジション
- 腹部大動脈

c ランドマーク
- 腹腔動脈，脾動静脈，膵臓，肝左葉

d 方法
- スコープが胃内に入ると，肝左葉が観察できる（図1a）．ここで，スコープを時計軸回転すると腹部大動脈が描出される（図1b）．
- 腹腔動脈を見つけると，これに沿って膵体部を描出し，主膵管や脾動静脈を指標に，膵臓を頭部から尾部まで観察する（図1c）．
- 脾静脈が枝分かれし，脾門部に達すると膵尾部まで観察できたことになる（図1d）．
- また，スコープを幽門輪に押し当てるようにすると，胆囊を探すことができる．

2 経十二指腸球部走査

a 特徴
- 観察範囲が狭いが，肝外胆管の観察には有用である．

b ホームポジション
- 門脈

c ランドマーク
- 胆囊，肝外胆管，膵頭部

d 方法
- スコープの先端は肝臓側を向いている（画面の左が肝臓となる）．ホームポジションとして，まず門脈を探す．血流の同定には，カラードプラ法が有用である．
- そしてスコープに軸回転を加えて，胆囊，肝外胆管，膵頭部を描出する（図2）．

| 各 論　第Ⅳ章　EUS（超音波内視鏡）

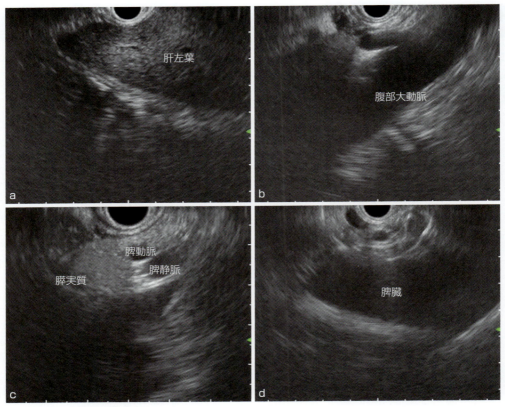

図1　経胃走査での描出

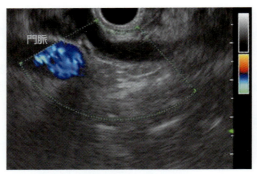

図2　経十二指腸球部走査での描出

3 経十二指腸下行脚走査

a 特　徴
- 膵頭部の観察に優れる．

b ホームポジション
- 腹部大動脈

c ランドマーク
- 膵頭部，下部胆管，膵管

d 方　法
- 十二指腸下行脚に進めるには，ERCPと同様の走査でスコープの直線化が必要である．直線

化によって超音波画面の左右は逆転し，画面の右側が肝臓側となる．
- 腹部大動脈を追いながらゆっくりとスコープを引き抜き，膵鉤部を描出する．さらに，ゆっくりと引き抜き，膵頭部から下部胆管と膵管を描出する（図3）．
- 十二指腸下行脚の引き抜き走査では，スコープが胃内に抜けやすいので，バルーンを膨らませ，スコープの軸を保持しながら観察することが望ましい．

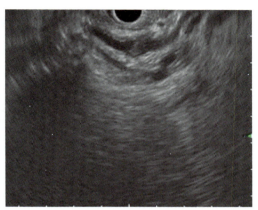

図3　経十二指腸下行脚走査での描出

ココに注意！　球部走査と下行脚走査ではスコープの先端の向きが変わる．球部に押し付ける球部走査ではスコープの先端は肝臓側を向き，引き抜きで観察する下行脚走査ではスコープの先端は肝臓と反対側の足側を向くことになる．

先輩ドクターのアドバイス　標準的な描出法を教科書で学び覚えよう．『超音波内視鏡下穿刺術のためのコンベックス型超音波内視鏡による標準的描出法』[2] などがある．

文献
1) 入澤篤志ほか：コンベックス式 EUS による胆膵系走査法．胆と膵 **32**：719-723, 2011
2) 山雄健次ほか：超音波内視鏡標準化検討委員会：超音波内視鏡下穿刺術のためのコンベックス型超音波内視鏡による標準的描出．オリンパスメディカルシステムズ，2006

［藤本　佳史］

各論　第Ⅳ章　EUS（超音波内視鏡）
観察

5. 胆管・乳頭をうまく描出するコツ

> **ここがポイント！**
> - ラジアル型では pull 法と push 法があり，症例によって両者を使い分ける．
> - 胆管の描出は，ラジアル型では主に十二指腸球部および下行脚，コンベックス型では主に胃内から可能である．
> - 乳頭の描出は，ラジアル型では縦断法と横断法があり，両者を用いても描出困難な場合はコンベックス型による描出を検討する．

1 胆管の描出法（ラジアル型）

- スコープ先端を十二指腸球部に挿入し，緩徐に押しつつ下行脚に誘導し描出する push 法と，いったんスコープを下行脚でストレッチした後，先端を水平脚近くに誘導し引きながら描出する pull 法がある．

a pull 法

- ラジアル型の pull 法では，乳頭部を描出した後（図 1a），アップアングルをかけたまま，スコープが自然に抜ける動きを利用して，肝門部方向に胆管を長軸に追跡して描出する（図 1a〜c）．総胆管のすぐ遠位側に主膵管が確認できる．

b push 法

- 乳頭部近傍に憩室などが存在し pull 法による乳頭部の描出が困難な場合は，push 法を試みるとよい．
- pull 法を用いて上十二指腸角にスコープを緩徐に挿入すると，門脈が 9 時方向に描出され

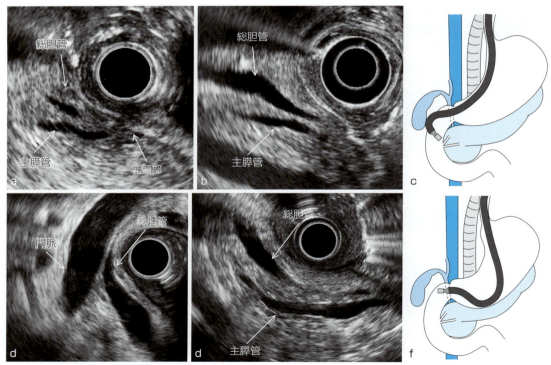

図 1　ラジアル型による胆管の描出

5. 胆管・乳頭をうまく描出するコツ　各論

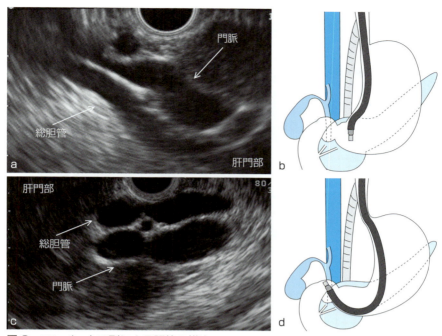

図2　コンベックス型による胆管の描出

る．スコープの出し入れ，微妙な左右アングルを用いて，門脈とプローブの間に胆管を描出する（図1d～f）．
- 可能な限り胆管を乳頭部側，肝門部側に追跡する．

先輩ドクターのアドバイス　描出された管腔構造が，胆管かどうかを確認する目的で，ドプラ法を積極的に併用することが重要である．

2 胆管の描出法（コンベックス型）

a 胃体部からのアプローチ
- スコープを胃体下部まで挿入し，まず，門脈，脾静脈，上腸間膜静脈が合流する三管合流部を描出する．
- 次いで，門脈に沿って胆管を肝門部に向かって描出する（図2a, b）．プローブに近い側が門脈，遠い側が総胆管である．

b 十二指腸球部からのアプローチ
- もう1つは，スコープを十二指腸球部に挿入した後，時計回転を加えて，アップアングルをかけることで胆管を描出する方法である．画面の左側が肝門部側，右側が乳頭部側となる（図2c, d）．この位置からは，プローブに近い側が総胆管，遠い側が門脈である．

先輩ドクターのアドバイス　十二指腸潰瘍瘢痕のため球部の変形が強い症例では，上記bの方法を行う際は，スコープの抵抗を感じた場合，穿孔のおそれがあるため無理をしない．

| 各 論 | 第Ⅳ章　EUS（超音波内視鏡）

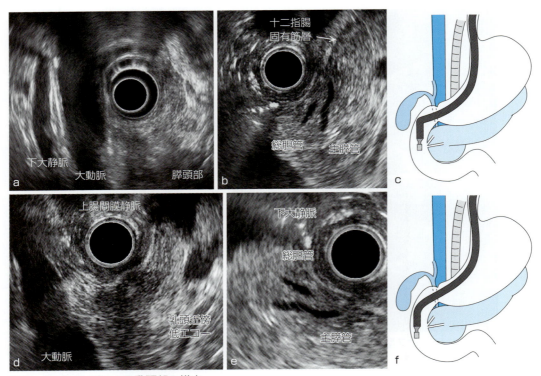

図3　ラジアル型による乳頭部の描出

3 乳頭部の描出法（ラジアル型）

- 原則として pull 法で行う．スコープを十二指腸下行脚でストレッチした後，以下に述べる縦断法または横断法で描出する．

a 縦断法

- スコープにアップアングルをかけて，画面の左側に大動脈と下大静脈を，右側に膵頭部の実質を描出する（図3a）．
- スコープを若干引くと，3時方向に三角形の低エコー領域が確認される．ここが乳頭近傍であり，微妙な左右アングルとスコープの出し入れ操作により，低エコー内の管腔構造を探す（図3b, c）．プローブに近い側が胆管，遠い側が膵管である．
- 膵胆管を確認したら，微妙なスコープ操作を用いて，十二指腸の固有筋層を貫通する部分まで描出を行う（図3b）．

> **先輩ドクターのアドバイス**　乳頭近傍の低エコーが描出されにくい場合は，①静かに脱気水を注入する，②バルーンサイズを調整するなどを考慮する[1)]．

b 横断法

- 十二指腸下行脚でスコープをストレッチすると，画面の左側に大動脈，下大静脈の横断像を，右側に膵頭部がみられ，プローブの5時方向に乳頭近傍の低エコーが描出される（図3d, f）．
- スコープをやや引き気味にして，微妙な操作で低エコー内部の総胆管，主膵管を確認する．
- 縦断法と同様，膵胆管が十二指腸固有筋層を貫通する部分まで追跡する（図3e）．

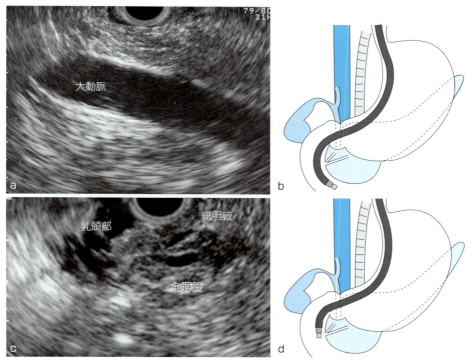

図4 コンベックス型による乳頭部の描出

> **先輩ドクターのアドバイス** 乳頭部における十二指腸固有筋層の描出は，膵胆管合流異常，乳頭部腫瘍の進展度診断に必要であり，厳密な走査を普段から心がける．

4 乳頭部の描出（コンベックス型）

- スコープを十二指腸下行脚でストレッチした後，ややアップアングルをかけて大動脈を描出する（図4a，b）．
- 少し時計回転を加えながらスコープを引くと，膵頭部が描出される．
- その後，微妙な左右の操作で低エコー領域として乳頭部を認識し，管腔構造を確認する（図4c, d）．
- プローブに近いほうが総胆管，遠いほうが主膵管である．

> **先輩ドクターのアドバイス** ラジアル型で乳頭部の描出に難渋する場合は，コンベックス型で容易に可能な場合があるため，柔軟な対応を心がけたい．

文献
1) 花田敬士ほか：膵EUS走査法のコツと描出限界について．胆と膵 **63**：633-638, 2015

［花田　敬士］

各論　第IV章　EUS（超音波内視鏡）

観察

6. 胆嚢を描出する際の注意点

> **ここがポイント！**
> - ルーチンのEUS検査で，胆嚢を描出するように心がける
> - 初心者が胆嚢を描出するには，ラジアル型EUSが容易である
> - 事前に体外式の超音波検査（US）を行い，その患者の胆嚢の形態を理解する必要がある．CTやMRIを参考にすることも大切である．胆嚢がどの部位にあるのか，特に，肝臓や十二指腸との位置関係を理解しておくことが重要である

1 内視鏡の違い

a 上下部内視鏡検査との違い

- 胆嚢は十二指腸球部近くから観察する場合が多い．管腔の狭い部位で操作するため，内視鏡の操作には十分な注意が必要である．

ココに注意！　十二指腸の球部から下行脚に移行する際のスコープ走査では，常に，穿孔の危険性に注意する必要がある．

先輩ドクターのアドバイス
1. 十二指腸球部に狭窄がないことを確認する．上部消化管の内視鏡検査を行っていない場合には，事前に行うことが望ましい．瘢痕であっても，十二指腸潰瘍などがあれば観察が難しいことはいうまでもない．
2. 十二指腸球部を越える際には，内視鏡画面で十二指腸下行脚の方向を理解しながら，ゆっくりとした引き抜き操作で通過するように心がける．内視鏡アングルの固定操作は行わないことが大切である．

b 胆嚢の描出におけるラジアル型とコンベックス型の違い

- 胆嚢は十二指腸球部を取り巻くように位置することが多いため，スコープ軸に垂直な360°画像が得られるラジアル型のほうが，胆嚢頸部から底部までを長軸像で出せるため観察がしやすい．一方でコンベックス型は，描出した臓器や脈管の連続性を追いながら観察できる利点ある．
- しかしながら，十二指腸は管腔が狭く，軸回転でスコープ先端の位置が移動するため，胆嚢の観察は比較的難しい．初心者が胆嚢を描出するには，ラジアル型EUSを用いるほうが簡便である．

2 ラジアル型EUSで胆嚢を描出するポイント

- ラジアル型での胆嚢の観察は，主に十二指腸球部と十二指腸下行脚からの観察がある．

a 十二指腸球部からの観察（push法）

- 十二指腸球部にスコープを挿入すると，肝臓とスコープの間に胆嚢が描出される．一般的に，この部位が最も胆嚢に近いため，胆嚢を同定するには最も容易である．
- 十二指腸球部からpush法で胆嚢を観察した場合，胆嚢頸部が画面の右側，胆嚢底部が左側に位置する場合が多い（図1a）．

b 十二指腸下行脚からの観察（pull法）

- 十二指腸下行脚からの観察では，挿入したスコープをゆっくり引いていくと総胆管から胆嚢管に続いて胆嚢が描出される．
- pull法では，胆嚢頸部が画面の左側，胆嚢底部が右側に描出され，push法とは左右が反転した画像となる（図1b）．

6. 胆嚢を描出する際の注意点　各 論

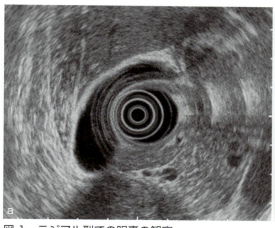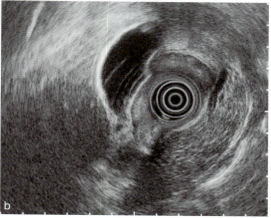

図1　ラジアル型での胆嚢の観察
a：push法による描出．b：pull法による描出．

> **先輩ドクターのアドバイス**　pull法では，スコープが十二指腸球部や胃内に抜けやすいため，バルーンを拡張しておくとよい．また，十二指腸はスコープの軸回転で位置調整が可能な場所である．胆嚢の観察には，スコープの軸を保持することが大切である．

> **ココに注意！**　push法とpull法とでは，胆嚢の画像が左右逆に描出される．これは，スコープの先端が，pull法では体の足側を向くのに対して，push法では逆に頭側（肝門部）に向くためである．

3 コンベックス型EUSで胆嚢を描出するポイント

- コンベックス型では，主に胃前庭部と十二指腸球部から胆嚢が観察できる．

a 胃前庭部からの観察

- 胆嚢は肝臓の右葉に付着するように存在している．コンベックス型では，まず，胃前庭部で肝右葉をみつけ，軸回転を使って胆嚢を探す．この際，スコープを幽門輪に押し付けるようにすると見えやすい．画面には，胆嚢頸部が左側，底部が右側に描出される（図2）．

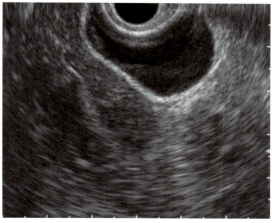

図2　コンベックス型での胆嚢の観察

b 十二指腸球部からの観察

- 十二指腸球部に挿入した場合は，スコープに少しだけアップアングルをかけ，反時計方向に軸回転を加えると胆囊が描出されやすい．画面上に示される胆囊の位置関係は，胃前庭部からと同様である．

> **ココに注意！** 胆囊底部や頸部は描出が難しい症例がある．このような場合には，他の検査で胆囊の位置に注目する必要がある．胆囊の観察したい部位が，肝門部に近ければ十二指腸球部からの観察が有効であるが，肝臓にぶら下がるような胆囊では十二指腸球部からでは困難である．肝門部から遠い場合には，胃前庭部に戻って観察することも大切である．

> **先輩ドクターのアドバイス** スコープを一度十二指腸に挿入すると，push 走査によって胃が伸展されるため，抜去時には胃の形態が異なっている．そのため，抜去時には，胃と胆囊が近い位置関係になることがある．挿入時に胆囊の観察ができなかった場合には，胃前庭部に戻って，もう一度胆囊を探してみることが大切である．

4 EUS で胆囊壁がどこまで見えるか

- 胆囊癌の深達度診断には EUS が用いられる場合が多い．EUS では，胆囊壁は 2 層か 3 層に描出される[1]．
- 2 層に描出された場合は，内側の低エコーが粘膜層（M）と線維筋層（FM）と漿膜下層（SS）の一部まで，外側の高エコー層は SS 深層から漿膜（S）までとされている（図3）．
- 3 層に描出された場合は，内側の高エコーが M，次の低エコー層が FM から SS の一部まで，外側の高エコー層は SS から S までと考えられている．

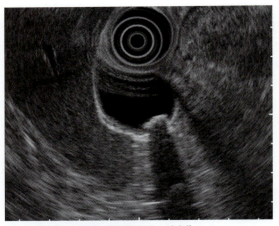

図3 胆囊壁2層（胆囊結石の症例）

> **先輩ドクターのアドバイス** EUS での胆囊の描出は，やや熟練を要する操作である．しかしながら，描出ができれば誰でも精密な胆囊の画像を得ることができる．通常の観察から，胆囊を描出できるように心がけることが大切である．症例の経験が少ない場合には，指導医の先生も含めて，連携施設で EUS の研修を検討することも必要である．

文 献
1) 廣岡芳樹ほか：胆道癌に対する US・EUS 診断．胆道 **29**：189-197, 2015

［藤本 佳史］

各論

観察

7. 造影 EUS・エラストグラフィの位置づけ

> **ここがポイント！**
> - 造影 EUS は，膵臓疾患の鑑別診断や IPMN の結節の評価に有用である
> - エラストグラフィは超音波を用いた組織硬度測定法であり，膵の線維化や慢性膵炎の進行度の評価への有用性が期待される

- 近年の画像診断技術の発達により，膵疾患の質的診断，良悪性の鑑別に関して新たなモダリティが開発されている．膵病変の血流評価を行う造影 EUS や組織硬度を測定するエラストグラフィは，膵疾患の鑑別や線維化の評価において，その有用性が報告されている[1-3]．

1 造影 EUS とは

a 使用装置および造影剤

- 電子ラジアル型 EUS によるハーモニックイメージング法と併用して，第 2 世代経静脈性超音波造影剤ソナゾイド（第一三共製薬）を使用することで膵病変の血行動態が観察可能となった．
- ソナゾイドは CT で使用されるヨード系造影剤と異なり，組織間質へ移行せず血管内にとどまる性質を有している．ソナゾイドは鶏卵由来の安定剤を使用しており，卵アレルギーのある患者への使用は禁忌であるが，CT 造影剤とは異なり腎障害やヨードアレルギーのある患者にも使用可能である．

b 造影 EUS の実施方法と造影パターン

- 静脈ルートから縣濁液として 0.015 mL/kg のソナゾイドを静脈内投与し，病変の経時的な染影像を観察する．
- 造影パターンは，① avascular pattern，② hypovascular pattern，③ isovascular pattern，④ hypervascular pattern の 4 種類に分類（図 1）される[1,2]．
- 多血性腫瘍である膵神経内分泌腫瘍では，周囲の膵実質と比較して腫瘍全体が強く造影（図 2）される（hypervascular pattern）．
- IPMN における嚢胞内の結節性病変と粘液塊との鑑別にも，造影 EUS は有用である（図 3）．

2 エラストグラフィとは

- 体外式超音波検査（腹部エコー）を用いた組織弾性画像法（エラストグラフィ）は，1990 年代に開発され，乳腺，前立腺，肝臓の分野ですでに臨床応用されている[4,5]．
- その原理は，組織を静的に加圧して生じた組織内の変位分布を超音波で計測し，さらにひずみ分布を計算してこれらをリアルタイムでイメージングすることである．これまでにさまざまな加圧方法や計測方法が開発されている．

先輩ドクターのアドバイス
通常の B モード観察に引き続いて，Real-time Tissue Elastgraphy（RTE）を用いた膵臓の硬度測定が可能となった．筆者らは，経腹超音波装置は HI VISION Ascendus（日立アロカメディカル社），プローブは周波数が 3～8 MHz のリニアプローブを使用して RTE を行っている．RTE では関心領域（region of interest：ROI）内の硬度が色調化され，硬い領域は青色，平均的な領域は緑色，軟らかい領域は赤色として描出される．膵の線維化や慢性膵炎の進行度の評価に有用な検査法と考えている．

| 各論　第Ⅳ章　EUS（超音波内視鏡）

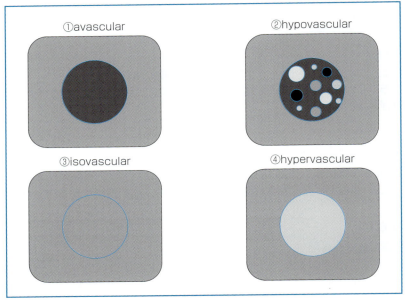

図1　造影EUSにおける膵腫瘍性病変の造影パターン
① avascular pattern：病変内に血流を全く認めない．
② hypovascular pattern：周囲実質と比較して病変内部の染影効果が弱い．
③ isovascular pattern：周囲実質と比較して病変内部が同定度に染影される．
④ hypervascular pattern：周囲実質と比較して病変内部の染影効果が強い．

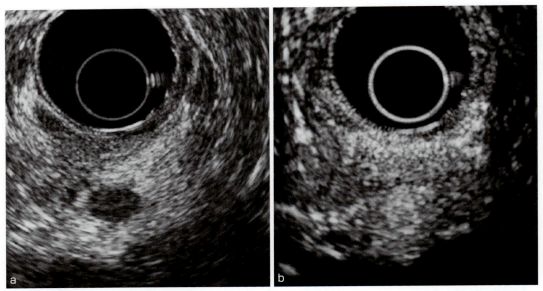

図2　膵頭部の神経内分泌腫瘍の症例
Bモードで膵頭部に認められる低エコー腫瘤は，ソナゾイド静注18秒後より周囲の膵実質と比較するとhypervascularな腫瘍として描出される．

7. 造影EUS・エラストグラフィの位置づけ　各 論

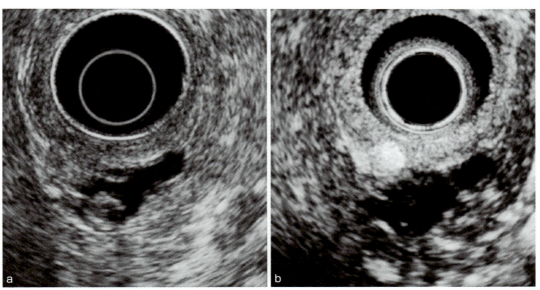

図3　分枝型IPMNの症例
Bモードでは壁在結節病変が疑われていたが，造影EUSを行うと結節は造影されず，粘液塊であったことが分かる．

文　献

1) Kitano M et al : Preliminary study of contrast-enhanced harmonic endosonography with secondgeneration contrast agents. J Med Ultrason **35** : 11-18, 2008
2) Sofuni A et al : Diffrential diagnosis of pancreatic tumors usinig ultrasound contrast imaging. J Gastroenterol **40** : 518-525, 2005
3) Ohno E et al : Intraductal papillary mucinous neoplasms of the pancreas : diffentiation of malignant and benign tumors by endoscopic ultrasound findings of mural nodules. Ann Surg **249** : 628-634, 2009
4) Krouskop TA et al : Elastic moduli of breast and prostate tissues under compression. Ultrason Imaging **20** : 260-274, 1998
5) Takaki S et al : Non-invasive liver fibrosis score calculated by combination of virtual touch tissue quantification and serum liver functional tests in chronic hepatitis C patients. Hepatology Research **44** : 280-287, 2014

［芹川　正浩］

各論　第IV章　EUS（超音波内視鏡）

検査

1. EUS-FNA に用いる穿刺針

ここがポイント！
- 穿刺針の特性を理解する
- 症例に応じて穿刺針を選択する

1 EUS-FNA とは

- 超音波内視鏡ガイド下穿刺吸引法（endoscopic ultrasonography-guided fine needle aspiration：EUS-FNA）は，EUS観察下に消化器系（上部消化管，胆管，胆囊，膵臓）の腫瘍，縦隔・腹腔内の腫瘤やリンパ節を穿刺し，組織診・細胞診を行うことができる（図1）．
- Hébertらが報告したメタ解析によると，膵癌に対するEUS-FNAの診断成績は，感度88.6％，特異度99.3％と報告されており，高い診断能を有する[1]．
- わが国では2010年に保険収載され，近年大きく普及している検査・治療手技である．

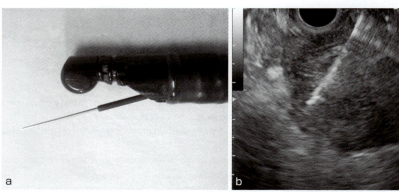

図1　EUS-FNA に用いる穿刺針と超音波内視鏡像
a：GF-UC240P（オリンパス社）
b：膵腫瘍に対する EUS-FNA

2 穿刺針の種類と構造

- 現在，わが国では19〜25Gの穿刺針が発売されている（表1）．各メーカーでハンドル構造，穿刺針の先端構造，材質などに違いがあり，穿刺性や視認性，検体採取量の向上など工夫が図られている．また側孔付き穿刺針では，穿刺針先端から組織を採取するだけでなく，側孔からも組織を削り取るため，検体採取量の向上に期待できる．

表1　現在発売されている FNA 針の種類

商品名	EchoTip®	EchoTip ProCore®	Expect™	Acquire™	EZ Shot 3 Plus	SonoTip® Pro Control	ENDOSO NOPSY™
製造販売元	COOK Medical	COOK Medical	Boston Scientific	Boston Scientific	OLYMPUS	MEDICOS Hirata	八光
Needle size（G）	19, 22, 25	19, 20, 22, 25	19, 22, 25	22	19, 22	19, 22, 25	21
側孔	−	+	−	−	−/+	−	−

- 穿刺針の構造はシース，針管，スタイレットの三重構造になっている．ハンドルはシースを

1. EUS-FNA に用いる穿刺針　各論

押し出す部分と穿刺針を押し出す部分で構成され，それぞれストッパーが付いている（図2）．

3 穿刺針の選択

- 穿刺針径は太くなるほど組織の採取量が多くなるが，操作性は悪く，穿刺は難しくなる．一方，細くなるほど穿刺は容易になるが，組織が小さく細胞診で診断される場合が多い．一般

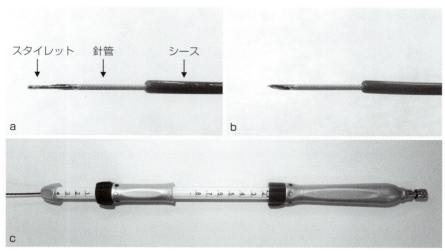

図2　Sono Tip Pro Control（Medi-Globe）の穿刺針（a, b）とハンドル（c）

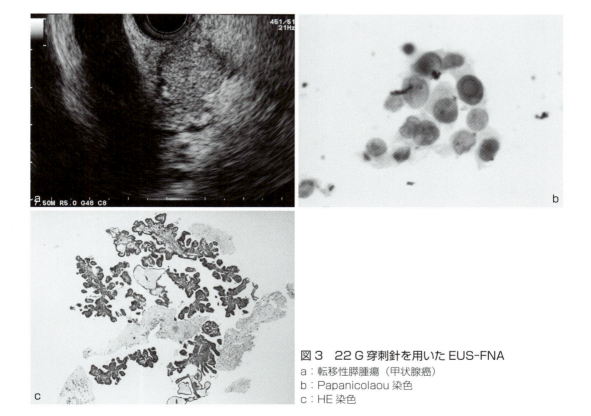

図3　22 G 穿刺針を用いた EUS-FNA
a：転移性膵腫瘍（甲状腺癌）
b：Papanicolaou 染色
c：HE 染色

的には 22 G あるいは 25 G の穿刺針が多く用いられている（図 3）．

- 近年，穿刺針サイズによる膵癌診断能についての検討が報告されており，22 G，25 G では正診率に有意差はないと報告されている[2]．一方で，組織検体採取率は太径のほうが良好であり，自己免疫性膵炎や悪性リンパ腫など組織診が必要な場合や，免疫組織学的検査を追加する場合には，多くの検体が採取できるように，太径の穿刺針を用いる．
- 十二指腸球部から膵頭部，膵鉤部領域の腫瘍を穿刺する際など，強いアップアングル操作が必要な場合には，細径の 25 G を用いると操作性がよい．また，腫瘍が硬く小さい場合も細径のほうが腫瘍の穿通性がよい．仮性嚢胞，胆管などを穿刺する EUS 下ドレナージでは，ガイドワイヤーが通過する 19 G 穿刺針を使用する．

> **先輩ドクターのアドバイス** 穿刺針を選択する際には，穿刺の目的（細胞診，組織診，免疫組織学的検査），穿刺ルート（経食道 or 経胃 or 経十二指腸），対象となる病変の大きさなど考慮し決定する．

文献

1) Hébert-Magee S et al : The presence of a cytopathologist increases the diagnostic accuracy of endoscopic ultrasound-guided fine needle aspiration cytology for pancreatic adenocarcinoma : a meta-analysis. Cytopathology **24** : 159-171, 2013
2) Affolter KE et al : Needle size has only a limited effect on outcomes in EUS-guided fine needle aspiration : a systematic review and meta-analysis. Dig Dis Sci **58** : 1026-1034, 2013

［毛利　輝生］

検査
2. EUS-FNA を安全に行うには

> **ここがポイント！**
> - コンベックス型超音波内視鏡で病変を描出できるようになる
> - 血流が豊富な病変は吸引圧を低くし，硬い病変は吸引圧を高くする

1 EUS-FNA の適応と禁忌を理解する

適 応	1. 良悪性の鑑別診断 2. 癌の進展度診断 3. 化学療法前の病理学的確定診断
禁 忌	1. EUSで病変が明瞭に描出できない場合 2. 穿刺ライン上に血管が介在する場合 3. 出血傾向など偶発症のリスクが高い場合

2 EUS-FNA の偶発症

- 偶発症の発生率は2％程度と報告されており，その内訳は出血，感染，膵炎，十二指腸穿孔などである．また，従来から危惧されている偶発症に穿刺後の播種がある．頻度はこれまで4例報告されるのみであるが，注意を要する偶発症である[1,2]．

3 EUS-FNA の方法（図1）

①目的とする病変を5〜6時方向に描出し，カラードプラで穿刺ラインに血流がないことを確認する（図1a）．
②穿刺針を鉗子口に装着する（図1b）．
③シースをゆっくりと内視鏡内に進めて，EUS画面，あるいは内視鏡画面で穿刺針のシースが鉗子口から出ていることを確認する（図1c）．
④シースの先端から対象物中心よりもやや奥までの距離を測定し，その距離を基に穿刺針のストッパーを固定する（図1d）．
⑤穿刺針の視認性を高めるためにスタイレットを5mmほど引き抜き（図1e），病変を穿刺する（図1f, g）．穿刺後，あらかじめ引いておいたスタイレットを押し込み，採取針内腔に入り込んだ組織を穿刺針外に押し出す．その後スタイレットを抜き，吸引シリンジを装着し陰圧をかける（図1h）．
⑥デバイスを操作し，病変内で10〜20回穿刺針を前後させ，組織を採取する（図1i）．吸引シリンジを取り外し，陰圧を解除した後，穿刺針を病変から引き抜く．デバイス全体を内視鏡鉗子口から抜去する．

> **ココに注意！** 穿刺針を出したまま超音波画像で穿刺位置などを確認しない．この動作により消化管粘膜の損傷をきたすことがある．

> **先輩ドクターのアドバイス** 吸引圧は10〜20ccかけることが多いが，軟らかく多血性の腫瘍では，検体に血液が多く混入し，細胞診の妨げとなることがある．血液量が多い場合には，吸引圧を低圧にしたり，シリンジを取り付けずにスタイレットをゆっくり引きながら穿刺を行う slow pull 法を用いると，血液の混入が最小限に留められる．

4 術後の管理

- EUS-FNA後は数時間安静とし，偶発症の出現に注意して経過をみる．

| 各論 | 第Ⅳ章　EUS（超音波内視鏡）

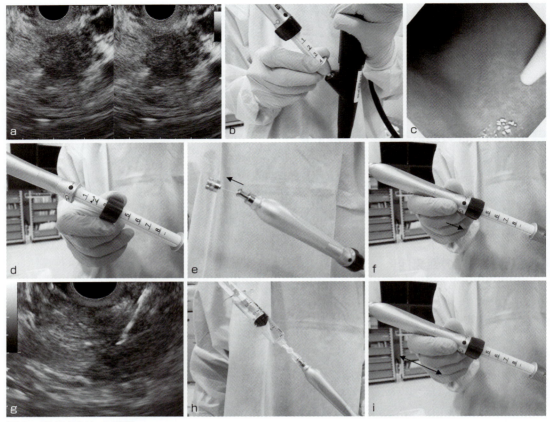

図1　EUS-FNA の手順

> **先輩ドクターのアドバイス**　膵穿刺の場合，当院ではクリニカルパスを用いて，ERCP に準じ経過観察を行っている．

文献

1) 宇野耕治ほか：胆膵 EUS-FNA のエビデンス 2010 膵充実性腫瘍診断．胆と膵 **31**：1171-1174, 2010
2) 入澤篤志：膵胆道病変の EUS-FNA 診断の実際―標準手技．胆膵内視鏡診療の実際，安田健治朗（編），日本メディカルセンター，東京，p79-86, 2009

［毛利　輝生］

3. ERCP と EUS-FNA の使い分け

検査

各 論

ここがポイント！
- 膵腫瘍性病変では EUS-FNA の良好な成績が報告されているが，小型病変では，内視鏡的逆行性膵胆管造影（ERCP）と EUS-FNA の両者を使い分ける
- 膵嚢胞性病変における EUS-FNA は，日本国内では十分なコンセンサスが得られていない
- 膵嚢胞性病変では，その成因を十分考慮し，慎重な画像診断を行う
- ERCP 下細胞診が陰性となった胆道病変での EUS-FNA の有用性が報告されている

1 膵疾患における使い分け

a 腫瘍性病変

- 膵腫瘍性病変に対する EUS-FNA の正診率は 85～95％と良好であり，汎用されている 22 G と 25 G の比較でも大きな差はみられず，穿刺ラインの確保に難渋する病変の場合は扱いやすい 25 G を考慮する[1]．
- EUS-FNA の偶発症として播種，出血，膵炎が危惧されるが，非常に低率である．まれに穿刺ライン上に tract seeding が発生する可能性があるため，患者サイドへの事前の説明が望ましい[2]．
- 腫瘍径が 1 cm 未満の小型膵腫瘍の鑑別診断においても，EUS-FNA が有用との報告[3]があるが，結果が陰性で腫瘍性病変よりも尾側の主膵管拡張が認められる場合などは，ERCP 下の複数回膵液細胞診の有用性も報告されており[4]，併用を考慮すべきである．

先輩ドクターのアドバイス　膵体尾部の腫瘍性病変で切除術が予定されている場合は，EUS-FNA の施行を事前に外科と相談する．

b 嚢胞性病変

- 欧米では本病態に対して EUS-FNA を施行し，内容液の腫瘍マーカー測定や細胞診を行った報告がみられるが，播種の懸念から国内では十分なコンセンサスが得られていない[5]．
- また，嚢胞の形状が類円形で，分枝膵管の閉塞による貯留性嚢胞が疑われる場合は，EUS，MRI，CT を用いて慎重な画像診断を行うことが重要である．
- ERCP を行って膵管の所見を詳細に検討し，所見に応じて複数回の膵液細胞診を行うことを考慮する（図 1）．

2 胆道疾患における使い分け

a 閉塞性黄疸を伴う病態

- 胆道閉塞を伴う悪性腫瘍の場合は，ERCP に引き続いて施行する内視鏡的胆道ドレナージを行う際に，胆管内胆汁の細胞診，および狭窄部のブラッシングや生検により細胞・組織診が可能な場合がある．その検体で悪性と判断された場合は，EUS-FNA を省略することができる．

b ERCP によるアプローチで鑑別困難な病態

- 胆道病変の鑑別における ERCP を用いた胆汁細胞診，胆管生検，ブラッシング細胞診は，正診率が低率である．近年，胆道病変における EUS-FNA の報告が次第に増加しており，感度は 60～100％と比較的良好である[6]．
- ERCP によるアプローチで良悪性の鑑別が困難な症例，切除不能悪性症例で化学療法を考慮する症例などにおいて，胆道内腔を通過しない穿刺ラインが設定可能な場合は，EUS-FNA

| 各 論　第Ⅳ章　EUS（超音波内視鏡）

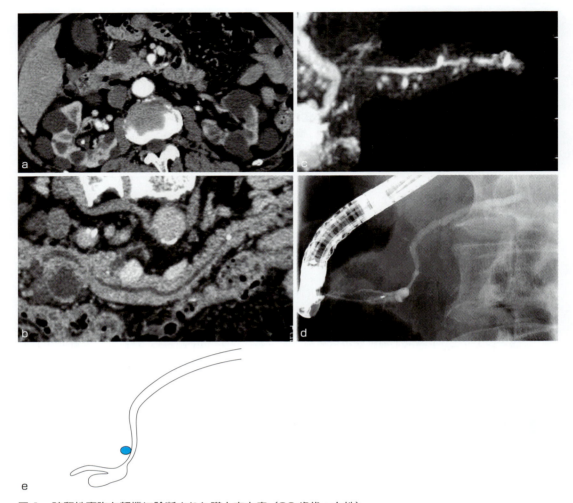

図1　貯留性嚢胞を契機に診断された膵上皮内癌（80歳代：女性）
CTでは膵体部に類円形の小型嚢胞性病変がみられ（a），近傍の膵管狭窄が認められる（b）．MRCP（c）およびERP（d）では膵体部主膵管の狭窄が確認され，複数回の膵液細胞診の結果腺癌と診断．手術の結果，膵管狭窄に一致した膵上皮内癌と最終診断された．eの青丸は癌の位置を示す．

の施行を考慮する（図2）．
- 強く胆管癌が疑われた総胆管狭窄に対して，ERCP下アプローチ，EUS-FNAともに細胞診が陰性であり，3年以上経過観察の結果，胆管狭窄が不変の症例（図3）も経験しており，今後さらに多数例での検討が必要と考えられる．

先輩ドクターのアドバイス　胆道症例におけるEUS-FNAは，大半が後ろ向きの報告であり，有用性および安全性に関しては今後前向きな研究が必要である．また，施行する場合はなるべく25 G針の使用が望ましい．

3. ERCPとEUS-FNAの使い分け 各論

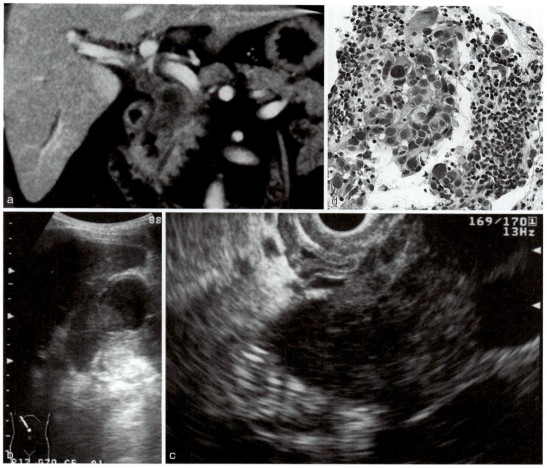

図2 EUS-FNAが診断に有用であった切除不能進行胆嚢癌（70歳代：男性）
腹部CT（a）および腹部US（b）では，胆嚢から総胆管および肝床部に浸潤する胆嚢癌を認める．ERCP下アプローチによる総胆管狭窄のブラッシング細胞診では陰性であり，EUS-FNAを施行（c）．腺扁平上皮癌と診断され（d），化学療法を導入した．

文 献

1) 宇野耕治ほか：膵実質性腫瘍診断．胆と膵 **36**：309-313, 2015
2) Katanuma A et al：Tumor seeding after endoscopic ultrasound-guided fine-needle aspiration of cancer in the body of the pancreas. Endoscopy **44**：e160-161, 2012
3) Uehara H et al：Diagnostic accuracy of endoscopic ultrasound-guided fine needle aspiration for suspected pancreatic malignancy in relation to the size of lesions. J Gastroenterol Hepatol **26**：1256-1261, 2011
4) Iiboshi T et al：Value of cytodiagnosis using endoscopic nasopancreatic drainage for early diagnosis of pancreatic cancer. Pancreas **41**：523-529, 2012
5) 鎌田 研ほか：EUS-DNAによる膵嚢胞性腫瘍診断．胆と膵 **36**：315-318, 2015
6) 肱岡 範ほか：胆道疾患に対するEUS-FNA 2015．胆と膵 **26**：319-326, 2015

［花田 敬士］

各論　第Ⅳ章　EUS（超音波内視鏡）

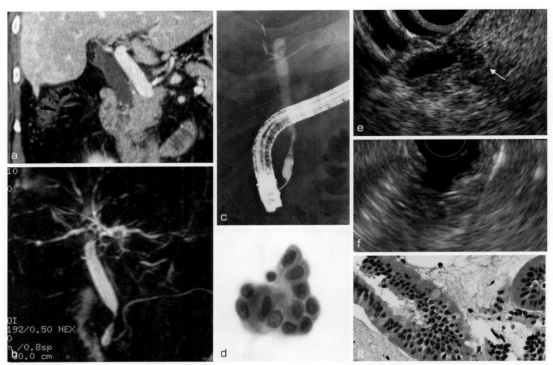

図3　ERCPおよびEUS-FNAの結果，経過観察となった胆管狭窄症例（60歳代：男性）
腹部CT（a），MRCP（b）では膵内胆管に不整な狭窄を認める．ERCPでは下部胆管癌が疑われたが（c），狭窄部のブラッシング細胞診では陰性（d）．コンベックス型EUSでは胆管狭窄周囲に低エコー領域（矢印）がみられたため（e），FNAを施行（f）．結果は陰性であった（g）．3年間の経過観察後，狭窄の増悪は認めていない．

4. 組織・細胞を採取するコツ

ここがポイント！
- 標的病変の穿刺部位を工夫する
- 吸引とスタイレットの使用法を工夫する
- さまざまな穿刺テクニックを理解し，状況に応じて使い分ける
- EUS-FNA の際には，病理医または細胞検査士の立ち会いが望ましい

1 穿刺部位について

- EUS で標的病変を描出した際，病変内のエコー輝度に注意する必要がある．中心部が壊死に陥って低エコーに変化している場合は，中心部を避けて標的病変の辺縁部を穿刺する．
- 囊胞成分と充実部分が混在する腫瘍性病変の場合は，穿刺ライン上に囊胞成分が通過しないように留意し，充実部分を穿刺することが重要である（図1）．

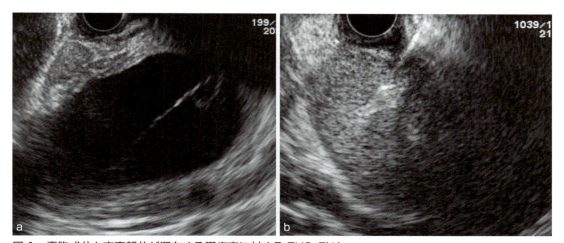

図1 囊胞成分と充実部分が混在する膵病変に対する EUS-FNA
中心部の囊胞成分を避けて（a），辺縁の充実部分を標的として EUS-FNA を施行した（b）．

- 近年，診断率の向上に関して fanning technique の有用性が報告されている[1]．穿刺針の角度を変えつつストロークし，病変を複数箇所から採取する方法である（図2）．

先輩ドクターのアドバイス　標的病変の内部評価に関しては，造影 US, CT, MRI なども参考として，内部の壊死性変化の有無に注意する．

2 吸引圧とスタイレットの使用法

- EUS-FNA を施行する際の吸引は，充実性病変の場合は，キットに添付されたシリンジによる持続吸引を行うと感度が高まるとされている（図3）[2]．一方，血液の混入が多い場合は，持続吸引が検体採取の障害となる．
- また穿刺の際，スタイレットを緩徐に抜去することで微弱な吸引をかける slow pull 法が有用との報告もある[3]．
- 現時点では，吸引方法の標準化は確立されておらず，標的病変を穿刺した際の検体採取の状

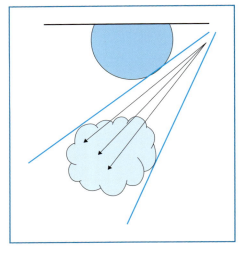

図2　fanning technique の実際
穿刺角度を変えて，標的病変内のさまざまな部位から標本を採取する方法である．穿刺針の角度をストロークごとに，スコープの出し入れやアップアングルを用いて調整する．

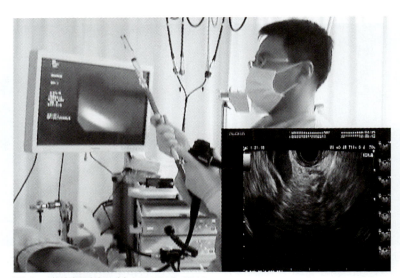

図3　膵体部腫瘍に対する EUS-FNA
充実成分が大半の 15 mm 大の膵体部腫瘍に対して，持続吸引用のシリンジを装着し，door knocking method を用いて穿刺を行っている．病理結果は通常型膵癌であった．

況を確認し，至適な吸引法を選択する．

> **先輩ドクターのアドバイス**　当科では，標的病変が硬く線維質の場合は吸引圧を上げ，逆に軟らかい病変では吸引圧を下げることを原則としている．

3 穿刺に関するテクニック

- まず穿刺に際して，ストロークがなるべく長く設定できるよう，標的病変の最大割面を描出することが重要である．また，ストロークの回数は標的病変内で 10〜20 回程度行うことが望ましい．
- 具体的な方法論として，山雄らは，door knocking method を提唱している[4]．標的病変の

手前で穿刺針の先端を固定し，一気に標的の最深部まで穿刺針を進めた後，ストロークの引きは緩徐に，押しは素早く行う方法である．
- また，入澤らは wood pecker method を報告している[5]．小型病変に対して，キツツキの嘴の動きのごとく針を細かく素早く動かして検体を採取する方法である．

先輩ドクターのアドバイス　囊胞と充実成分が混在する標的病変（神経内分泌腫瘍や solid pseudopapillary neoplasm などが疑われる場合）では，穿刺ラインに囊胞部分がかからないよう注意して穿刺を行う．

4 病理医または細胞診断士の同席

- EUS-FNA を行ううえで，病理医や細胞診断士の同席，または術者自身が自ら迅速細胞診を行うことにより，検体採取率および診断成績が向上するとの報告がみられる[6]．
- 前者は rapid onsite evaluation（ROSE）と呼称され，検体採取の直後にその場で迅速染色を行い，十分な検体量が確保されているかの確認を行う方法である．しかし，一般市中施設では，病理医や細胞診断士の確保に問題があり，対応が困難な施設が多い．
- EUS-FNA の導入を今後検討している施設においては，後述する内視鏡医と病理医の連携の観点からも，可能な限り ROSE の施行が望ましいと考える．

先輩ドクターのアドバイス　EUS-FNA の正診率の向上には，病理医，細胞診断士の協力が必要不可欠である．施行した検体を共に確認・鏡検し，検体の質の評価，良悪性の判定などを緊密に協議することが必要である．

文　献

1) Bang JY et al : Radomized trial comparing fannig with standard technique for endoscopic ultrasound-guided fine-needle aspiration od solid pancreatic mass lesions.Endoscopy 45 : 445-450, 2013
2) Polkowski M et al : Learning, techniques, and complications of endoscopic ultrasound（EUS）-guided sampling in gastroenterology: European Society of Gastrointestinal Endoscopy（ESGE）Technical Guideline. Endoscopy 44 : 190-205, 2012
3) Nakai Y et al : Slow pull versus suction in endoscopic ultrasound-guided fine-needle aspiration of pancreatic solid masses. Did Dis Sci 59 : 1578-1585, 2014
4) 山雄健次：技術講座　超音波内視鏡ガイド下穿刺術（EUS-FNA）　私のコツ．消画像 9 : 98-104, 2007
5) 入澤篤志：技術講座　超音波内視鏡ガイド下穿刺術（EUS-FNA）　私のコツ．消画像 9 : 199-205, 2007
6) Hayashi T et al : Rapid on-site evaluation by endosonographer during endoscopic ultrasound-guided fine needle aspiration for pancreatic solid masses. J Gastroenterol Hepatol : 4 : 656-663, 2013

［花田　敬士］

各論 第IV章 EUS（超音波内視鏡）

検査

5. 病理医・細胞診断士との連携

> **ここがポイント！**
> - EUS-FNA を導入する場合は，必ず自施設の病理医，細胞診断士に概要を説明する
> - 導入当初，FNA 検体の取扱いは病理医，細胞診断士にも混乱が生じる可能性がある
> - EUS-FNA を施行する医師は必ず，採取された検体を鏡検し，病理医，細胞診断士に意見を求める
> - 可能な限り rapid onsite evaluation（ROSE）を施行する
> - 病理医，細胞診断士と画像診断を含む十分な臨床情報を共有できる環境を整備する

1 EUS-FNA を導入するにあたって

- EUS-FNA によって採取される検体は，穿刺針のサイズが 25〜19 G とさまざまで，組織・細胞採取の方法にも多寡があるため，提出される検体の状況もさまざまである．
- 検体のサイズは，通常の胃生検などと比較すると小型であり，診断する病理医，細胞診断士に混乱が生じないように，自施設で施行する EUS-FNA に関する情報を十分に説明しておく必要がある．

> **先輩ドクターのアドバイス**　EUS-FNA 導入当初は，病理医や細胞診断士に興味を持って頂くため，分かりやすい手技の動画，穿刺針の実物などを提示しながら十分に説明する．

2 EUS-FNA の検体を提出する際の注意点

- EUS-FNA の施行後，病理・細胞診に関する依頼を病理側に行う際，十分な情報提供を行う必要がある．
- すなわち，① EUS-FNA の目的（細胞診か免疫染色を含めた組織診か），②検体の採取方法（穿刺針のサイズ，吸引方法など），③画像診断や血液検査の情報，④考慮している鑑別診断などを詳細に記載することが重要である．

3 病理医および細胞診断士との連携

- 前項で既述した ROSE の意義は，診断率の向上のみならず，内視鏡医と病理医および細胞診断士の連携がより緊密となるメリットがある．

> **先輩ドクターのアドバイス**　当院では 2008 年から EUS-FNA を導入したが，当初から細胞診断士との強力な連携を心がけている（図 1）．

- 内視鏡医側から頻繁に病理検査室へ出向き，施行医は EUS-FNA で得られた検体の鏡検を必ず自らが行い，良悪性の診断，検体の質などに関する意見を病理側に求めた．加えて，内視鏡医が細胞診関連の学会，研究会に参加し，細胞診に関する知識を深める努力も重要である．
- また，EUS-FNA の結果外科手術が施行された症例の手術標本と，EUS-FNA の標本を比較検討するカンファレンスを定期的に開催することが望ましい．
- 連携が緊密となることで，細胞診断士が症例の臨床情報に興味を持ち，それを十分理解した上で判定する体制が可能となり，さらに高い診断率が期待される．

> **先輩ドクターのアドバイス**　病理医，細胞診断士の配置はすべての施設に潤沢ではないため，ROSE が不可能な場合は，施行医のチーム自らが検体処理，迅速細胞診を習得することも検討する．

5. 病理医・細胞診断士との連携   各 論

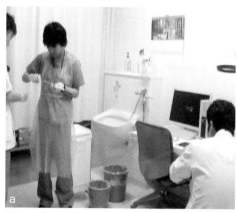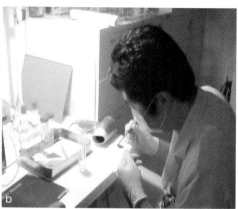

図1 当院における ROSE の実際
EUS-FNA の現場に全例細胞診断士が待機し（a），現場で検体の確認を行っている（b）．

［花田　敬士］

コラム3　EUS を研修するうえで悩んだこと

　研修させて頂いた JA 尾道総合病院では，スコープは GF-UE260-AL5，GF-UCT260，GF-UCT240，観測装置は UE-ME2，UE-ME1，プロサウンドα10 を使用してきた．EUS を研修するうえで悩んだこと，主にラジアル型の走査法について，以下の項目別に述べたい．

挿入（喉越え）
　EUS スコープは先端硬性部が他のスコープより若干長いため，研修初期には挿入に難渋することもあった．内視鏡画面で左梨状窩～披裂喉頭蓋を視認し，抵抗なくスコープ進めることを心掛けている．無理をすると食道入口部の穿孔など重篤な合併症をきたす可能性があり，挿入が難しい場合は無理をせず上級医へ交代しよう．挿入に手間取ると，当然ながら患者の苦痛も増し体動も強くなり，その後の観察に支障をきたす．スムースな検査のために適切な鎮静と「優しい挿入」を心掛けよう．今後は，直視型で現行モデルより細径のスコープの普及も期待され，挿入で悩むことは少なくなるかも知れない．

胃内走査
　標準的描出法では，スコープを胃前庭部まで挿入し，超音波での観察を開始するが，スコープを胃内に挿入し，口側から観察を開始したほうが時間短縮につながるように思う．胃内走査において描出が難しい部位は，膵の最尾側の観察である．脾静脈や主膵管をランドマークに，尾側へ連続性に膵実質を描出する．膵尾部の走行に合わせた安定したスコープ操作が求められる．膵野の病変を見落とさないように「膵臓の厚み」を感じながら観察を行っている．まずは胃内走査を習得し，次の十二指腸走査へ進もう．

十二指腸走査
　研修初期では幽門輪の通過に難渋することもあった．幽門輪を内視鏡画面で視認し，幽門輪が画面 6 時方向に位置するようにスコープを進め，ダウンアングルで通過させる．スコープを胃大弯側方向に撓ませ過ぎないように幽門輪を通過させることを心掛けている．スコープを撓ませ過ぎると，患者のストレス増大のみならず，十二指腸球部での走査（push 法）も制限される場合がある．
　胆囊は幽門輪を通過する前に描出される場合もあり，サブスクリーン機能を使用し，内視鏡画面と超音波画面を同時に見るようにしている．球部に挿入し，膵頭部の管腔構造を探し，スコープのアングル操作などにより胆管を長軸方向に描出する．肝門部・乳頭部・胆囊管～胆囊方向の観察を行う．push 法では乳頭部は見下ろしでの観察となるため，pull 法と組み合わせて観察を行う．pull 法では十二指腸下行部へスコープを挿入し，大動脈を長軸方向に描出することが第一歩となる．スコープをゆっくり引き抜きながら管腔構造を探し，膵管→胆管の順に描出する．乳頭部の描出は安定した繊細なスコープ操作が求められる．頭体移行部の観察は push 法，pull 法のいずれでも観察を行い，見落としがないようにする．
　最後に．丁寧な観察を行い，1 例 1 例 CT や MRI と対比することが重要と考える．

［泉　　良寛］

第Ⅴ章　カプセル内視鏡・小腸内視鏡　　　　　　　　　　　　　　　　　各　論

目標

後期研修終了までに習得すべきカプセル内視鏡・小腸内視鏡

1 検査法の特性と偶発症を理解したうえで，適切なインフォームド・コンセントを得ることができる　[難易度★，習得時期：初期]

- それぞれの検査法に通常の内視鏡と違う偶発症があるので，十分に理解したうえで説明し，インフォームド・コンセントを得る必要がある．

ココに注意！　侵襲の少ないイメージのカプセル内視鏡ではあるが，「滞留」といった特有の偶発症があることに留意する．バルーン内視鏡にも「急性膵炎」といった特有の偶発症があるので注意する．

2 カプセル内視鏡・小腸内視鏡の適応と禁忌について理解し，検査の対象を適切に選択することができる　[難易度★★，習得時期：初期]

- カプセル内視鏡とバルーン内視鏡の登場により，小腸内視鏡検査は以前に比べて一般化してきたとはいえ，ともに上下部消化管内視鏡検査のような日常的な検査というより，特殊検査といった位置づけになる．したがって，検査の適応となる症例について適切に選択する必要がある．適応については「第Ⅴ章【観察】1．カプセル内視鏡と小腸内視鏡の適応と使い分け」を参照されたい．

ココに注意！　カプセル内視鏡の種類によっては，保険適用が異なる（2016年1月現在）．自施設のシステムについて確認しておくこと．

3 内視鏡の構造を理解したうえで，検査の準備をすることができる　[難易度★★，習得時期：初期〜中期]

- 施設によっては，カプセル内視鏡・バルーン内視鏡の準備を後期研修医が行う必要がある．
- カプセル内視鏡ではレコーダのセッティング，受信センサーの貼付，カプセル内視鏡の嚥下時の立会い，データのワークステーションへのダウンロードなどを行う．
- バルーン内視鏡はオーバーチューブ・スライディングチューブのセッティングやスコープへのバルーンの装着などの準備が必要である．

オススメ習得法　準備時にバルーン内視鏡のバルーンコントローラの操作に慣れるとよい．

4 バルーン内視鏡の介助をすることができる　[難易度★★，習得時期：初期〜中期]

- バルーン内視鏡に際して，術者一人で内視鏡システムを操作する一人法で行う場合もあるが，二人法で行う場合，後期研修医はオーバーチューブ・スライディングチューブの把持を行う助手となることが多い．
- また，処置に際してはスコープ長，鉗子口径の関係で使用できる器具が限られているので，上級医の指示の際に適切に選択できるようにする．

オススメ習得法　自施設にある使用できる処置具を，あらかじめリストアップしておくとよい．

5 カプセル内視鏡の読影で病変の拾い上げができる　[難易度★★★，習得時期：中期]

- 最終的な診断は上級医が行うが，補助として事前の所見の拾い上げができることが望ましい．

オススメ習得法　上級医の読影の側について見学しておく．読影スピードは慣れるまでは遅めがよい．

各論　第Ⅴ章　カプセル内視鏡・小腸内視鏡

6 バルーン内視鏡の挿入ができる　　［難易度★★★★，習得時期：中期～後期］

- バルーン内視鏡のセッティング，介助を通して，機器の仕組みや挿入方法を理解し，最終的には術者として小腸の深部挿入，観察ができるようになる．ただし，それまでに通常の上下部消化管内視鏡が完遂できる技術を習得しておく必要がある．

オススメ習得法　バルーン内視鏡の介助の際に，上級医の挿入方法をよく見ておくとよい．

7 カプセル内視鏡の最終診断を行い，治療方針の決定ができる　　［難易度★★★★，習得時期：後期］

- ほぼ上級医，指導医と同等の能力が必要となるが，病変を拾い上げ，カプセル内視鏡の最終診断を総合的に行い，バルーン内視鏡の追加など治療方針の決定を行う．
- 上級医のダブルチェックは必要である．

8 バルーン内視鏡による内視鏡的処置ができる　　［難易度★★★★★，習得時期：後期］

- バルーン内視鏡は止血術，ポリープ切除術，拡張術などの内視鏡的処置が可能である．
- ただし，小腸特有の蠕動などがあり，小腸での内視鏡操作に習熟しておくことが必要である．

ココに注意！　スコープ長，鉗子口径の関係から，スコープごとに使用できる処置具が異なるので，目的に応じてスコープを選択する必要がある．

［福本　　晃］

カプセル内視鏡・小腸内視鏡で用いる機器

1 カプセル内視鏡

- 現在，コヴィディエン社とオリンパスメディカルシステムズ社（オリンパス社）のカプセル内視鏡が販売されている．
- カプセル内視鏡システムの基本構成は同じである．それぞれ器具の名称が異なるので，コヴィディエン社，オリンパス社の順に記載する．

a カプセル内視鏡本体（図1）
- 大きさはともに26×11 mmでほぼ同じである．
- 被検者に嚥下してもらう．蠕動運動にて腸管内を進行しながら内視鏡写真を撮影し，画像情報などを送信する．

b 受信センサー（図2）
- 腹部に貼付して，カプセル内視鏡本体の送信した情報を受信する．

c レコーダ（図3）
- カプセル内視鏡の送信したデータを記録する．リアルタイムの画像情報もモニターや専用のビュワーで確認できる．

d ワークステーション（図4）
- レコーダの情報をダウンロードし，画像を解析するコンピューターで所見の記載なども行う．

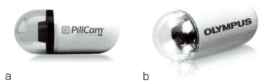

図1　カプセル内視鏡本体
a：PillCam SB3（コヴィディエン社提供）
b：EndoCapsule（オリンパス社提供）

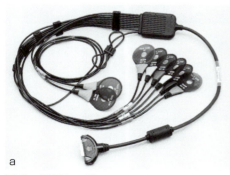
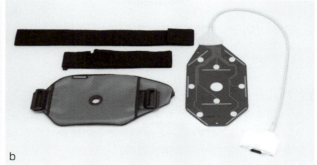

図2　受信センサー
a：センサーアレイ（コヴィディエン社提供）
b：アンテナユニット（オリンパス社提供）

| 各論　第Ⅴ章　カプセル内視鏡・小腸内視鏡

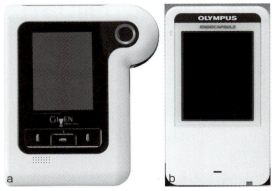

図3　レコーダ
a：データレコーダ（コヴィディエン社提供）
b：受信装置（オリンパス社提供）

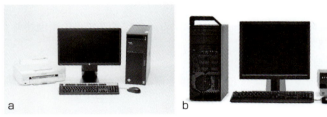

図4　ワークステーション
a：コヴィディエン社提供
b：オリンパス社提供

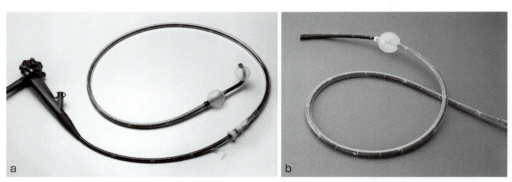

図5　バルーン内視鏡スコープ
a：富士フイルム社提供
b：オリンパス社提供

2 バルーン内視鏡

- 富士フイルムメディカル社（富士フイルム社）のダブルバルーン内視鏡（以下DBE）と，オリンパス社のシングルバルーン内視鏡（以下SBE）がある．

a 内視鏡スコープ本体（図5）

- 基本的な構造は通常のスコープと同じではあるが，有効長が長くなる（表1）．
- DBEでは，スコープ先端に装着するバルーン用の送気口がある．

カプセル内視鏡・小腸内視鏡で用いる機器　各　論

表1　バルーン内視鏡

スコープ	EN-450P5/20	EN-580T	SIF-Q260
	ダブルバルーン	ダブルバルーン	シングルバルーン
全長	2,300 mm	2,300 mm	2,345 mm
有効長	2,000 mm	2,000 mm	2,000 mm
先端部径	8.5 mm	9.4 mm	9.2 mm
鉗子口径	2.2 mm	3.2 mm	2.8 mm

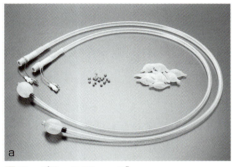 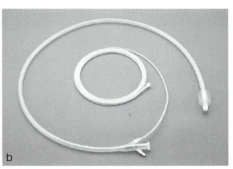

図6　バルーンチューブ
a：富士フイルム社提供　b：オリンパス社提供

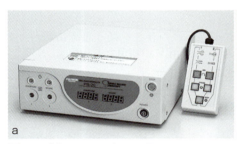 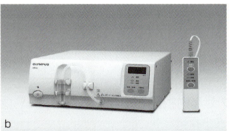

図7　バルーンコントローラー
a：富士フイルム社提供　b：オリンパス社提供

b オーバチューブ（図6a），スライディングチューブ（図6b）
- DBEではオーバチューブ，SBEではスライディングチューブとの名称ではあるが，基本的に同じものである．軟性で内部に親水性のコーティングがされており，スコープを挿入し使用する．
- 先端のバルーンで腸管を把持し，腸管の伸展予防，短縮に有用である．「バルーン」内視鏡の挿入原理の核となる．

c スコープ先端のバルーン（図5a, 図6a）
- DBEでのみ使用する．検査前に専用の器具を用いて装着する．

d バルーンコントローラー（図7）
- オーバーチューブ先端のバルーンとDBEでは，スコープ先端のバルーンへの送気，脱気を行う．

［福本　　晃］

| 各 論 | 第Ⅴ章　カプセル内視鏡・小腸内視鏡 |

観察

1. カプセル内視鏡・小腸内視鏡の適応と使い分け

> **ここがポイント！**
> - カプセル内視鏡と小腸内視鏡の特徴・適応を理解する
> - カプセル内視鏡と小腸内視鏡の違いを理解する
> - カプセル内視鏡はスクリーニング検査に有用で，病変の検査・治療にはバルーン内視鏡が有用である

1 カプセル内視鏡，小腸内視鏡の特徴と適応

a カプセル内視鏡の特徴と適応

- カプセル内視鏡は，カプセルを嚥下することにより低侵襲に小腸検査を行うことのできる内視鏡である．撮影された静止画像を無線で送信し，検査終了後にワークステーションで読影を行う．
- 2007年から，わが国では，上部・下部消化管検査を行っても原因不明の消化管出血の患者に対し保険収載され，2012年から小腸疾患が既知または疑われる患者に適応拡大された．
- ただし，消化管狭窄の疑いがある患者に対しては，消化管開通性確認カプセル（PillCam パテンシーカプセル）による確認が必要である．

b バルーン内視鏡の特徴と適応

- バルーン内視鏡は，通常内視鏡に先端バルーンがついた軟らかいオーバーチューブを併用することで，腸管を把持し畳み込んで短縮し，深部小腸まで挿入することができる内視鏡である．
- 2003年からわが国でも普及が始まり，現在小腸疾患の存在を疑う患者に対し，ダブルバルーン内視鏡（DBE）とシングルバルーン内視鏡（SBE）が使用されている．
- 禁忌は，通常の上部・下部内視鏡検査に準ずる．

2 カプセル内視鏡と小腸内視鏡の違い（表1）

a 全小腸観察率

- 両検査とも全小腸を観察する目的で使用されているが，全小腸観察率が大きく異なる．
- 以前の報告[1]では，カプセル内視鏡が77.6％，DBEが56.6％と報告されており，カプセル内視鏡がバルーン内視鏡より優れている．

b 診断率

- 小腸疾患が疑われる患者を対象に両検査を施行した場合，診断率はカプセル内視鏡では55.3％，DBEでは60.5％と報告されており[1]，両検査に有意差は認めず，診断能は同等といえる．

表1　カプセル内視鏡とダブルバルーン内視鏡の比較

	全小腸観察率	診断率
カプセル内視鏡	59/76（77.6％）	42/76（55.3％）
ダブルバルーン内視鏡	43/76（56.6％）	46/76（60.5％）

先輩ドクターのアドバイス　カプセル内視鏡はバッテリー時間の延長，視野角の拡大など，改良が進んでいる．そのため全小腸観察率や診断率も以前より上昇している．

C 偶発症

- カプセル内視鏡の偶発症としては，カプセルの滞留や誤嚥があり，バルーン内視鏡では上部・下部消化管検査と同様の偶発症や急性膵炎がある．

> **先輩ドクターのアドバイス**
> バルーン内視鏡による急性膵炎は経口的挿入で多くみられ，検査時間に起因すると考えられる．よって，両方向からの挿入を検討している場合は，経肛門的挿入でできるだけ観察し，経口的挿入による観察時間を短縮するほうが，急性膵炎の発症率は低下するといえる．

3 カプセル内視鏡と小腸内視鏡どちらを優先すべきか？

- 2012年よりパテンシーカプセルの使用が保険収載されたため，小腸の狭窄の有無が事前に予測できるようになり，カプセルの滞留が減少した．このため，バルーン内視鏡に比べ，カプセル内視鏡のほうが偶発症の少ない検査といえる．よって，検査としては，バルーン内視鏡よりカプセル内視鏡が優先される．
- しかし，バルーン内視鏡は生検といった内視鏡下の組織検査や，止血術，ポリープ切除術，バルーン拡張術といった内視鏡下の治療も可能であるため，他検査にて病変の指摘があれば，バルーン内視鏡を優先するほうがよい．
- 原因不明の消化管出血の診断については，『小腸内視鏡検査診療ガイドライン』[2]にアルゴリズムが示されている（図1）．
- 上部・下部消化管内視鏡で異常のない原因不明の消化管出血を発見したら，まずは胸部〜骨盤部CTを行い，造影剤が使用可であればさらに造影（ダイナミック）CTを行う．
- CTで小腸に異常がみつかれば，病変に近い経路から（経口的／経肛門的）バルーン内視鏡を行う．
- CTで異常がなく，顕性出血が持続している場合や潜在性出血の場合はカプセル内視鏡を行い，病変が指摘されればバルーン内視鏡を行う．
- カプセル内視鏡で異常がない場合は，出血歴や貧血の程度によってはバルーン内視鏡を検討し，追加検査の必要ない場合は経過観察を行い，症状に応じて上部・下部内視鏡，カプセル内視鏡の再検を行う．

> **先輩ドクターのアドバイス**
> 小腸出血を認めた場合，患者のバイタルが安定していればカプセル内視鏡を優先するほうがよい．カプセル内視鏡結果で，病変の位置を推測し，バルーン内視鏡の挿入経路を決定する．しかし，出血量が多い場合は，経口的バルーン内視鏡を検討し，患者のバイタルが不安定であれば，血管造影による塞栓術，外科的治療も考慮し，各科と連携を取る必要がある．

文献

1) Fukumoto A et al : Comparison of detectability of small-bowel lesions between capsule endoscopy and double-balloon endoscopy for patients with suspected small-bowel disease. Gastrointest Endosc **69** : 857-865, 2009
2) 山本博徳ほか：OGIBの診断アルゴリズム．小腸内視鏡検査診療ガイドライン．Gastroenterol Endosc **57** : 2685-2720, 2015

［宍戸　孝好］

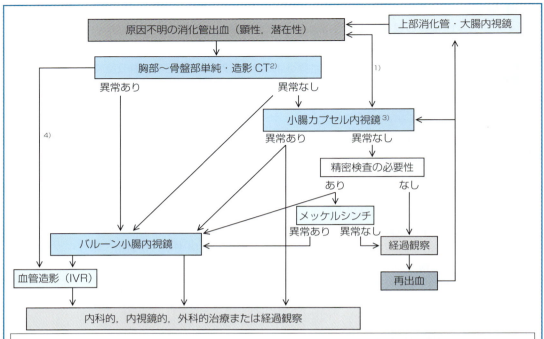

図1　原因不明の消化管出血の診断アルゴリズム
(山本博徳ほか：小腸内視鏡検査診療ガイドライン．Gastroenterol Endosc 57：2700, 2015)

各論

観察

2. カプセル内視鏡の前処置

> **ここがポイント！**
> - 検査前には8時間以上の絶食が必要である
> - カプセル内視鏡嚥下後は2時間後より飲水可，4時間後より軽食可
> - カプセル内視鏡と医薬品の相互作用を理解する

1 検査前の準備

- 検査前には約8時間以上の絶食が必要である．ただし，水分補給は可能であるが，透明な液体に限る．
- 内服薬は医師が判断した必要なもののみとし，検査開始の2時間以上前の内服が望ましい．ジメチコン製剤は，上部消化管内視鏡検査と同様に投与する．カプセル内視鏡と医薬品との相互作用を表1に示す．

表1　カプセル内視鏡と医薬品との相互作用 [1,2]

・カプセル内視鏡投与前にジメチコン製剤を使用することができる．
・カプセル内視鏡投与の前後2時間は処方薬を服用させないこと．
・カルシウム拮抗薬などの胃排出時間を遅延させる可能性がある薬剤を患者が服用している場合，可能であれば検査日はその薬剤の使用を中止すること．
・鉄やスクラルファートなどの小腸を被覆する薬剤を患者が服用している場合，可能であれば検査日の5日前から薬剤の使用を中止すること．
・インスリン療法を受けている糖尿病患者には，インスリン量を適切な用量に変更し，検査前準備についてあらかじめ医師が指示すること．
・ビタミンK製剤の服用は続けることができる．

- 検査当日に消化管症状の有無，排便回数，便の性状などの問診を行い，バイタルサインのチェックを行う．

> **先輩ドクターのアドバイス**
> 受診時に朝食絶食で来院していれば，受診当日にカプセル内視鏡検査が可能である．手術歴や腹部症状に関する問診は詳細に行うべきである．消化管の通過障害が少しでも示唆されれば，パテンシーカプセルを先行させるほうが安全である．

2 カプセル嚥下

- カプセルの嚥下は，医師または医師が指示した医療従事者（看護師，准看護師，臨床検査技師，診療放射線技師，臨床工学技士）の立ち会いの下でのみ行う．
- カプセル内視鏡は適量の水分とともに嚥下する．可能であれば消泡剤であるジメチコンでの内服のほうが，撮影画像で気泡が消えるため，画像が良好である．

3 カプセル嚥下後

- 2時間後より飲水可，4時間後より軽食可とする．
- この間，リアルタイムモニターでカプセルが胃から十二指腸に排出されたのを一度確認するほうが，撮影された画像が食物の影響がなく良好である．

> **先輩ドクターのアドバイス**
> 胃内にカプセルが長時間留まる場合は，リアルタイムモニターで観察しながら，用手圧迫や体位変換も併用し，カプセルを十二指腸へ排出させる．また，メトクロプラミドの静注も有用である．

4 全小腸観察率や撮影画像の向上のコツ

- カプセル内視鏡は消化管の蠕動のみで進んでいくため，ADL の低下した患者や，糖尿病などで消化管の蠕動が低下した患者では，盲腸までカプセルが到達しない場合がある．この場合は，カプセル嚥下後にできるだけ歩行を促し，ADL 低下の患者に対しては腸管蠕動促進薬の投与を検討する．
- また，全小腸観察が可能であっても，残渣，気泡，胆汁により撮影画像が不良なこともあるため，ポリエチレングリコール電解質液やジメチコンによる前処置も必要に応じて投与を検討する．

文 献
1) PillCam SB 3 カプセル内視鏡システム取り扱い説明書
2) オリンパスカプセル内視鏡システム取り扱い説明書

［宍戸　孝好］

各論

観察
3. カプセル内視鏡の読影のポイント

> **ここがポイント！**
> - カプセル内視鏡での検査は，約 11 時間程度まで可能である
> - 読影には 30〜60 分程度は必要である
> - 見落としや小腸外病変があることに十分留意する．可能であれば，ダブルチェックを行う
> - 所見陰性であっても，症状が継続する場合は再検を行う

1 読影する前に

- カプセル内視鏡は，他の内視鏡検査と異なり手技に関係なく，内服薬のように経口的に飲み込み，簡便で患者の苦痛のない内視鏡検査である．しかし，検査時間が長時間となるため，撮影された画像が多く，読影時間や読影の確実性が問題となる．
- 2016 年 1 月現在，コヴィディエン社の小腸カプセルは PILLCAM SB3 で，カプセルの作動時間は 11 時間以上にも及ぶ．また，フレームレート調整機能により，カプセルの移動速度に応じて，撮影画像を 2 または 6 フレーム / 秒に自動調節が可能となった．この撮影画像を，通常読影だけでなく，付加されている機能を併用し，見落としのないように病変を拾い上げることが重要である．

2 読影の開始

- 本項では，コヴィディエン社のソフトウェア RAPID8 での読影法について述べる．
- 読影には読影モード，クイックビュー，赤色領域推定表示，画像調節機能の使用はもちろんであるが，カプセルの軌跡や位置，カラーバー，タイムバーも病変の拾い上げには重要である．

①カプセルの位置やカラーバーを参考にしながら，最初の胃，最初の十二指腸，最初の盲腸の設定を行い，各臓器の設定を行う．

> **先輩ドクターのアドバイス**
> カプセルが回腸末端部に長時間留まることもあれば，盲腸でカプセルが反転したまま回腸末端を撮影していることもあり，盲腸の位置決めに難渋する場合もある．回腸末端部は病変の多い部位なので，見落としを減らすため，明らかに大腸と分かる位置を盲腸と設定し，小腸を長めに設定する．

②最初の胃・最初の十二指腸・最初の盲腸を設定すると，タイムバー直下が色分けされる．ここでまず，クイックビューを使用し，症例の概要の把握を行ってもよい．通常の読影は 1 画面か 2 画面表示，表示スピード 10〜15 が望ましく，病変と思われる部位をキャプチャーする．所見の記載は，キャプチャー直後でも，レポート作成時でもどちらでもよい．

> **先輩ドクターのアドバイス**
> ビデオ画面は初心者では 1 画面で行い，読影に慣れれば 2 画面表示が一般的である．9 画面表示は見落とす可能性があるので注意が必要である．また，十二指腸から上部空腸はカプセルのスピードも早く，表示スピードを落とすほうがよい．
> キャプチャーした病変や正常と判断がつきにくい病変は，コマ送りしながら前後の画像も参考にし，画像の経時的な変化にも注目する．
> 残渣や気泡が多い部位は病変のある可能性もあり，要注意である．

3 レポートの作成

- キャプチャーされた画像を評価し，総合的に判断し，診断する．病変が数枚しか撮影されて

223

- いない場合もあるので，見落としにも注意する．
- 読影には約1時間程度みておかなければならないが，慣れれば約30分程度で，レポート記載まで十分可能である．
- 小腸内に病変を認めない場合でも，カプセル内視鏡で胃・大腸に病変を認めていることがあるので，十分留意する．可能あれば，2名以上で読影し，ダブルチェックを行うほうがよい．

> **先輩ドクターのアドバイス**
> 小腸外病変では，胃内に新鮮血がみられる場合や，上行結腸に新鮮血，黒色便がみられる場合もある．
> カプセル内視鏡画像はこれまでの内視鏡画像と大きく異なるため，アトラスを参照したり，バルーン内視鏡所見を参考にし，所見をフィードバックすることが重要である．

4 レポートの解釈

- カプセル内視鏡は，スクリーニング検査の意味合いが強く，結果によって経過観察とするか，バルーン内視鏡といった他の診断法を用いて精査を行うかを判断することになる．
- 全小腸観察が困難であった場合や，所見が陰性でも症状が継続する場合は，カプセル内視鏡の再検も検討する．

> **先輩ドクターのアドバイス**
> カプセル内視鏡後にバルーン内視鏡での精査の場合，挿入ルートを考慮する必要があり，SBプログレスインジケータで病変の位置を参考にし，挿入ルートを決定するとよい．

[宍戸　孝好]

4. カプセル内視鏡の偶発症と対策

【観察】

> **ここがポイント！**
> - 偶発症に滞留や気管への誤嚥が挙げられる
> - 消化管の通過障害が疑われる場合は，パテンシーカプセルによる事前の検査が必要である

1 カプセル内視鏡の偶発症とは

- カプセル内視鏡は患者が嚥下するだけの容易で安全な内視鏡検査法であるが，特有な偶発症として滞留（retention）が挙げられる．滞留とは，カプセル内視鏡が2週間以上体内に留まる，もしくは内視鏡的，外科的に回収されなければ体外排出が望めない状態をいう．
- 滞留が発生しても，多くの場合腸閉塞など緊急対応を要する状態には陥らないが，自然排出されない場合には，バルーン内視鏡ないし外科的手術が試みられる．
- また，気管への誤嚥の可能性もあり，高齢者や嚥下障害を有する患者は，カプセル内服直後に注意深く観察する必要がある．

2 パテンシーカプセル

- カプセルの滞留を事前に調べるために，2012年7月より，パテンシーカプセルの使用が可能となった．
- パテンシーカプセルは通常のカプセル内視鏡と同等の大きさであり，崩壊性のカプセルで，嚥下後30〜33時間後に開通性あり（図1）と判定された場合に，カプセル内視鏡が可能となる．

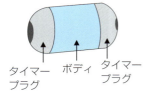
部位の名称

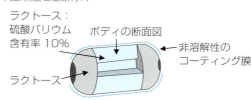
内部構造と主原材料

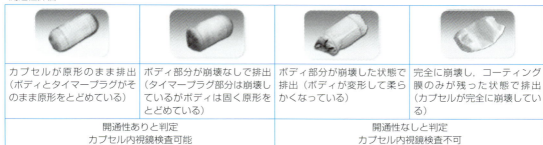
開通性評価：

カプセルが原形のまま排出（ボディとタイマープラグがそのまま原形をとどめている）	ボディ部分が崩壊なしで排出（タイマープラグ部分は崩壊しているがボディは固く原形をとどめている）	ボディ部分が崩壊した状態で排出（ボディが変形して柔らかくなっている）	完全に崩壊し，コーティング膜のみが残った状態で排出（カプセルが完全に崩壊している）
開通性ありと判定 カプセル内視鏡検査可能		開通性なしと判定 カプセル内視鏡検査不可	

図1 パテンシーカプセルの構造と消化管開通性判定
（コヴィディエンジャパン株式会社 ホームページより）

3 偶発症対策

- Crohn病，NSAIDs腸炎，放射線性腸炎，小腸腫瘍，腹腔内手術吻合部狭窄など消化管の狭

窄，狭小化，狭小化が疑われる疾患・病態はパテンシーカプセルによる事前の検査が必要である．
- また，患者の病歴を十分把握し，食後の腹痛，腹満および悪心といった腹部症状を認める患者も通過障害の可能性があるため，事前にパテンシーカプセルでの確認が推奨される．
- このほか，カプセルの気管への誤嚥については，窒息状態となるため，カプセル内服後もバイタルの変化に十分注意し，リアルタイムモニターでカプセルが胃内にあるのを確認することも重要である．

先輩ドクターのアドバイス

炎症性腸疾患など病勢が変化する疾患もあるため，パテンシーカプセルで消化管の開通性を確認したら，数日以内にカプセル内視鏡を実施するほうが無難である．

嚥下が困難な患者の場合，上部消化管内視鏡補助下にオーバーチューブや回収ネットを使用し，カプセル内視鏡を胃または，十二指腸に運ぶのも一計である．また，パテンシーカプセルを施行する患者においては，カプセル嚥下の様子も観察しておくとよい．

［宍戸　孝好］

各論

観察

5. 小腸内視鏡の手技向上のポイント

ここがポイント！
- 小腸内視鏡は専門医研修カリキュラムでは到達レベル2となっており，基本は実施できることが求められている
- 挿入手技の向上にあたっては，小腸内視鏡の原理をよく理解することが大前提であり，そのためには助手につくなどして挿入，腸管短縮の方法を学ぶべきである

1 小腸内視鏡の進歩

- バルーン内視鏡（BAE）の手技向上のためには原理を理解することが必須であり近道である．また，BAEには前述（機器の項参照）のように観察用スコープと処置用スコープがあり，予想される病変，その位置，処置の必要性，また緊急性，腹部手術歴など癒着の可能性などを総合的に判断して使用機材を選択する必要がある．本項ではBAE，特にダブルバルーン内視鏡（DBE）[1]を中心に解説する．

2 BAEの特徴

- 現在はカプセル内視鏡の普及により全小腸観察を意図してDBEを施行する機会は減りつつあるが，成功率は4〜8割[2]と報告されている．BAEの挿入範囲は術者の技量が大きく問われるため，BAEの原理をよく理解し検査に臨む必要がある．

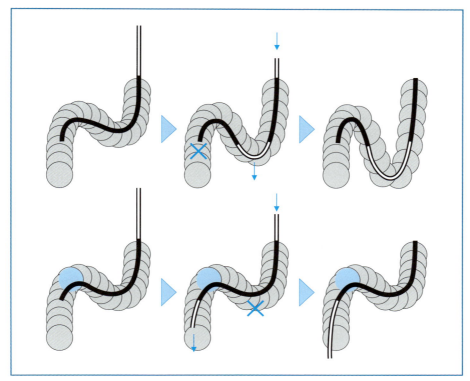

図1　DBE挿入の原理
（矢野智則：ダブルバルーン内視鏡—理論と実際，菅野健太郎（監），p33-43，2005を改変）

- 挿入方法は二人法が一般的であるが，一人法の有用性の報告もあり，挿入原理は同様である．

3 BAEの原理

- 小腸は腹腔内で固定されていないため，push enteroscopy では挿入に限界があった．挿入困難となる理由は，内視鏡が形成したループではなく，屈曲した腸管が伸展されるため，挿入の力が内視鏡の先端に伝わらなくなるためである．
- DBE は，バルーン付きオーバーチューブによってこの腸管のたわみを抑制するという基本原理（図1）[3]により，深部小腸へ到達できるという特徴を持つ．オーバーチューブの先端のバルーンを拡張することで腸管を内側より把持し，オーバーチューブが抜けてくることを防止して，腸管の伸展を防止することで内視鏡の先端を深部に進めることができるのである．
- また，より深部に進めるためには，内視鏡先端が抜けてくるのを防止するために内視鏡先端のバルーンを拡げ，オーバーチューブを挿入する（図2）[3]．

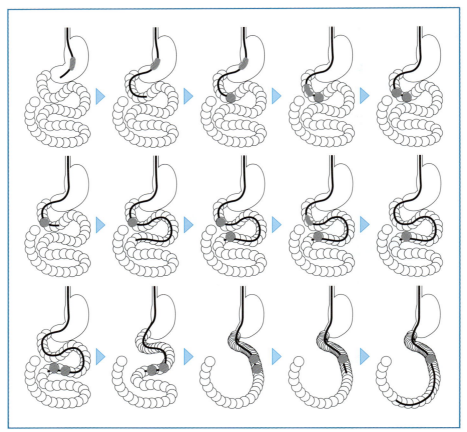

図2 深部への挿入
（矢野智則：ダブルバルーン内視鏡―理論と実際，菅野健太郎（監），p33-43，2005 を改変）

- さらに，両方のバルーンを拡げた状態でスコープを引くことによって，内視鏡の挿入形状を単純化するとともに，これから挿入していく腸管を伸展して単純化することにより，内視鏡挿入が容易な形に腸管の形を整えたうえでの挿入が可能となるのである．

4 挿入経路の選択

- 挿入経路の決定に関しては，経口・経肛門の両経路で全小腸観察を計画する方が効率的であり，病変部位が特定できていない場合は，被検者にとって苦痛の少ない経肛門的挿入を先行させるのがよいと思われる．
- 実際はカプセル内視鏡など他の検査が先行して行われていることが多いと思われるので，挿入経路の決定には，詳細な病歴とカプセル内視鏡などの結果を踏まえて病変部位を推定し，病変に近いほうから挿入する．
- 出血が持続しているような症例に挿入する場合は，出血点が下部回腸に疑われている場合以外は，小腸は逆流が少ないことを利用し，経口的挿入を選択するとよい．

5 上達のポイント

- DBE の挿入は短縮操作がポイントとなるため，その妨げとなる過剰送気をしないように心がける必要がある．視野を確保するためには，先端フードを装着して最小限の送気で挿入していく．また，アングルをかけ過ぎた状態で内視鏡を挿入しようとしても腸が伸びてしまい進まないので，アングルはかけ過ぎずに，ひだをかき分けるように挿入していく．
- あまり強い力で押して挿入しても，バルーンの把持が効かずオーバーチューブが抜けてしまう結果となるので，その場合は内視鏡の挿入形状の単純化という原理を思い出し，オーバーチューブを挿入して全体を短縮して腸管の形を整え直して挿入したほうがよいことが多い．

 DBE の手技向上にあたっては，その挿入原理をよく理解しすることが第一であり，効率的な深部挿入，挿入困難部位突破も可能になると考える．

文献

1) Yamamoto H et al : Total enteroscopy with a nonsurgical steerable double-balloon method. Gastrointest Endosc **53** : 216-220, 2001
2) Pohl J et al : Consensus report of the 2nd International Conference on double balloon endoscopy. Endoscopy **40** : 156-160, 2008
3) 矢野智則：ダブルバルーン内視鏡―理論と実際，菅野健太郎（監），南江堂，東京，p33-43, 2005

［今川　宏樹］

各論　第Ⅴ章　カプセル内視鏡・小腸内視鏡

【治療】

1. 小腸病変に対する治療

> **ここがポイント！**
> - 小腸病変に対する治療には止血術，ポリペクトミー，拡張術などがあるが，スコープが長く，鉗子孔径の問題もあり使用できる処置具も限られており，十分な理解と準備が必要となる．

- 小腸病変に対する治療は，クリッピングや止血剤局注，アルゴンプラズマ凝固（APC）などによる止血術，腫瘍性病変に対するポリペクトミー，粘膜切除術などや，Crohn病（CD）などによる狭窄病変に対するバルーン拡張術，術後再建腸管に対するERCPなどがある（表1）．DB-ERCPの詳細は次項に譲る．

表1　小腸病変に対する内視鏡処置

疾患の種類	内視鏡処置
出血性病変	クリッピング，APC，止血鉗子，硬化剤注入などの止血処置
腫瘍性病変	ポリペクトミー，粘膜切除術（EMR）
狭窄病変	バルーン拡張術
胃術後の胆道系病変	ERCP，ERBD，載石，胆道狭窄のバルーン拡張術など

1 止血術

- 血管性病変や露出血管を伴う潰瘍・腫瘍・憩室からの出血が止血術の適応となる[1,2]．
- 進行中の顕性出血の場合には，患者の循環動態に十分注意し内視鏡を施行するのは大前提となる．
- 小腸の血管性病変は，病理学的分類を考慮した内視鏡分類（Yano-Yamamoto classification）[3]（図1）が有名である．Type 1はangioectasia，type 2はDieulafoy's lesion，type 3

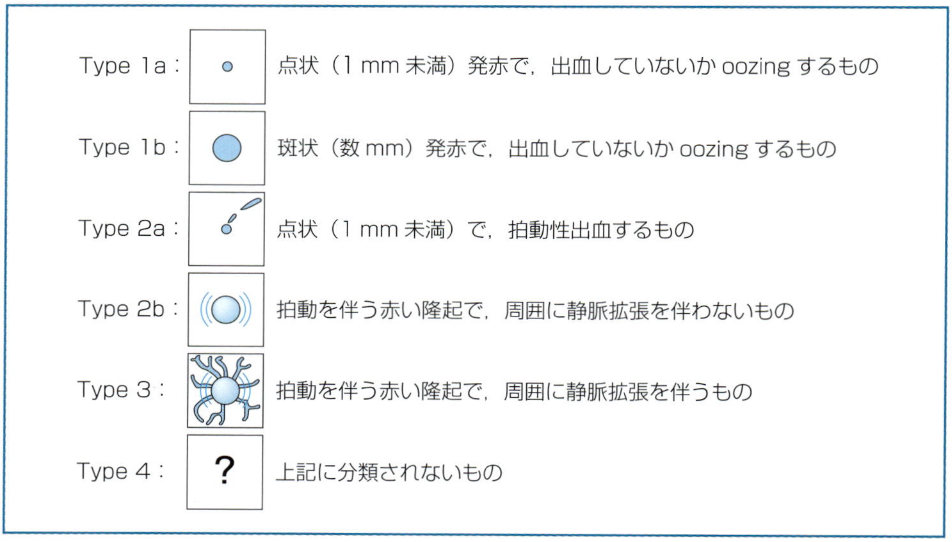

Type 1a：	・	点状（1 mm未満）発赤で，出血していないかoozingするもの
Type 1b：	●	斑状（数mm）発赤で，出血していないかoozingするもの
Type 2a：		点状（1 mm未満）で，拍動性出血するもの
Type 2b：		拍動を伴う赤い隆起で，周囲に静脈拡張を伴わないもの
Type 3：		拍動を伴う赤い隆起で，周囲に静脈拡張を伴うもの
Type 4：	?	上記に分類されないもの

図1　Yano-Yamamoto分類
(Yano T et al : Endoscopic classification of vascular lesions of the small intestine (with video). Gastrointest Endosc 67 : 169-172, 2008)

は arteriovenous malformation（AVM）に相当すると考えられている．
- Type 1 には APC，type 2 には止血クリップでの治療を行う．Type 3 に関しては，止血困難な場合も多く，外科手術や血管内治療を選択する．
- 血管性病変は観察時出血していない場合もあり，腫瘍性病変からの出血に関しては，内視鏡処置可能であれば焼灼術や局注，ポリペクトミーなどが可能であるが，小腸癌など内視鏡治療困難な場合も多い．
- 出血の原因となる小腸潰瘍性病変は NSAIDs 関連小腸粘膜障害，CD や腸結核，吻合部潰瘍などがあり，内視鏡的止血の適応となるが，原疾患の治療が必要である．

2 ポリープ

- 小腸にも腫瘍ができるが，Peutz-Jeghers 症候群（PJS）や家族性大腸腺腫症（FAP）の小腸病変，早期小腸癌が適応となる．
- FAP は，十二指腸に腺腫が多発している場合は空腸にも腺腫を認めることが多いといわれており[4]，積極的に EMR を行う．
- PJS の内視鏡治療に関しては，クリップや留置スネアによる阻血術や，大きなポリープの場合はポリープ切除術を行い，癌化の有無に関して組織学的評価を行う．また，PJS は腸重積の原因となることがあるが，内視鏡的に整復可能な場合がある．

3 内視鏡的バルーン拡張術（endoscopic balloon dilation：EBD）

- CD や腸結核，NSAIDs 関連小腸粘膜障害，非特異的多発性小腸潰瘍症などによる小腸狭窄は EBD の適応である．
- CD は消化管壁の全層性の炎症であり，狭窄により頻回の外科手術が必要になることがある．腸管切除を回避する方法として，開腹手術を必要としない EBD の意義は大きい．近年の CD 診療は抗 TNFα 製剤の登場もあり粘膜治癒を目指す面も強くなっており，潰瘍が治癒するに当たり狭窄する症例も問題となる．
- 『小腸内視鏡診療ガイドライン』[5]によると適応は，狭窄症状ないし口側腸管拡張を有する長軸方向 5 cm 以下の狭窄で，瘻孔，裂溝，膿瘍，深い潰瘍，高度の癒着高度の癒着・屈曲を伴わないもの，とされている．
- 処置用のスコープには拡張用バルーンは挿入できるため，through-the scope で行う．ガストログラフィン造影で狭窄長や瘻孔の有無を確認し，拡張はゆっくり行う．
- 術中，術後には穿孔など偶発症の有無を確認する．
- NSAIDs 関連小腸粘膜障害は，特徴的な膜様狭窄（diaphragm-like strictures）を形成する．この潰瘍は粘膜下層までに留まる潰瘍であり，EBD のよい適応と考えられる．

文 献

1) Shinozaki S et al : Favorable long-term outcomes of repeat endotherapy for small-intestine vascular lesions by double-balloon endoscopy. Gastrointest Endosc 80 : 112-117, 2014
2) 矢野智則ほか：手技の解説 小腸出血の内視鏡的止血．Gastroenterol Endosc 52 : 2730-2737, 2010
3) Yano T et al : Endoscopic classification of vascular lesions of the small intestine（with video）. Gastrointest Endosc 67 : 169-172, 2008
4) Matsumoto T et al : Small-intestinal intestinal involvement in familial adenomatous polyposis: evaluation by double-balloon endoscopy and intraoperative enteroscopy. Gastrointestinal Endoscopy 68 : 911-919, 2008
5) 山本博徳ほか：小腸内視鏡診療ガイドライン．Gastroenterol Endosc 57 : 2685-2720, 2015

［今川　宏樹］

| 各論　第Ⅴ章　カプセル内視鏡・小腸内視鏡

治療

2. 術後再建腸管症例における ERCP

> **ここがポイント！**
> - 術後再建腸管（胃全摘後，胆管癌術後，膵頭十二指腸切除後，生体肝移植後など）は，術後の癒着や長い挙上脚の影響などの解剖学的特性により，主乳頭や胆管空腸吻合部に到達できないことが課題であった
> - 近年，バルーン内視鏡（BAE）の登場により，術後再建腸管における ERCP が低侵襲かつ安全に施行可能となってきている

1 適応，術式

- 胃手術後，膵頭十二指腸切除後などが適応となるが，胃切除後の代表的な再建術式として Billroth Ⅰ法，Billroth Ⅱ法，Roux-en-Y 法などがあり，膵頭十二指腸切除後の再建法としては Child（変）法，Whipple 法などがある（図 1）.
- これらの情報は非常に重要であり ERCP 前に再建方法，輸入脚や Y 脚吻合までの距離，Braun 吻合の有無，病理所見などに注意し，よく確認する.

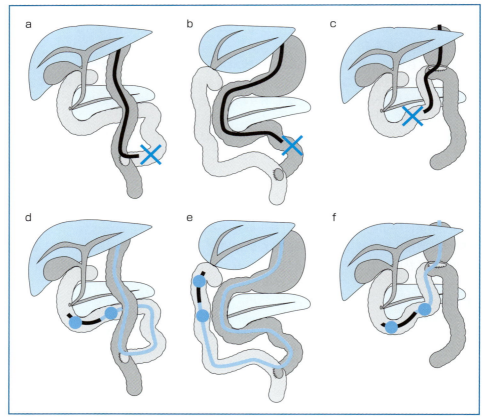

図 1　術後再建腸管における内視鏡挿入イメージ
　　a：Roux-en-Y 法再建，胃全摘後（従来内視鏡），b：Roux-en-Y 法再建，肝移植後（従来内視鏡），c：Billroth Ⅱ法再建，胃亜全摘後（従来内視鏡），d：Roux-en-Y 法再建，胃全摘後（DBE），e：Roux-en-Y 法再建，肝移植後（DBE），f：Billroth Ⅱ法再建，胃亜全摘後（DBE）.

2 使用する内視鏡

- ダブルバルーン内視鏡（DBE）では有効長が152 cm，鉗子口径2.8 mmのshort type DBE（EI-530B）が市販されている．これ以外のスコープは，有効長が長かったり，鉗子口の問題で多くのERCP関連デバイスが使用できないため，short type DBEがよく使用される（表1）．

表1　BAEの比較

	富士フイルム社製					オリンパス社製
	EN-580XP	EN-580T	EN-450T5/W	EI-580BT	EI-530B	SIF-Q260
	汎用 (standard type)	処置用 (standard type)	処置用 (standard type)	処置用 (short type)	処置用 (short type)	処置用 (standard type)
発売時期	2015年2月	2013年12月	2004年6月	2016年3月	2011年6月	2007年6月
視野方向	直視					直視
視野角	140°					140°
観察深度	2〜100 mm		3〜100 mm	2〜100 mm	3〜100 mm	5〜100 mm
先端部径	7.5 mm	9.4 mm				9.2 mm
軟性部径	7.7 mm	9.3 mm				9.2 mm
弯曲角	UP 180°/DOWN 180° RIGHT 160°/LEFT 160°					
有効長	2,000 mm			1,550 mm	1,520 mm	2,000 mm
全長	2,300 mm			1,850 mm	1,820 mm	2,345 mm
鉗子口径	2.2 mm	3.2 mm	2.8 mm	3.2 mm	2.8 mm	2.8 mm

3 前処置（鎮静・CO_2送気）

- 前処置は通常のERCPと同様で，意識下鎮静法で施行する．
- 先端フードを使用することで視野が確保でき，挿入性の向上，患者の苦痛軽減，また空気塞栓のリスクを低くするためにも，術後腸管においてはCO_2送気のほうが推奨されている[1]．

4 DBE挿入

- DB-ERCPの成功には，乳頭への到達とERCPに関連する処置の2つが規定している．各再建法ごとに挿入について概説し，その後処置について述べる．

a Billroth II再建法，Child変法

- Billroth II法にはshort afferent loop（SAL）とlong afferent loop（LAL）とがある．LALは輸入脚と輸出脚との間にBraun吻合と呼ばれる空腸-空腸吻合部を有しているのが特徴である．いずれにしろBillroth II法に対するDBEの目的部位到達率は非常に高い[2-4]．
- SALでもLALでも，輸入脚は胃空腸吻合部を越えた左側，胃小弯側に位置し，同定自体は容易と思われるが，SALでは輸入脚への角度が急峻であり，内視鏡の挿入が難しい．LALでは輸入脚，輸出脚のどちらにも比較的容易に挿入でき，Braun吻合で両者が吻合されていることが多い．Braun吻合がある場合は，胃空腸吻合を越えた右側，胃の大弯側に内視鏡を進め，Braun吻合に到達したら3つの管腔のうちの中央に内視鏡を進めると輸入脚へ挿入できる．
- Child（変）法はLALとほぼ同様の再建と考えてよい．目的部到達率も非常に高率に報告されている[5]．

b Roux-en-Y 再建法

- Roux-en-Y 再建法の輸入脚は非常に長いが，最近の報告では非常に良好な目的部位到達率が示されている[2-5]．
- Roux-en-Y 吻合部は比較的容易に同定できるが，輸入脚への挿入は輸入脚の同定が困難な場合であったり，Y 吻合の角度が急峻な場合があることが挿入を難しくしている．輸入脚の同定は難しく，さまざまな工夫がされているが，点墨をおいたり，インジゴカルミン液を利用した方法もある[6]．
- Y 吻合部の角度は非常に急であるため，アップアングルをかけ過ぎるとステッキ状態となりやすいため，なるべくアングルをかけないようにしてやさしく push 操作を行うとよい．
- それでも困難な場合は，用手圧迫，体位変換を行うと挿入できることも多い．
- 正しく輸入脚に挿入された場合の盲端までの距離は 30～40 cm 程度である．

c DBE を用いた胆管挿管テクニック

- 胆管カニュレーションに関する近年の報告では，非常に高率である[2-5]．

1）主乳頭

- 乳頭に到達した時点では画面の上方に観察されることが多く，通常の ERCP とは上下反対方向であることを認識する必要がある．
- ループを可能な限り解除し，スコープを短縮させ安定させ，主乳頭を画面の 6 時方向に位置させる．先端フードを使用して主乳頭を押しつけるイメージで胆管挿管する．また，内視鏡のダウンアングル，吸引なども使用する．
- 挿管が困難な場合は wire-guided cannulation や膵管ガイドワイヤー法，precut などを行い挿管を試みる．

2）胆管空腸吻合部

- 胆管空腸吻合部は，特に狭窄している場合は発見しづらい場合がある．
- ピンホール状に狭窄している場合は，粘膜が潰瘍瘢痕様になっている場合は発見の手がかりとなり，胆汁の流出も有効な方法の 1 つである．
- 狭窄例で，通常の造影カテーテルでは先端が引っかからないために，先細カテーテルなどを用いる．

d ERCP 関連処置

1）乳頭処置

- 内視鏡的乳頭切開術（endoscopic sphincterotomy：EST）は，ガイドワイヤー誘導下に行うことが望ましい．
- 処置具は short type DBE に使用可能なパピロトームしか市販されておらず，高度な技術が必要となる．近年は Rota Cut BII（Medi-globe 社製）なども登場し切開が行いやすくなったが，困難そうであれば内視鏡的乳頭拡張術（endoscopic papillary balloon dilation：EPBD）を施行する．
- バルーンは拡張胆管径を越えないように選択し，末梢胆管まで深く入れすぎないようにすることが重要である．
- endoscopic papillary large balloon dilation（EPLBD）の普及で DB-ERCP にても施行可能であるが，通常の ERCP 施行時より技術が必要である．

2）結石除去術

- 大きな結石などは，機械的結石破砕具（mechanical lithotripter：ML）を用いて，破砕してから施行する．鉗子口が 2.8 mm のため使用可能機材は限られるが，ゼメックスクラッシャーカテーテル（ゼオンメディカル社製）はシース径が 7 Fr であり使用可能である．通常の ERCP での截石と異なり，結石を出す操作が難しく，消化管裂傷や穿孔に十分注意し

つつ愛護的に行う.
3) 内視鏡的胆管ドレナージ術 (endoscopic biliary drainage：EBD)
- short type DBE では，内視鏡的経鼻胆道ドレナージ（ENBD）やプラスチックステント（PS），メタリックステント（MS）ともに使用できる.

5 偶発症

- DBE 挿入手技と，ERCP 関連手技に伴うものに分けられ，特に消化管穿孔と膵炎は重篤であるため，術中および術後の患者の観察は慎重に行う必要がある.

術後再建腸管に対する ERCP は比較的低侵襲かつ安全に施行可能となってきたが，まだまだ施行可能な施設は限られており，内視鏡や処置具の開発が手技の普及には不可欠である．また DB-ERCP は DBE 挿入と，ERCP 手技のコラボレーションによりなせる技であるため，消化管専門医師と胆膵専門医師の協力体制も必要である．

文 献

1) Yamamoto H：Be aware of the fatal risk of air embolism. Dig Endosc **26**：23, 2014
2) Shimatani M et al：Effective short double-balloon enteroscope for diagnostic and therapeutic ERCP in patients with altered gastrointestinal anatomy：a large case series. Endoscopy **41**：849-854, 2009
3) Cho S et al：Short double ballon enteroscope for endoscopic retrograde cholangiopancreatography in patients with a surgically altered upper gastrointestinal tract. Can J Gastroenterol **25**：615-619, 2011
4) Osoegawa T et al：Improved techniques for double balloon-enteroscopy-assisted endoscopic retrograde cholangiopancreatography. World J Gastroenterol **18**：6843-6849, 2012
5) Siddiqui AA et al：Utility of the short double-balloon enteroscope to perform pancreatiticobiliary interventions in patients with surgically alterd anatomy in a US multicenter study. Dig Dis Sci **58**：854-864, 2013
6) Yano T et al：Intraluminal injection of ingigo carmine facilitates identification of the afferent limb during double balloon ERCP. Endoscopy **44**（Suppl 2）：e340-341, 2012

［今川　宏樹］

索 引

数 字

2チャンネル法 64

和 文

【あ】
アルゴンプラズマ凝固法 71
アンダーチューブ 134

【い】
胃 EMR 64
胃 ESD 63
胃癌 61, 67
遺残再発病変 62
意識下鎮静 8, 24, 79
胃切除後症例の観察 48
異物除去 55
咽喉頭部の観察 27
咽喉頭部の構造 27
インジゴカルミン散布 37
咽頭部の挿入・観察 27
インフォームド・コンセント 4, 130

【う】
ウォータージェット機能付き内視鏡 65

【え】
エラストグラフィ 173, 195

【お】
オーバーチューブ 134
横行結腸の観察 96

【か】
ガイドワイヤー 124
　——ガイド下 EST 154
潰瘍性大腸炎 93
拡大観察（NBI） 91
拡大観察（pit pattern） 88

下行結腸の観察 96
下部消化管観察・挿入法 79
下部消化管出血 112
下部消化管内視鏡 75
カプセル内視鏡 213, 215, 218
　——の偶発症 225
　——の前処置 221
　——の読影 223
鉗子起上台 124

【き】
機械的止血法 70
協働志向 10
局注法 69
近接法 144

【く】
偶発症 65, 102, 107, 150, 201, 219, 225
屈曲部の観察 95
クリップ止血法 70

【け】
経過観察 67, 116
経鼻内視鏡 19
頸部食道の観察 28
血便 112
原因不明の消化管出血 219
研修カリキュラム 3

【こ】
抗血栓薬 6
高周波止血鉗子 71
抗体検査 57
高張食塩水エピネフリン局注法 69
コンベックス型 171, 173, 179
　——の描出法 185

【さ】
細径超音波プローブ 52
細胞診断士 210

酢酸＋インジゴカルミン散布 37

【し】
色素散布 36
止血法 69, 112
十二指腸スコープ 123
十二指腸穿孔 151
十二指腸乳頭の正面視 140
終末回腸の観察 95
出血 65, 102
術後再建腸管症例 232
純エタノール法 69
上級医への交代 98, 149
上行結腸の観察 95
小腸内視鏡 213, 218, 227
小腸病変に対する治療 230
上部消化管観察・挿入法 20
上部消化管出血 69
上部消化管内視鏡 15
除菌判定 58
食道・胃静脈瘤 72
食道学会分類 30
食道癌 61, 67
所見の記入方法 43, 92
シングルバルーン内視鏡 216
迅速ウレアーゼ試験 57
診断的 ERCP 126

【す】
膵管ステント 150
膵臓病変の EUS 診断 176
膵・胆管合流形式 143, 147
ステートメント 6, 8
ステントショートニング 160
ステント留置術 128
ストーマ 110

【せ】
生検 39
　——部位 39
穿孔 66, 102

穿刺針　198
全小腸観察率　222
前処置　83
前処置薬　24
前投薬　79

【そ】
造影 EUS　195
造影カテーテル　123
造影法　143
挿管困難例　147
総胆管結石截石術　128
挿入困難例の対策　86
組織鏡検法　57

【た】
体位変換　87
大腸 ESD　107
　──の偶発症　107
大腸憩室出血　114
大腸切除後症例の検査　110
大腸内視鏡　77
達成目標　3
ダブルバルーン内視鏡　216, 227, 233
胆管ガイドワイヤー法　147
胆管の描出法　188
胆膵 EUS　171
胆道病変の EUS 診断　175
胆嚢の描出　192
蛋白分解酵素阻害薬　151

【ち】
チーム医療　10
超音波内視鏡　52, 171, 175
　──ガイド下穿刺吸引法　180, 198, 203, 207, 210
　──壁層構造の解釈　54
腸管穿孔　99
腸管洗浄液　83
直腸の観察　96
治療的 ERCP　128
鎮静薬　8, 24

【つ】
通常内視鏡観察　88

【と】
透視装置　134

【な】
内視鏡機器　17, 76, 123, 173, 215
内視鏡検査所見報告書の書き方　43
内視鏡スコープ　18
内視鏡治療後出血　115
内視鏡治療前生検の是非　41
内視鏡的逆行性膵胆管造影　121, 128, 203
内視鏡的経鼻膵管ドレナージ　127, 167
内視鏡的静脈瘤結紮術　72
内視鏡摘除後のサーベイランス　116
内視鏡的ステント挿入術　159
内視鏡的乳頭拡張術　153
内視鏡的乳頭切開術　153
内視鏡的乳頭バルーン拡張術　153, 156
内視鏡的乳頭ラージバルーン拡張術　156
内視鏡的バルーン拡張術　231

【に】
肉眼型分類　92
乳頭開口部の肉眼型　143, 147
乳頭部の描出法　190
尿素呼気試験　57

【ね】
熱凝固法　71

【は】
培養法　57
パテンシーカプセル　218, 221, 225
パピロトーム　145, 153
バルーン内視鏡　216, 218, 227, 232

【ひ】
ヒータープローブ法　71

被曝対策　135
病理医との連携　45
病理依頼書の書き方　45

【ふ】
プレカット法　148

【へ】
便中抗原検査　57

【ほ】
放射線性直腸炎　115
放射線防護　134
ポリペクトミー・EMR の偶発症　102
ポリペクトミー・EMR の適応病変　100

【み】
見上げ法　144

【も】
盲腸の観察　95

【よ】
ヨード（ルゴール）散布　36
用手圧迫　85

【ら】
ラジアル型　171, 173, 179
　──の描出法　181

欧文

【A】
Axial force　159

【B】
blue laser imaging（BLI）　30

【C】
CO_2 送気　66
cold forceps polypectomy（CFP）　104
Cold polypectomy（CP）　104

cold snare polypectomy（CSP）　104

【D】
door knocking method　208

【E】
EMR　63, 101
EMS　159
ENBD　163
endoscopic balloon dilation　231
endoscopic biliary drainage　163
endoscopic injection sclerotherapy（EIS）　73
endoscopic ultrasonography-guided fine needle aspiration（EUS-FNA）　180, 198, 203, 207, 210
endoscopic variceal ligation（EVL）　72
ENPD　127, 167
　　──留置下複数回膵液細胞診　167
EPBD　153, 156
EPLBD　156
ERCP　121, 128, 203
　　──スコープ　136
　　──下複数回膵液細胞診　203
　　──後膵炎　130, 150
ESD　63
　　──の偶発症　65
　　──の適応　107
ESD・EMRの適応　61

EST　153
EUS　52, 171, 175
　　──専用機　52
EUS-FNAの偶発症　201
EUS-guided biliary drainage（EUS-BD）　180
EUS-guided pseudocyst drainage（EUS-PCD）　180

【F】
fanning technique　207
flexible spectral imaging color enhancement（FICE）　30

【H】
Helicobacter pylori 感染症　57
hooking the fold テクニック　80
hypertonic saline epinephrine solution（HSE）　69

【I】
interventional radiology（IVR）　72
IT2 ナイフ　63

【J】
Japan Polyp Study　116
JNET 大腸拡大 NBI 分類　91

【L】
laterally spreading tumor（LST）　92
linked color imaging（LCI）　30

【M】
Matts 分類　93
MRCP　130

【N】
narrow band imaging（NBI）　30, 91

【P】
percutaneous transhepatic obliteration（PTO）　73
pit pattern 診断　90
pull 法　138, 141, 181, 188
push 法　138, 141, 181, 188

【R】
Radial Force　159
Ramsay スコア　24
rapid onsite evaluation（ROSE）　209, 210
rapid urease test（RUT）　57
right turn shortening テクニック　80

【S】
SB チューブ　73
slow pull 法　207
S 状結腸の観察　96

【U】
urea breath test（UBT）　57

【W】
wire-guided cannulation（WGC）　143, 151
wood pecker method　209

上級医を目指すキミへ　消化器内視鏡基本手技のすべて

2017年3月15日　発行	編集者　花田敬士
	発行者　小立鉦彦
	発行所　株式会社　南江堂
	〒113-8410 東京都文京区本郷三丁目42番6号
	☎(出版)03-3811-7236 (営業)03-3811-7239
	ホームページ http://www.nankodo.co.jp/
	印刷・製本　横山印刷
	装丁　渡邊真介

All of Fundamental Techniques in Gastroenterological Endoscopy: to aim for senior scopist
© Nankodo Co., Ltd., 2017

定価はカバーに表示してあります．　　　　　　　　　　　Printed and Bound in Japan
落丁・乱丁の場合はお取り替えいたします．　　　　　　　ISBN978-4-524-25999-1
ご意見・お問い合わせはホームページまでお寄せください．

本書の無断複写を禁じます．

JCOPY 〈(社)出版者著作権管理機構　委託出版物〉

本書の無断複写は，著作権法上での例外を除き，禁じられています．複写される場合は，そのつど事前に，(社)出版者著作権管理機構(TEL 03-3513-6969, FAX 03-3513-6979, e-mail: info@jcopy.or.jp)の許諾を得てください．

本書をスキャン，デジタルデータ化するなどの複製を無許諾で行う行為は，著作権法上での限られた例外(「私的使用のための複製」など)を除き禁じられています．大学，病院，企業などにおいて，内部的に業務上使用する目的で上記の行為を行うことは私的使用には該当せず違法です．また私的使用のためであっても，代行業者等の第三者に依頼して上記の行為を行うことは違法です．